Gerald Handl

Angewandte Hygiene, Infektionslehre und Mikrobiologie

Ein Lehrbuch für Pflege- und Gesundheitsberufe

facultas.wuv

Gerald Handl, M. Sc.

DGKP, FH-Lektor am FH Campus Wien, akademischer Lehrer an der Gesundheits- und Kranken-
pflegeschule Wilhelminenspital; pflegepraktische Berufserfahrung in der Intensiv-, Langzeit- und
mobilen Pflege

Bibliografische Information Der Deutschen Nationalbibliothek

Die Deutsche Nationalbibliothek verzeichnet diese Publikation in der Deutschen Nationalbibliografie; detaillierte biblio-
grafische Daten sind im Internet über http://dnb.d-nb.de abrufbar.
Alle Angaben in diesem Fachbuch erfolgen trotz sorgfältiger Bearbeitung ohne Gewähr, eine Haftung des Autors oder des
Verlages ist ausgeschlossen.
Alle Rechte, insbesondere das Recht der Vervielfältigung und der Verbreitung sowie der Übersetzung, sind vorbehalten.

Trotz großer Bemühungen ist es nicht gelungen, alle Rechteinhaber der in diesem Buch dargestellten Abbildungen zu
eruieren. Sollten Ansprüche gestellt werden, bitten wir Sie, diese dem Verlag mitzuteilen.

1. Auflage 2012
Copyright © 2012 Facultas Verlags- und Buchhandels AG
facultas.wuv Universitätsverlag, Wien, Österreich

Umschlagbild: „Falco" © Erich Schopf, www.bacteriographie.com
Lektorat: Verena Hauser, Wien
Satz und Symbole: Florian Spielauer, Wien
Druck: Facultas Verlags- und Buchhandels AG
Printed in Austria
ISBN 978-3-7089-0795-6

Inhalt

I   Hygiene und Gesellschaft   15

Vorwort

Mehr als 200 Seiten Hygiene – ein Extrakt aus tausenden Jahren medizinischer Erfahrungen der Menschheit, aus 22 Jahren persönlicher Berufserfahrung im Gesundheitswesen, 14 Jahren Erfahrung als Lehrbeauftragter für dieses Fachgebiet und wertvollen Anregungen aus anderen Publikationen.

Umweltbedingungen, Infektionskrankheiten wie auch nosokomiale Infektionen sind Phänomene der Evolution und einem ständigen Wandel unterworfen. Hygiene in Einrichtungen des Gesundheitswesens, kurz „Krankenhaushygiene" hat sich in unserem Sprachgebrauch etabliert, wird gelegentlich ignoriert oder als zentrales Dogma dramatisiert. Umso schwieriger ist es, für Pflegende sinnvolle Kenntnisse praxisgerecht und überschaubar aufzubereiten.

Meine Hoffnung liegt darin, dass dieses Buch Auszubildenden und Interessierten als Kompass dient und das eingangs erwähnte „Extraktalter" **nicht** erreicht – mögen beim Blättern auch die Pilze an Ihren Fingern Spaß an diesem Buch haben!

Prolog
(„Gebrauchsanleitung")

Wir sind Symbioten – nicht nur mit Mikroben, auch beim Lernen geht's gemeinsam besser!
Dieses Lehrbuch betrachtet für Pflegeberufe relevante Hygieneaspekte aus den Perspektiven **PatientInnenschutz – MitarbeiterInnenschutz – Umweltschutz.** Es war mein Bemühen, dieses Lehrbuch den Anforderungen der Lernenden und der praxisorientiert Unterrichtenden anzupassen. Nicht die Profession der Unterrichtenden oder etablierte Strukturen einschlägiger Lehrbücher waren mein Wegweiser. Dieses Lehrbuch orientiert sich an den Zielen des (offenen) Curriculums des ÖBIG. Die Auswahl und Schwerpunktsetzung erfolgt unter besonderer Berücksichtigung dreier Ausbildungen in der Gesundheits- und Krankenpflege: **GuK-Diplomausbildung**, **GuK-Bachelorausbildung** und **Pflegehilfeausbildung.**

Es folgt dabei vorrangig den Prinzipien:

- ▶ Berufspraktische Relevanz
- ▶ Persönliche Relevanz für Lernende
- ▶ Österreich-Bezug
- ▶ Exemplarizität
- ▶ Interdisziplinarität
- ▶ Aktualität

Die Themen werden nach ihrer klinischen Relevanz und nach berufsbezogenen Situationen und Tätigkeitsfeldern bearbeitet – zur Förderung vernetzenden Denkens. Die Auswahl der exemplarisch angeführten Infektionskrankheiten folgt der gegenwärtigen Relevanz für KlientInnen und MitarbeiterInnen, deren Häufigkeit gemessen anhand der österreichischen Infektionsstatistik und den Impfempfehlungen für MitarbeiterInnen im Gesundheitswesen.

Üblicherweise folgen Lehrbücher der Reihenfolge „zuerst die Medizin, dann die Pflege" oder dem pädagogischen Leitsatz „vom Allgemeinen zum Speziellen". Dieses Lehrbuch folgt vor allem den Grundsätzen des **vernetzten Menschen**. SchülerInnen und Studierenden ist das Innenleben einer Intensivstation, durch den Konsum unzähliger TV-Serien, geläufiger als der Tagesablauf an einer Pflegestation, die vielleicht bisher nur durch die Brille einer Besucherin/eines Besuchers betrachtet wurde, oder sie beziehen Informationen zu Seuchenausbrüchen nur aus Gratiszeitungen. Insofern erklärt sich die eher unübliche thematische Abfolge.

Emotion – Motivation – Aufmerksamkeit

In diesem Buch habe ich den Versuch unternommen, Lernprozesse auch nach interdisziplinären Erkenntnissen wie der Hirnforschung oder der experimentellen pädagogischen Forschung zu gestalten. So habe ich eine endlose Auflistung von Infektionskrankheiten vermieden (auch im Privatleben werden kaum noch Telefonbücher verwendet).

Das Wissen, das nötige und noch mehr das unnötige, erdrückt zusehends jede Reflexion des Gewussten. Kenntnis zerstört Erkenntnis. Was wir nicht alles zu wissen haben! Wir können wohl rezipieren, aber kaum noch reflektieren, was uns geboten oder besser aufgedrängt wird. Kapieren und Reflektieren bedeuten nicht unbedingt dasselbe. Je mehr wir wissen können und sollen, desto weniger gelingt es, Erkenntnisse zu gewinnen.

Neben der Erreichung von Lernzielen und Faktenwissen möchte ich mit diesem Buch auch Spaß am Lernen und die Neugier fördern. Anekdoten aus dem „Kosmos Mensch und Mikrobe" entlocken einem ein Lächeln oder regen zum Nachdenken an. Es entwickelt sich ein Netzwerk von neuronalen Querverbindungen auf kognitiver und emotionaler Ebene, welches auch Verständnis für Veränderungen/Weiterentwicklungen auf breiter Basis schafft.

Aktualität gibt jedem Buch einen positiven Kick! Die Implementierung aktueller Geschehnisse fördert die Lust am Lernen, auch auf die Gefahr hin, von der Schnelllebigkeit unserer Zeit überrollt zu werden. Das Spannungsfeld zwischen stetiger Kürzung der Halbwertszeit unseres Wissens und dem grundsätzlichen Verständnis für Vorgänge rund um Hygienethemen wirkt ständig auf uns ein – auch diese Spannung möchte ich nicht missen ...

Zuletzt noch ein paar Worte zum Aufbau dieses Lehrbuches.

Der erste Themenschwerpunkt – Hygiene und Gesellschaft – stellt das Spannungsfeld zwischen persönlichem Hygieneverständnis und Zielsetzungen der öffentlichen Hygiene dar. Welche Bedeutung hat Hygiene für das Leben unserer Gesellschaft? Die Frage wird mit dem Blick auf aktuelle Seuchenausbrüche und mit in die Vergangenheit und in die Zukunft gerichteten Blicken beantwortet. Mikrokosmos Mensch: Wir sind nicht alleine, waren es nie und werden es nie sein – Beziehungsarbeit ist gefragt! Anhand unserer kontaminierten Sprache und der zutiefst menschlichen Verwendung von Mikroben zu kriegerischen und friedlichen Absichten wird das Naheverhältnis offensichtlich.

Der zweite Themenschwerpunkt – Mikrobiologie und Infektionslehre – bietet einen Überblick über das Geschehen unter dem Mikroskop, ermöglicht es, Infektionsabläufe zu verstehen, zeigt Möglichkeiten der Diagnose und Therapie von Infektionskrankheiten, weckt Verständnis für die Zusammenarbeit mit anderen Berufsgruppen und konkretisiert Konsequenzen für die Pflegepraxis.

Der dritte Themenschwerpunkt – Hygiene in Gesundheitseinrichtungen – ist klarerweise das Herzstück: Pflegende werden für diese Tätigkeitsfelder ausgebildet. Am Beginn steht die zentrale Problematik in Krankenhäusern: nosokomiale Infektionen. Nach der Problemdarstellung werden die wesentlichen infektionspräventiven Maßnahmen erläutert: Händehygiene, Schutzkleidungen, bauliche und organisatorische Maßnahmen bis hin zu aktuellen Herausforderungen wie dem zunehmenden Vorkommen von multiresistenten Mikroben. MitarbeiterInnenschutz bleibt kein Lippenbekenntnis – Hygiene beginnt und endet bei einem selbst. Anschließend erfolgt die Darstellung der Besonderheiten der Tätigkeitsfelder Langzeitpflegeeinrichtungen und Betreuung von Menschen zu Hause. Die Auseinandersetzung mit Lebensmittelhygiene und Anforderungen an Großküchen in Gesundheitseinrichtungen stellt den Übergang zur Umwelthygiene dar.

Der vierte Themenschwerpunkt – Hygiene und Umwelt – führt zurück an den Beginn: zur Umwelt, unserem Ökosystem. Im Bevölkerungswachstum, dem ungezügelten Verbrauch begrenzt vorhandener erneuerbarer und nicht erneuerbarer Ressourcen und in der Freisetzung von Stoffen, die das Ökosystem nicht mehr verarbeiten kann, liegt der Sprengstoff für die nächsten Jahrzehnte. Die Situation ist ernst, Resignation und Pessimismus sind jedoch nicht angezeigt – der Mensch hat schon in der Vergangenheit lebensfeindliche Perioden überlebt!

Hinweise zum Gebrauch des Buches

Zusammen-fassung

Am Anfang jedes Abschnitts finden Sie eine Kapitelzusammenfassung.

Wichtige Worte im Text sind **fett** gedruckt.

Unbekannte Begriffe

werden in der Randspalte erklärt.

Im Text verwendete und eventuell *unbekannte Begriffe* sind grün gesetzt und in der Randspalte erklärt.

Kernaussage

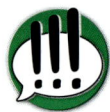

Kernaussagen
sowie **Beispiele** sind grün hinterlegt.

Zum Wiederholen

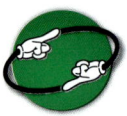

Am Ende jedes Abschnitts finden sich wichtige Begriffe „Zum Wiederholen", die im vorangegangenen Abschnitt erklärt wurden.

Zum Üben

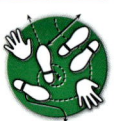

Fragen zum jeweiligen Kapitel ermöglichen eine selbstständige Wissensüberprüfung.

Zum Nachlesen

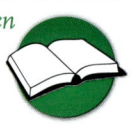

Literaturempfehlungen und Internetseiten mit weiterführenden Informationen finden Sie am Ende jedes Kapitels.

I Hygiene und Gesellschaft

1 Persönliche Hygiene –
im öffentlichen Interesse?

Zusammenfassung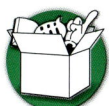

Das erste Kapitel beginnt bei uns selbst, unserem Alltag. Dabei wird der Zusammenhang von persönlichem Hygieneverhalten und gesellschaftlichen Tabuthemen sowie dessen öffentliche Relevanz reflektiert. Anschließend werden die Aufgabengebiete der öffentlichen Hygiene dargestellt. Pflegepersonen agieren an der Schnittstelle zwischen persönlicher und öffentlicher Hygiene. Richtlinien zur Individualhygiene für Pflegende beweisen dies.

„Ich dusche, putze mir die Zähne, halte meine Nägel kurz und sauber und achte auch sonst auf die Körperpflege. Meine Klamotten wechsle ich täglich, einmal wöchentlich wasche ich die Wäsche. Die Wohnung halte ich sauber, indem ich zweimal die Woche staubsauge und mit einem feuchten Tuch die Möbel abwische. Gäste bitte ich, die Schuhe auszuziehen. Das WC finde ich nach einem Gästebesuch ekelig, dafür verwende ich chlorhältige Reiniger, damit das WC annähernd bakterienfrei wird. In der Küche tausche ich das Schneidbrett aus, wenn ich verschiedene Fleischsorten schneide, bereits während dem Kochen wasche ich das Geschirr ab, damit alles sauber aussieht und ich mich wohlfühle. Das ist für mich Hygiene.“ (N. N.)

Mit dem Roman **„Feuchtgebiete"** hat Charlotte Roche 2008 überraschend einen Bestseller gelandet. Tabuthemen wie Sexualität, Ekel und Intimhygiene werden darin thematisiert. Der mediale Hype, der um dieses Buch entstand, und die sensationellen Verkaufszahlen (aber niemand hat das Buch gelesen!) zeigen zwiespältig, wie widersprüchlich mit persönlichem Hygieneverhalten in unserer Gesellschaft umgegangen wird. Das war nicht immer so! **Napoleon** ließ seiner Josephine vor seiner Heimkehr aus dem Feldlager ausrichten: *„Bitte nicht waschen, komme nach Hause.“* Lieselotte von der Pfalz heiratete den Bruder von König Ludwig XIV. und lebte fortan in Frankreich. Zu dieser Zeit gab es **keine Toiletten in den Schlössern Frankreichs**. In einem Brief an ihre Tante klagt Lieselotte ihr Leid: *„Fontainebleau, den 9. Oktober 1694: Sie sind in der glücklichen Lage, scheißen zu können, wann Sie wollen, scheißen Sie also nach Belieben. Wir sind hier nicht in derselben Lage, hier bin ich verpflichtet, meinen Kackhaufen bis zum Abend aufzuheben. Es gibt nämlich keinen Leibstuhl in den Häusern an der Waldseite … Geben Sie zu, die Welt ist voll von ekelhaften Leuten! … Wenn Sie glauben, einen hübschen kleinen Mund zu küssen, mit ganz weißen Zähnen – Sie küssen eine Scheißemühle: alle Köstlichkeiten, die Biscuits, die Pasteten, Torten, Füllungen, Schinken,*

„Sagt der Anglophile ‚Fuck off', flucht der Deutsche ‚verpiß dich!', so grantelt der Österreicher ‚Geh scheiß'n!'.“ (Pieper 1987, S. 228)

Rebhühner und Fasanen usw. das Ganze existiert nur, um daraus gemahlene Scheiße zu machen ..." (Pieper, 1987, S. 183f.)

Hygiene

stammt von **Hygieia**, der griechischen Göttin der Gesundheit, und bezeichnet die Lehre von der Gesunderhaltung

Wenn Menschen von *Hygiene* sprechen, meinen sie landläufig Sauberkeit. Auch der Begriff „persönliche Hygiene" wird vorwiegend über Sauberkeit definiert, als die **„Balance zwischen zu viel und zu wenig Hygiene"**. Hygiene auf Sauberkeit zu reduzieren wäre jedoch zu kurz gegriffen. Die Weltgesundheitsorganisation (WHO) versteht unter Hygiene **alle Maßnahmen, die der Gesundheit des Menschen dienen**.

Das **Hygieneempfinden** der Menschen in unserer Gesellschaft ist mit einer großen Bandbreite versehen: **Sanitäre Übelstände** in Wohnungen (Maden, Schaben, Ratten ...), welche das Eingreifen der Gesundheitsbehörde notwendig machen, stehen auf der Tagesordnung von „Desinfektoren". Auf der anderen Seite: **pathologische Wasch- und Reinigungszwänge**, welche nach dem Kontrollzwang bereits zu den häufigsten Zwangsstörungen zählen. Stellt man den Versuch an, möglichst in einer keimfreien Umgebung zu leben, riskiert man eine Unterbeschäftigung des Immunsystems mit der Folge, das Risiko für Autoimmunerkrankungen zu erhöhen und aus harmlosen Mikroben Killer werden zu lassen. Bestärkt von **Werbeslogans**, die den Wunsch nach Hygiene suggerieren und Keimfreiheit versprechen, fällt die Wahl bei Körperpflege und Haushaltsreinigern meist auf entsprechend aggressive, Bakterien tötende Produkte, die wiederum der Umwelt und in weiterer Folge unserer Gesundheit schaden, also unhygienisch sind. (Wollen wir vielleicht antimikrobiell beschichtete Socken für Duschmuffel umwelthygienisch noch akzeptieren?)

An diesen Schnittstellen erhält das persönliche Hygieneverhalten eine **öffentliche Relevanz**. Fällt der Begriff „öffentliche Hygiene", denkt man meist an Umweltgifte, Feinstaub, die Kanalisation, Müllentsorgung oder saubere Straßen. Letzteres ist für die in industrialisierten Ländern lebenden Menschen selbstverständlich. Erst das Fehlen dieser Errungenschaften, wie es in früherer Zeit und heute noch in Entwicklungsländern der Fall ist, zeigt, welche gesundheitspräventive Bedeutung ihnen zukommt. Lebensmittelhygiene, sauberes Wasser, WCs zur sachgemäßen Entsorgung von Fäkalien und nicht zuletzt der Kühlschrank haben dazu beigetragen, dass wir heute nur mehr mit einigen wenigen lebensmittelbedingten Erkrankungen konfrontiert sind.

Von den 35 Lebensjahren, die in den letzten 100 Jahren hinzugewonnen wurden, werden nur ca. 5 Lebensjahre auf die Erfolge der heilenden Medizin, aber 30 Lebensjahre auf Erfolge von Hygiene und öffentlicher Gesundheit zurückgeführt.

1.1   Von der persönlichen zur öffentlichen Hygiene

Zu Beginn des 20. Jh. betrug die durchschnittliche **Lebenserwartung** ca. 45 Lebensjahre, das entsprach ungefähr der Lebenserwartung eines Römers vor 2000 Jahren. Heute beträgt die Lebenserwartung nahezu 80 Jahre.

Durch öffentliche Hygienemaßnahmen konnten früher auch bei uns gefürchtete Infektionen wie Cholera oder Ruhr in unseren Breitengraden ausgerottet werden. Das Spektrum der öffentlichen Hygiene reicht von der Wasserversorgung und der Müllbeseitigung (**Umwelthygiene**) über die **Psycho- und Sozialhygiene** bis hin zu Vorsorgeuntersuchungen, Impfprogrammen und Aufklärungsarbeit (*Public Health*).

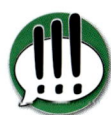

Kernaussage

> Hygiene bezeichnet die Lehre von der Gesunderhaltung und besteht aus den Teilbereichen Umwelthygiene, Psycho- und Sozialhygiene und Public Health.

Müllberge vor den Haustüren gehören eigentlich in das Kapitel Geschichte der Hygiene, am Beispiel der Stadt Neapel, die dieses Problem noch heute nicht gelöst hat, wird erkennbar, dass eine funktionierende öffentliche Hygiene nicht als Selbstverständlichkeit gesehen werden darf. Die Motorisierung als Folge der Industrialisierung und generell die Globalisierung unseres Lebens schaffen einen **Energiehunger**, der als das vorrangigste Problem der öffentlichen Hygiene der Gegenwart bezeichnet werden muss. Gesundheit hängt auch sehr vom **sozialen Status** eines Menschen ab. Ärmere Menschen sind nicht nur öfter krank als wohlhabende, sie sterben auch früher. Auch innerhalb hochentwickelter Länder wie Österreich gibt es soziale Unterschiede: Menschen mit geringerem Einkommen leben meist auch in Gegenden mit schlechterer Luftqualität und unter schlechteren Wohnverhältnissen. Die Sterblichkeitsrate von Kindern im ersten Lebensjahr ist in ärmeren sozialen Schichten doppelt so hoch wie in wohlhabenden Schichten. Neben Impfprogrammen stellt die Aufklärungsarbeit, die auf Verhaltensänderungen zur Vermeidung von Krankheiten abzielt, eine weitere zentrale Säule in der öffentlichen Hygiene dar.

Bei aller Wichtigkeit der Gesundheit sollte aber eine gewisse Grenze nicht überschritten werden. Die Vorstellung, ein Staat überwacht die Körper/das Verhalten seiner Bevölkerung, um seine Kosten zu minimieren, scheint recht ungemütlich. Eine „Gesundheitsdiktatur" ist um nichts besser als eine politische Diktatur.

1.2 Individualhygiene als berufliche Visitenkarte

> Gesundheitsberufe agieren an der Schnittstelle des persönlichen Hygieneverhaltens mit öffentlicher Relevanz. Neben Dienstvorschriften verpflichtet auch das Berufsethos Pflegende zur Einhaltung von Richtlinien zur Individualhygiene.

Public Health

ein multidisziplinärer Wissenschaftsbereich, der sowohl Natur- als auch Sozial- und Kulturwissenschaften inkludiert. Gesundheitsrelevante Daten werden erfasst, um aktuelle und historische Einflüsse von Gesellschaft und Umwelt auf Gesundheit und Krankheit aufzudecken. Ziel ist es, den physischen und psychischen Gesundheitszustand der Bevölkerung zu verbessern.

Das Investment in **Prävention anstatt Kuration** ist unbestrittenerweise kostengünstiger und bleibt zentrales Ziel einer modernen Hygiene.

Kernaussage

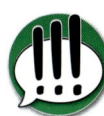

Steve Jobs, Gründer von Apple, soll, so kann man lesen, in jungen Jahren eher der gegenteiligen Überzeugung gewesen sein.

Ausdruck und Erscheinungsbild gelten als prägend für Berufsgruppen. Insofern muss nicht nur alltagsüblicher sprachlicher Ausdruck, sondern auch das persönliche Erscheinungsbild dem Berufsbild der Profession Pflege entsprechen. Eine gepflegte äußere Erscheinung, saubere Dienstkleidung und Vorsichtsmaßnahmen beim Tragen von Schmuck unterbrechen weitgehend die Übertragung von Mikroben. Der Schutz von PatientInnen und der Selbstschutz verlangen die Einhaltung von Hygienerichtlinien zur Individualhygiene.

Düfte des (Berufs-)Lebens

Körperdüfte werden von Milliarden von Mikroben mitbestimmt. Sie zersetzen die geruchlosen Sekrete des Menschen und produzieren dabei Gerüche, die im Sexual- und Sozialleben eine wichtige Rolle spielen. Mikroben selbst riechen nicht! Körpergerüche können die **Pflegebeziehung** zwischen PatientInnen und Pflegenden maßgeblich beeinflussen. Bei Pflegehandlungen dringt man gegenseitig in die soziale und körperliche Intimzone ein – negativ empfundener Körpergeruch erschwert diese an sich schon schwierige Aufgabe. Mehrere 100 Mio. Mikroben zwischen Lippen und Rachen machen die Mundhöhle zu einem besonderen „hygienischen Hotspot". Ein gesunder Zahnstatus bei entsprechender Mundhygiene muss im Dienstleistungsberuf Pflege als Visitenkarte gesehen werden.

Hände

In der direkten PatientInnenpflege tätige Pflegende sollen kurze, gut gepflegte, rund geschnittene und natürliche Fingernägel tragen. Unter kurzgeschnittenen Fingernägeln kann sich kein Schmutz und damit kein Mikrobenreservoir bilden, aber auch die Verletzungsgefahr gegenüber den PatientInnen wird reduziert. Es wird empfohlen, keinen Nagellack zu tragen, da Absplitterungen Nischen zur Keimbesiedelung bieten. In der wissenschaftlichen Literatur konnte bis dato **kein Zusammenhang zwischen Nagellack und Infektionen** hergestellt werden, jedoch kann die Befürchtung nicht ausgeschlossen werden, dass die Händedesinfektion aus Angst um den Nagellack nicht effizient durchgeführt wird. Anders verhält es sich bei künstlichen Fingernägeln. Es konnte ein Zusammenhang zwischen künstlichen Fingernägeln bei Pflegepersonal und Infektionen bei PatientInnen nachgewiesen werden. Konkret kommt es einerseits zu einer stärkeren Besiedelung mit pathogenen Mikroben, anderseits konnten **künstliche Fingernägel als Überträger von nosokomialen Infektionen** identifiziert werden. **Verletzungen an den Händen** oder Infektionen der Haut sind bis zum Abschluss der Wundheilung ein potenzielles Eigen- und Fremdrisiko und durch einen Wundverband abzudecken.

Faustformel: Die Fingernägel dürfen die Fingerkuppe nicht überragen.

Künstliche Fingernägel sind für Pflegende aus krankenhaushygienischer Sicht abzulehnen.

Schmuck

Schmuckstücke dürfen nicht an Händen und Unterarmen getragen werden, da ansonsten die Händehygiene nicht korrekt erfolgen kann.

Es entsteht ein Mikrobenreservoir. Dasselbe gilt für Uhren und Freundschaftsbänder. Außerdem bergen sie das Risiko einer Verletzung, besonders bei Ringen mit Steinen. Ohrringe, Halsketten und Piercings sind so zu tragen, dass es zu keiner Mikrobenübertragung kommt und keine Verletzungsgefahr entsteht. Die Gefahrenmomente bei **Piercings** liegen in den Bedingungen, unter welchen diese gesetzt wurden (im Studio, am Strand, von einer Person aus dem Freundeskreis etc.), bei noch nicht abgeschlossener Wundheilung und der ständigen Berührung mit den Händen (mit Piercing „spielen").

Haare

Haare stellen ein wesentliches Reservoir für Mikroben dar. Die häufigste Kontamination erfolgt mit den eigenen Händen („durch die Haare fahren"). Deshalb sollten über den Nacken hinausreichende **Haare nicht offen** getragen werden und Haarsträhnen nicht ins Gesicht fallen. Der Haaransatz im Stirnbereich gilt als besonders ausgeprägt kontaminiert. **Kopfbedeckungen**, die aus religiösen Gründen getragen werden, müssen frei von sichtbaren Verschmutzungen sein, mit mind. 40° C waschbar sein und täglich gewechselt werden. **Spezielle Haarstylings** wie Dreadlocks, bei denen sich eine normale Haarpflege verbietet, sind grundsätzlich als Mikrobenreservoir problematisch zu betrachten und jedenfalls unter einem Haarschutz (Haube) zu tragen.

Dienstkleidung

Dienstkleidung wird auch als Berufs- oder Arbeitsbekleidung bezeichnet und ersetzt die Straßenkleidung. Sie wird meist vom Arbeitgeber zur Verfügung gestellt und auch in einer Wäscherei gewaschen. Dies verhindert die Keimverschleppung in den Privatbereich. Dienstkleidung sollte **routinemäßig täglich und bei offensichtlicher oder feuchter Kontamination sofort gewechselt** werden. Dienstkleidung darf nur während der Dienstzeit getragen werden. Das Material soll pflegeleicht, gut waschbar (90° C), atmungsaktiv und **kurzärmelig** sein. Die Kombination von Dienstkleidung und Privatkleidung ist nicht zulässig. Sweater, Strickjacken, Pullover etc., also Kleidungsgegenstände, die nicht dem im Krankenhaus üblichen desinfizierenden Waschverfahren zugeführt werden können, sind aus hygienischer Sicht abzulehnen. Unter der Dienstkleidung darf keinesfalls langärmelige Privatkleidung getragen werden, wie generell langärmelige Kleidung in patientennahen Bereichen unzulässig ist. Derzeit wird an antimikrobieller Arbeitskleidung geforscht. Der Kleidung werden bioaktive Substanzen wie Silber, Kupfer oder Zink beigefügt. Davon erwartet man sich ein gebremstes Mikrobenwachstum. **Privatkleidung** wird vor allem in Alten- und Pflegeheimen, an psychiatrischen Abteilungen, in der mobilen Pflege und im Hospiz getragen, also dort, wo geringere hygienische Anforderungen bzw. Infektionsgefahren bestehen. Da diese Kleidung meist auch privat gewaschen wird, ist hier besondere Aufmerksamkeit geboten (Waschtemperatur mind.

60° C). Generell verstärkt sich der Trend zur Privatkleidung, ergänzt durch Schutzkleidung. Der Einsatz von **Bereichs- und Schutzkleidung** wird in Kapitel 15 ausgeführt.

Arbeitsschuhe
Aus **hygienischer Sicht** sollen Arbeitsschuhe leicht zu reinigen und bei Bedarf desinfizierbar sein. Aus **arbeitsmedizinischer Sicht** sollen Arbeitsschuhe vor Durchnässung und Verletzungen schützen, eine rutschfeste Sohle vorweisen und generell Stabilität vermitteln. In den letzten Jahren wurden „Clogs" und ähnliche Produkte als Dienstschuhe sehr kontrovers diskutiert und mancherorts, in sensiblen Bereichen wie OPs oder Intensivstationen, wegen elektrostatischer Aufladungen verboten. In Bereichen, wo grundsätzlich Straßenschuhe getragen werden dürfen, ist auch das Tragen von Clogs & Co als unproblematisch zu betrachten.

1.3 Exkurs: Sexually transmitted Diseases (STDs)

Nicht nur im Berufsleben, auch im Privatleben bleibt das persönliche Hygieneverhalten keine reine Privatangelegenheit. Als Beispiel wären sexuell übertragbare Infektionskrankheiten zu nennen. Dazu zählen vorwiegend: *HIV*, Hepatitis B und C, Gonorrhoe (Tripper), Syphilis (Lues), Chlamydieninfektion, Lymphogranuloma venerum, Pilzinfektionen, Feigwarzen (*HPV*), Herpes genitalis, Ulcus molle, Aminkolpitis, Trichomoniasis und Filzläuse. Eine Vertiefung einiger als STDs geltenden Infektionen, die auch im beruflichen Zusammenhang von Bedeutung sind, erfolgt in den Kapiteln 4.2, 5.1 und 16.2. Die Symptome zeigen sich häufig in Form brennender Schmerzen (auch beim Urinieren), Ausfluss oder Juckreiz. Werden STDs rechtzeitig erkannt, sind sie in der Regel auch gut behandelbar. Bei Nichtbehandlung kann es auch zu schwerwiegenden Spätfolgen kommen (z. B. Unfruchtbarkeit der Frau bei Chlamydien oder Tripper, immer wiederkehrende Ausbrüche bei Herpes genitalis, Organschäden bei Syphilis). Die Möglichkeit einer anonymen Behandlung besteht in STD-Ambulatorien von Gesundheitsämtern. Kondome schützen vor STDs (z. B. HIV, Hepatitis) oder reduzieren das Infektionsrisiko (z. B. Herpes, Tripper). Eine Schutzimpfung existiert gegen Hepatitis B. PS: Körperpflege nach dem Sex gehört auch dazu!

HIV
= engl. human immunodeficiency virus

HPV
= humane Papillomaviren

Zum Wiederholen

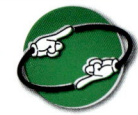

▸ **Zusammenhang von Hygieneverhalten und Tabuthemen**
▸ **Persönliches Hygieneempfinden**
▸ **Bereiche der öffentlichen Hygiene**
▸ **Richtlinien zur Individualhygiene für Pflegeberufe**
▸ **STDs**

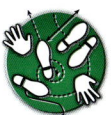

1. Welche Aufgabengebiete umfasst das Spektrum der öffentlichen Hygiene?

2. Welche individualhygienischen Richtlinien zu Händen und Nägeln müssen Sie noch vor einem PatientInnenkontakt umsetzen?

3. Versetzen Sie sich in die Rolle einer Patientin/eines Patienten: Welche Erwartungen hinsichtlich Individualhygiene hätten Sie an Pflegende?

Daeschlein, G. (2001): Vermehrte Keimbesiedlung durch künstliche Fingernägel? Mikrobiologischer Nachweis krankenhaushygienisch relevanter Keime auf und unter künstlichen Fingernägeln. In: HygMed, 26. Jahrgang, Heft 9, S. 351–352.

Handl, G. (2007): (Elektro-)Smog durch Clogs? In: Pflegenetz. Das Magazin für die Pflege, 05/07, S. 30–31.

Hirschmann, H. (2008): Künstliche Fingernägel aus krankenhaushygienischer Sicht. In: Krankenhaushygiene + Infektionsverhütung, 30. Jg., Heft 5, S. 174–175.

Hirschmann, H. (2010): Mythos Nagellack und Händehygiene. In: Krankenhaushygiene + Infektionsverhütung, 32. Jg., Heft 3/4, S. 100–101.

National Guideline Clearinghouse, Initiative des U.S. Department of Health and Human Services: Evidenzbasierte klinische Richtlinien. In: http://guideline.gov [18.12.2011].

2 Seuchen auf dem Vormarsch
Panik auf der Titanic?

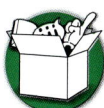

In der medialen Berichterstattung wird regelmäßig von „Seuchen" gesprochen, welche auch Panikreaktionen in der Bevölkerung nach sich ziehen. Dieses Kapitel differenziert den Begriff „Seuche" und erläutert die Faktoren zur Seuchenentstehung. Es werden Strategien zur nationalen und globalen Seuchenbekämpfung skizziert und epidemiologische Daten zu weltweiten Seuchen und die österreichische Infektionsstatistik dargestellt. Aktuellen Diskussionen zu Influenzapandemien wird Rechnung getragen und die „echte Grippe" dem „grippalen Infekt" gegenübergestellt.

Kaum ein Tag vergeht, an dem in den Medien nicht von „Seuchen" berichtet wird. Nicht verwunderlich, selbst leicht zu behandelnde Infektionskrankheiten wie die Cholera sind keineswegs besiegt. 2009 entwickelte sich nach dem Erdbeben auf Haiti eine Choleraepidemie. Mehr als 5000 Tote lautet die tragische (Zwischen-)Bilanz. Im Lauf der Geschichte haben Seuchen immer wieder ganze Landstriche entvölkert. Im 14. Jh. starben 25 Mio. Menschen in Europa an der **Pest**, das entsprach etwa 25% der damaligen Bevölkerung! 1918 wurde die Welt von der sogenannten **„Spanischen Grippe"** überrollt. Dieser **Pandemie** fielen 50 Mio. Menschen zum Opfer. Gleichzeitig haben übertragbare Krankheiten immer wieder Migrationsbewegungen ausgelöst, sogar Kriege entschieden und die ökonomische Entwicklung ganzer Kontinente über Jahrzehnte blockiert. Mittlerweile besitzt die Menschheit wirksame Impfstoffe und Antibiotika – hingegen gelten lt. WHO nur die Pocken seit 1979 als ausgerottet (siehe Kapitel 6.2).

Derzeit sterben jährlich etwa 15 Mio. Menschen an Infektionskrankheiten, vor allem in den Entwicklungsländern. Allerdings muss sich auch die industrialisierte Welt, ausgestattet mit funktionierenden Gesundheitssystemen, immer wieder mit derartigen Erkrankungen auseinandersetzen, die Seuchenpotenzial haben – man denke nur an HIV/AIDS, die „Vogelgrippe" oder zuletzt die „Schweinegrippe" (siehe Abb. 1a). Seit einigen Jahren treten auch neue Mikroben auf, häufig handelt es sich dabei um *Zoonosen* (siehe Kapitel 18). So haben Ausbrüche wie SARS, ausgehend von Asien (siehe Abb. 1b), oder das West Nile Virus in den USA in den letzten Jahren für neuartige, von Tier auf Mensch übertragene Infektionen gesorgt. Auch schon länger bekannte Mikroben können neue pathogene Eigenschaften erwerben und für Ausbrüche sorgen – siehe EHEC (enterohämorrhagisches Escherichia coli), Deutschland 2011.

Zoonosen

Infektionskrankheiten, die zwischen Tier und Mensch durch direkten Kontakt oder tierische Lebensmittel übertragen werden

Abbildung 1a (links)
H1N1-Pandemie 2009

Abbildung 1b (rechts)
SARS-Pandemie 2003 – „Der große Tag im Schatten der Seuche"

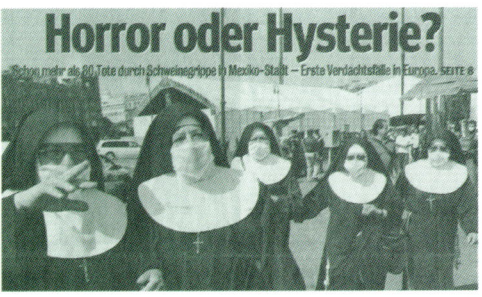
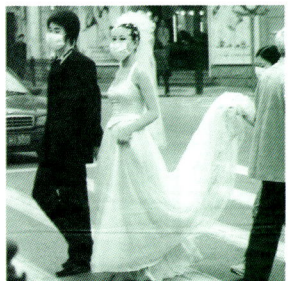

2.1   Seuchenentstehung

Die Seuchenentstehung fußt meist auf den Faktoren Armut, klimatische Veränderungen, Lebensraum Urwald, Massentierzucht und globale Mobilität. Am Beispiel eines Flüchtlingslagers zeigt sich deutlich, wie **Armut**, d.h. schlechte Wohn- und Ernährungsverhältnisse, im

Rahmen einer Naturkatastrophe oder eines Konflikts den Weg zur Tuberkulose aufbereitet. Ebenso können **klimatische Veränderungen** die Ausbreitung von Infektionskrankheiten beeinflussen – Beispiel Malaria: Aufgrund der derzeitigen Klimaerwärmung wird mit einer nördlichen Ausbreitung und heftigeren Verläufen in den bestehenden Endemie-Gebieten gerechnet. Auch **Gefahrenquellen aus dem Urwald** sind bekannt: Bewässerungskanäle auf gerodeten Urwäldern dienen Mikroben als ideale Brutstätten, Abholzungen führen zu einem engeren Kontakt zwischen Mensch und Tier – hochbrisant, denn sowohl bei HIV als auch Ebola dienten Affen den Viren als Zwischenwirte. **Massentierzucht** birgt enorme Gefahren, weil sie eine der potenziellen Hauptbrutstätten für neue Mikroben ist. Dies lässt sich am Beispiel H5N1 („Vogelgrippe") gut darstellen. Auch der unsachgemäße Einsatz von Antibiotika, u. a. zur Wachstumsförderung, führt zu einer allgemeinen Gefahr der Resistenzbildung. **Globale Mobilität:** Auch Mikroben reisen schnell und weit! SARS (schweres akutes Atemwegssyndrom) im Jahr 2003 und die Mexiko-Grippe 2009 zeigten auf, wie schnell aus einer Epidemie eine Pandemie erwachsen kann.

Die Existenz pathogener Mikroben macht noch keine Seuche. Manchmal sind es veränderte Eigenschaften von altbekannten Mikroben, manchmal sind es Mikroben, die bis dato nicht nachgewiesen werden konnten (seit 1973 wurden rund 50 neue Infektionskrankheiten dokumentiert). Nur unter bestimmten Voraussetzungen kann sich aus einer lokal begrenzten Infektionskrankheit eine globale Seuche entwickeln.

> Seuchenentstehung wird begünstigt durch Armut, klimatische Veränderungen, den Lebensraum Urwald, Massentierzucht und globale Mobilität.

Unter **Epidemie** versteht man ...
... eine unübliche Häufung einer Krankheit innerhalb einer Population, welche zeitlich und örtlich begrenzt auftritt. Beispiele: Grippe, Pest oder Salmonellen. In der Regel handelt es sich um Infektionskrankheiten, gelegentlich wird der Begriff aber auch für nichtinfektiöse Krankheiten wie z. B. Übergewicht verwendet.

Unter **Pandemie** versteht man ...
... den länderübergreifenden oder sogar weltweiten Ausbruch einer Krankheit, welche zeitlich begrenzt und örtlich nicht begrenzt auftritt. Beispiele: Pest in früheren Zeiten, aktuell: SARS (2003), Mexiko-Grippe (2009) oder AIDS (seit 1980).

Unter **Endemie** versteht man ...
... etwas, das (nur) für seine Umgebung typisch ist. Endemische Krankheiten sind Krankheiten, die regelmäßig in einer Population auftreten, wobei die Krankheitsursache ständig präsent ist (zeitlich unbegrenzt, örtlich begrenzt). Es kommt jedoch nicht zu einer Epidemie oder Pandemie. Beispiele: Malaria, Gelbfieber.

2.2 Strategien zur Seuchenbekämpfung

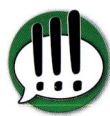

Kernaussage

Aufgabe des öffentlichen Gesundheitswesens ist es, auf nationaler und globaler Ebene Infektionskrankheiten zu überwachen und vorbeugende Strategien zu entwickeln.

Nationale Seuchenbekämpfung

Das öffentliche Gesundheitswesen, zu dessen Aufgaben auch das Hygiene- und Impfwesen zählt, stützt sich auf verbindliche Gesetze zur Infektionsbekämpfung. Auf nationaler (österreichischer) Ebene ist zunächst die **gesetzliche Meldepflicht** bestimmter Infektions- bzw. übertragbarer Erkrankungen geregelt. Sie ermöglicht den Behörden die rasche Erkennung der Bedrohung sowie die Anordnung bzw. die Durchführung rascher und effizienter Maßnahmen gegen eine eventuelle Weiterverbreitung. Die gesetzlichen Grundlagen sind im **Epidemiegesetz** (Meldung innerhalb von 24 Stunden bei Verdacht, Erkrankung und Todesfall) für definierte Infektionskrankheiten, dem **Tuberkulosegesetz** (Meldung innerhalb von 3 Tagen auch für Kontaktpersonen), dem **Geschlechtskrankheitengesetz** und dem **AIDS-Gesetz** (Meldung innerhalb einer Woche, das Gesetz gilt allerdings nicht bei einer positiv getesteten HIV-Infektion) geregelt. Die behandelnde Ärztin/der behandelnde Arzt muss die Meldung schriftlich an das jeweilige Gesundheitsamt übermitteln. Weitere relevante gesetzliche Bestimmungen werden in den entsprechenden Kapiteln thematisiert. Aus den Meldepflichtdaten entsteht der jährliche Infektionskrankheitenbericht des Bundesministeriums für Gesundheit (siehe Tab. 1).

Tabelle 1

„Top 10" der meldepflichtigen Infektionskrankheiten in Österreich 2010

Top 10	Die häufigsten meldepflichtigen Infektionskrankheiten in Österreich 2010	Anzahl der registrierten Fälle
1.	Campylobacteriose	5235
2.	Salmonellose	2136
3.	Scharlach	1657
4.	Noroviren-Infektion	1350
5.	Gonorrhoe	1100
6.	Hepatitis C	957
7.	Hepatitis B	784
8.	Lues (Syphilis)	538
9.	Tuberkulose (2009 nach TB-Gesetz)	478
10.	Pertussis	410

Internationale Seuchenbekämpfung

Infektionskrankheiten machen nicht Halt vor einer Landesgrenze. Deswegen wurde in den letzten Jahren ein **europäisches Netzwerk** für die epidemiologische Überwachung von Infektionskrankheiten implementiert. Nationale ExpertInnen (z. B. Referenzzentrale für Campylobacteriose) bringen so ihre Daten auf internationaler Ebene zusammen, um Forschungsergebnisse und epidemiologische Trends im größeren Kontext zu überwachen und weiterzuentwickeln.

Zur Verhinderung von Infektionskrankheiten mit Pandemie-Potenzial sind zunächst politische Maßnahmen auf **globaler, weltweiter Ebene** gefordert. Vorrangig sind dabei die Armutsbekämpfung, die Lösung des Interessenkonflikts zwischen Gesundheitsversorgung und den Unternehmenszielen von Pharmakonzernen, die Schaffung von Forschungsanreizen und die Änderung der Preispolitik bei Medikamenten zu nennen. Aber auch bei präventiven Maßnahmen wie sauberem Trinkwasser, verantwortungsvollem Umgang mit der Natur oder der Verteilung von Kondomen müsste mehr unternommen werden. Die internationale Koordination der Früherkennung und Bekämpfung globaler Seuchen gilt als zentrale Aufgabe der WHO. Für Infektionskrankheiten mit pandemischer Ausbreitungsgefahr wurde von der WHO das Instrument eines **Pandemieplanes** entwickelt. Darin werden 8 Phasen der Ausbreitung definiert, beginnend vom Überspringen von Tier auf Mensch über die anhaltende Mensch-zu-Mensch-Übertragung bis zur räumlichen und zeitlichen Häufung und schließlich der Rückbildung. Pandemiepläne existieren auf nationaler und internationaler Ebene. Der österreichische Influenza-Pandemieplan gibt die Organisationsstrukturen vor, die im Ernstfall alle Einsatzkräfte sowie die Einrichtungen des Gesundheitssystems koordinieren sollen. Details werden auf Länderebene geregelt. Zuletzt musste der Influenza-Pandemieplan 2009 aktiviert werden.

WHO (World Health Organization): Koordinationsbehörde der Vereinten Nationen für das internationale Gesundheitswesen.

CDC (Centers for Disease Control and Prevention): eine dem US-Gesundheitsministerium unterstellte zentrale Gesundheitsbehörde; ihr Zweck ist der Schutz der öffentlichen Gesundheit

RKI (Robert Koch-Institut): zentrale Einrichtung der deutschen Bundesregierung auf dem Gebiet der Krankheitsüberwachung und -prävention

AGES (österreichische Agentur für Gesundheit und Ernährungssicherheit): eine dem Gesundheitsministerium unterstellte Agentur zum Schutz der Gesundheit von Menschen

2.3 Exkurs: Influenza

Jeden Winter kommt die Grippe wie der Schnee. Der Grund: Das Grippevirus entwickelt sich ständig fort und unterläuft dadurch stets unser Immunsystem. Influenzaviren des Typus A, B und C sind weltweit verbreitet, der Typ A ist für den Menschen am bedeutsamsten. Influenzaviren werden durch Antigene an der Virusoberfläche (H = Hämagglutinin, N = Neuraminidase) charakterisiert und in Subtypen unterteilt (1933 wurde das erste Virus isoliert und H1N1 benannt). Die Übertragung erfolgt primär aerogen, aber auch durch Kontakt. Die Influenza muss von grippalen Infekten unterschieden werden (siehe Tab. 2).

Tabelle 2

Unterscheidungsmerkmale
zwischen Influenza und
Erkältung

	„Echte Grippe" Influenza	„Grippaler Infekt" Erkältung
Virustyp	Influenzaviren A, B, C	Adeno- und Rhinoviren
Auftreten	saisonal, Höhepunkt Jänner–Februar, Dauer: 1–3 Wochen	jederzeit möglich; Dauer: einige Tage
Krankheitsbeginn	plötzlich, rasch, innerhalb weniger Minuten bis Stunden	langsam, allmählich, innerhalb von Stunden bis Tagen
Fieber	rasch > 38° C	langsam, subfebril
Symptome	Schüttelfrost, Schweißausbruch, Glieder- und Kopfschmerzen, trockener Husten, Durchfall, Erbrechen	verstopfte oder rinnende Nase, Hustenreiz, Müdigkeit,
Komplikationen	z. B. Pneumonie, Otitis media, Sinusitis, Meningitis	selten

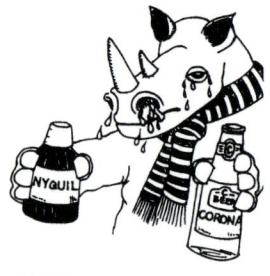

Abbildung 2

Das Rhinoceros trinkt
Coronabier – Rhinoviren
und Coronaviren sind für die
„Erkältung" verantwortlich.

Zur **Prophylaxe** steht ein jährlich neu erstellter Impfstoff zur Verfügung. Regelmäßige Händehygiene, Raumlüftung und Unterlassung von direktem Anhusten/Anniesen gelten als sehr wirkungsvoll (siehe Kapitel 8.7 und 18.3). Bei Auftreten von Influenza in Gesundheitseinrichtungen ist die Isolierung/Kohortierung der Erkrankten wünschenswert (siehe Kapitel 15.3). Bei der **saisonalen Influenza** besteht keine Meldepflicht. Zusätzlich zur saisonalen Influenza verbreiteten sich in den letzten Jahren diverse Influenzavirustypen pandemisch (H5N1 „Vogelgrippe", H1N1 „Schweinegrippe"). Dabei handelt es sich meist um gänzlich neue Viren. Die Befürchtung liegt in der Gefahrenpotenzierung durch genetische Vermischung von tierischen und menschlichen Virustypen. Schweine spielen dabei als „Mischgefäße" eine besondere Rolle, weil sie sich sowohl mit Schweineinfluenzaviren als auch mit solchen von Vögeln und Menschen anstecken können.

Weltweit betrachtet gelten Infektionskrankheiten als Todesursache Nr. 1. In den Industrieländern sterben die meisten Menschen an Herz-Kreislauf-Erkrankungen oder Krebserkrankungen (siehe Tab. 3).

Tabelle 3

Infektionskrankheiten als
Todesursache, WHO-Liste
1997 (Update 2005)

Top 10	„Charts der Killer" Infektionskrankheiten als Todesursache	Todesfälle weltweit
1.	Atemwegsinfektionen	3,7 Mio.
2.	AIDS	3,1 Mio.
3.	Tuberkulose	2,9 Mio.
4.	Malaria	2,5 Mio.
5.	Cholera	2,5 Mio.
6.	Hepatitis B	2,0 Mio.
7.	Masern	1,0 Mio.
8.	Dengue-Fieber	0,5 Mio.
9.	Pertussis	0,4 Mio.
10.	Tetanus	0,3 Mio.

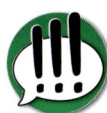

Kernaussage

Am Beispiel Influenza wird offensichtlich, dass nicht jede „Grippe" gefährlich ist, die Vorbeugung mit relativ einfachen Maßnahmen möglich ist und der internationalen Zusammenarbeit bei der Früherkennung und Eindämmung von Seuchen eine sehr wichtige und wirkungsvolle Rolle zukommt.

An welchen Infektionskrankheiten werden die Menschen 2030 versterben? Diese Frage wird im Jahr 2031 beantwortbar. Laut Prognosen wird die Todesursache AIDS um mehr als 100% zunehmen, Malaria, Tuberkulose und Lungeninfektionen hingegen werden als Todesursachen deutlich abnehmen. Eine Ausrottung weiterer Infektionen scheint derzeit eher unwahrscheinlich. Bevor wir uns vertiefend der Gegenwart widmen, folgt im nächsten Kapitel ein kurzer Rückblick in die Geschichte der Hygiene, welcher dem Verständnis der gegenwärtigen Situation dient.

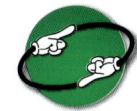

Zum Wiederholen

- ▶ **Historische und aktuelle Seuchen**
- ▶ **Seuchenentstehung**
- ▶ **Epidemie**
- ▶ **Pandemie**
- ▶ **Endemie**
- ▶ **Epidemiologische Überwachung**
- ▶ **Pandemieplan**
- ▶ **Meldepflicht**
- ▶ **Die häufigsten meldepflichtigen Erkrankungen in Österreich**
- ▶ **Die häufigsten todbringenden Infektionskrankheiten weltweit**
- ▶ **Influenza vs. grippaler Infekt**
- ▶ **Saisonale Influenza vs. Influenzapandemie**

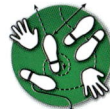

Zum Üben

Analysieren Sie die mediale Berichterstattung der „Grippesaison" im letzten Winter:

1. Wird zwischen Influenza und Erkältung unterschieden?
2. Werden epidemiologische Begriffe korrekt verwendet?
3. Welche Institutionen und Persönlichkeiten im Gesundheitswesen werden zitiert/interviewt?

Zum Nachlesen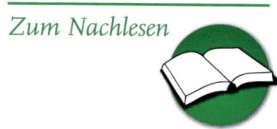

Bundesministerium für Gesundheit (2011): Statistik meldepflichtiger Infektionskrankheiten, vorläufiger Jahresbericht 2009, Stand per 18.1.2011. In: http://www.bmg.gv.at/cms/home/attachments/2/9/6/CH1258/CMS1314254664782/ja_vorlaeufig_2010.pdf [29.12.2011].

Bundesministerium für Gesundheit (2006): Influenza Pandemieplan, Strategie für Österreich. 3. Auflage. In: http://www.bmg.gv.at/cms/home/attachments/3/6/8/CH1205/CMS1126084167391/pp_inetversion12_061.pdf [18.12.2011].

Centers for Disease Control and Prevention: http://cdc.gov/nchhstp/ [18.12.2011].

European Centre for Disease Prevention and Control: http://ecdc.europa.eu/en/Pages/home.aspx [18.12.2011].

Feenstra, O. (Hrsg.) (2008): Steirischer Seuchenplan. 2. Auflage. In: http://www.graz.at/cms/dokumente/10141641_3161111/37184c55/Steirischer%2520Seuchenplan%2520Up2009_1WEB%5B1%5D.pdf [20.12.2011].

3   Hygiene im Wandel der Zeit
Von der Pest über die Allergie zum Krebs?

Zusammenfassung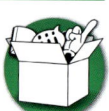

Es war ein abwechslungsreicher und abenteuerlicher Weg. Dieses Kapitel beleuchtet Bedeutung, Erkenntnisse und Errungenschaften der Hygiene in verschiedenen Epochen der letzten 3000 Jahre. Kurzporträts von „VIPs der modernen Hygiene" leihen der Hygienehistorie ihr Gesicht. Ein Blick in die Zukunft und das Wagnis, mögliche zukünftige Trends erkennen zu können, führen zum abschließenden Unterkapitel „Krebs als Infektionskrankheit?". Dabei wird exemplarisch die stetige Weiterentwicklung unseres Wissensstandes offensichtlich.

Der Begriff **Hygiene** stammt aus dem Altgriechischen. In der griechischen Mythologie waren Götter vorwiegend für die Gesundheit zuständig. Die Hygiene oder Gesundheitslehre leitet ihren Namen von der **griechischen Göttin Hygieia** ab. Diese wird in der Literatur entweder als Gattin oder als Tochter des Asklepios bezeichnet.

3.1   Antike bis Aseptik

Altertum – von der Strafe Gottes zum gesundheitlichen Idealzustand
Hygienische Bestrebungen finden wir zu allen Zeiten und bei allen Völ-

kern, die Form dieser Bestrebungen ändert sich mit der Kulturstufe der Völker. Die ältesten Vorschriften sind **kultisch-religiösen Ursprungs**. In vielen früheren Kulturen wurden **Krankheiten als Strafe Gottes** gewertet. In der **altindischen Kultur** um 1500 v. Chr. herrschte hochstehender Hygienestandard, welcher von der Priesterschaft gehütet wurde. Schon 1500 v. Chr. wurden in **Ägypten** Diagnosen und Rezepte zur Gesundheitserhaltung festgehalten. Aus Papyrusforschungen kennt man z. B. genaue Berichte über Lepra aus dieser Zeit. Die Einbalsamierung der Leichen förderte die medizinischen Kenntnisse der Ägypter. In der Heiligen Schrift der **Perser**, der Aresta (ca. 1000 bis 300 v. Chr.), liest man, dass Unreinheit des Menschen kulthafte Hygiene erfordert. Im Altertum waren Priester die „obersten Hygienebehörde", mit religiösen Vorschriften zu Körperpflege, Ernährung oder Geschlechtsverkehr. Diese Kulte verbreiteten sich rasch über griechisches und römisches Gebiet. Gesundheit galt als **erstrebenswerter Idealzustand.** Die **Griechen** sahen in der Körperpflege die beste Waffe gegen Krankheiten. Hippokrates empfahl bereits im 4. Jh. v. Chr. Gymnastik und Diät zur Gesunderhaltung. Die körperliche Ertüchtigung war für die Griechen der Inbegriff ihres Lebens (siehe Olympische Spiele). Eine besonders hohe Stufe erreichte die Gesundheitspflege im **Römischen Reich**. Die Römer erbauten 614 v. Chr. eine 10 km lange Wasserleitung und später die „cloaca maxima" – das erste Kanalsystem, welches die Abwässer von Rom in den Tiber leitete. Außerdem wurden zahlreiche öffentliche Bäder angelegt, mit einem Fassungsvermögen für bis zu 5000 Badegäste. So ist auch das relativ niedrige Vorkommen von Infektionskrankheiten nicht verwunderlich. 1220 v. Chr. bis 70 n. Chr. wird im Talmud die **altjüdische Medizin** als Volksmedizin dargestellt. Der Einfluss der Antike ist deutlich erkennbar, Hygiene wird als Kult betrieben. Mit der **Zerstörung des Weströmischen Reiches** gingen die hygienischen Errungenschaften verloren.

Mittelalter – die Zeit der großen Seuchen

Diese Epoche wurde geprägt durch die **großen Seuchenzüge** (Lepra, Pest, Pocken, Syphilis). *Miasmen* wurden mit Essenzen und Riechstoffen wie Zwiebel, Essig oder Kampfer bis in das 19. Jh. behandelt. Mangelnde hygienische Zustände begünstigten die Weiterverbreitung von Infektionskrankheiten: Entleeren von Unrat (Urin) auf die Straße, Haustierhaltung in den Wohnungen, Trinkwasserverunreinigung (tote Tiere in Flüssen) und der Besuch von Badehäusern (Übertragung von Geschlechtskrankheiten). Im 13. Jh. wurden erstmalig **Isolierhäuser** errichtet, **ein Lehrstuhl für Medizin** wurde in Neapel eingerichtet. Abwasser und Fäkalien durften nur unterhalb der Siedlungen eingeleitet und Trinkwasser nur oberhalb geschöpft werden. Wasser war als Krankheitsursache bekannt, deswegen trank man vorrangig Wein. Auf den Kreuzzügen lernten Europäer die hygienische **Überlegenheit der Araber und Byzantiner** kennen – Reinlichkeit, Baden und

---

Die historische Entwicklung der Bedeutung von Hygiene für den Menschen ist geprägt von kulturellen und religiösen Einflüssen und später von der Wissenschaft und deren namhaften Persönlichkeiten.

Miasmen

krankhafte Ausdünstungen des Bodens

Waschen waren religiöse Pflichten und keine Strafe Gottes. Die **Lepra** fand dennoch den Weg nach Europa und nahm derartig überhand, dass eigene „Aussatzhäuser" zur Isolierung der Leprakranken eröffnet wurden. Im 15. Jh. existierten bereits 1500 Leprosenhäuser in Frankreich, die Vorläufer unserer Krankenhäuser. Diese wurden von Angehörigen des Lazarusordens verwaltet, daher die spätere Bezeichnung „Lazarette". Erst im 17. Jh. gelang es, die Lepra einzudämmen. Weit gefährlicher als Lepra war die **Pest**. Sie wurde aus Ägypten ins Römische Reich eingeschleppt. In Mitteleuropa wütete der schwarze Tod besonders stark. Im 14. Jh. starben ca. 25. Mio. Menschen an der Pest (ca. 25% der damaligen Bevölkerung Europas). Durch Quarantänemaßnahmen, Rattenbekämpfung und anderer Hygienemaßnahmen gelang es ab 1841, die Pest aus Europa zu verbannen.

16.–18. Jahrhundert – Schmutzschicht als Schutzschicht

Ab dem 15. Jh. gewannen auch neue Entdeckungen, die das alte Wissen in Frage stellten, an Bedeutung, trotz Ablehnung und Vorbehalte der Kirche. Die Badekultur verlor an Bedeutung, die Hygiene machte Pause, der Körper wurde zum **Tabuthema**. Während der Renaissance wurde eine Schmutzschicht über der Haut als Schutzschicht betrachtet. Kleiderhygiene wurde damals anders als heute interpretiert: Der Schmutz an der Kleidung zog den Schmutz der Haut an, sich zu waschen war nicht mehr notwendig. Nachttöpfe wurden weiterhin auf die Straße gekippt, neue Infektionskrankheiten wie Syphilis tauchten auf.

19. Jahrhundert – der große Aufbruch

Auch zu Beginn des 19. Jahrhunderts fand das Leben in Europa und den USA oftmals unter sehr widrigen hygienischen Bedingungen statt, Industrialisierung und Urbanisierung trugen das ihre dazu bei. Menschliche und tierische Abfälle sowie Kadaver lagen auf den Straßen und Höfen, offene Abwassersysteme führten durch die Straßen. Infektionskrankheiten wie Pocken, Scharlach, Masern und Diphterie gehörten zum täglichen Leben. Cholera- und Malariaepidemien waren häufig und Typhus und Tuberkulose wucherten in allen Bevölkerungsschichten. Die Menschen wussten nur wenig über Hygiene und maßen dieser keine Bedeutung bei. Die Folgen waren eine **hohe Kindersterblichkeit** und eine **geringere Lebenserwartung** in allen Altersgruppen.

Industrialisierung

Diese brachte neue hygienische Probleme mit sich: Rauch und Ruß aus den neu entstandenen Fabriken. Die Schlote wurden immer höher gebaut – als Versuch, die Rauchbelastung in den Griff zu bekommen.

Gleichzeitig war das 19. Jh. das **Zeitalter des Aufbruchs**. Im Zuge der *Industrialisierung* und zunehmenden Säkularisierung wurden viele neue wissenschaftliche Entdeckungen gemacht und daraus praktische Konsequenzen gezogen. Nach 1830 fand in Wien keine Choleraepidemie mehr statt, die Errichtung der Hochquellwasserleitung und des Kanalsystems verhinderte dies. Zeitgleich etablierte sich die Müllabfuhr. Zunächst holte der „Mistbauer" auf Glockenruf die Mistberge ab. Auf den gepflasterten Straßen sammelte sich der Staub und Abfall vor allem der Pferdekutschen. Die spätere Aufstellung von Abfalleimern, in Wien Coloniakübel genannt, ermöglichte eine Staubreduktion, die auch die Übertragung der Tuberkulose bremste. Die Stadtarchitektur leistete ebenso Beiträge – durch den Abriss der Stadtmauern durchlüfteten sich die Straßen besser. Einige herausragende Persönlichkeiten prägten diese Epoche.

VIPs der modernen Hygiene

Ignaz Philipp Semmelweis (1818–1865)

Wird als „Retter der Mütter" bezeichnet, da er die Ursache des tödlichen Kindbettfiebers entdeckte. Um 1848 erkannte er den Mechanismus der Kontaktinfektion – Ärzte arbeiteten sowohl im Kreissaal als auch im Seziersaal, ohne jegliche zwischenzeitliche Händereinigung. Die Infektionskette unterbrach er mit der Vorschrift, alle Ärzte hätten sich vor dem Betreten des Kreissaales die Hände mit Chlorkalkwasser zu waschen. Durch diese einfache Maßnahme konnte die Müttersterblichkeit von 12% auf 2% gesenkt werden. Sein Pech – er fand bei Kollegen keinen Glauben, wurde diskreditiert und endete mit einer Psychose in einem Wiener „Irrenhaus", wo er an einer Sepsis verstarb.

Max v. Pettenkofer (1818–1901)

Der deutsche Chemiker und Hygieniker gilt als Wegbereiter der Hygiene als eigenständiger Bereich in der Medizin und Pionier der Umweltmedizin. In seinen Untersuchungen zu Kleidung, Heizung, Lüftung, Kanalisation und Wasserversorgung verband er erstmals medizinische und technische Aspekte.

Louis Pasteur (1822–1895)

Um 1878 entdeckte er den bakteriellen Ursprung vieler Infektionskrankheiten. Auch das nach ihm benannte Verfahren zur Abtötung von Mikroorganismen durch Erhitzen geht auf Pasteur zurück, weiters entwickelte er verschiedene Impfstoffe, vor allem gegen Tollwut und Milzbrand.

Sir Joseph Lister (1827–1912)

Auf den englischen Chirurgen wird die antiseptische Verhütung von Wundinfektionen zurückgeführt. Durch die Verwendung von Karbolspray (auch während Operationen wurden die Instrumente besprüht) heilten erstmals Wunden primär unmittelbar nach der Operation ohne Eiterung aus.

Robert Koch (1843–1910)

Koch beeinflusste nachhaltig die neuzeitliche Medizin und wurde zum Begründer der modernen Bakteriologie. Er entdeckte um 1880 den Erreger des Milzbrandes, der Tuberkulose und der Cholera; außerdem entwickelte er bakteriologische Arbeitsmethoden und Desinfektionsmaßnahmen weiter. 1905 erhielt er den Nobelpreis für Medizin.

Sir Alexander Flemming (1881–1955)
1929 entdeckte der britische Bakteriologe (zufällig) die Wirkung von Penicillin in Schimmelpilzkulturen. Er erlitt das typische Forscherschicksal – seine Erkenntnisse wurden zunächst nicht ernst genommen und für eine Weiterentwicklung fehlten ihm die finanziellen Möglichkeiten. Penicillin wurde von anderen Forschergruppen weiterentwickelt, 1941 beim ersten Menschen eingesetzt, später beim britischen und amerikanischen Militär. Flemming wurde 1944 von der britischen Queen geadelt und erhielt 1945 den Nobelpreis für Medizin.

20. Jahrhundert – von der Antiseptik zur Aseptik

Zu Beginn des 20. Jh. wurden hygienische Erkenntnisse zunehmend institutionalisiert, erste Gesundheitsämter bildeten sich. 1907 wurde das Internationale Büro für öffentliche Hygiene gegründet, die Vorläuferorganisation der WHO. Zeitgleich eröffnete in Wien jenes Haus, in dem noch heute das Klinische Institut für Hygiene und Medizinische Mikrobiologie der Universität Wien beheimatet ist. Die Etablierung von **Sanitätsbehörden** zur Gesundheitsaufsicht, Präventivmaßnahmen in Kindergärten und Schulen, Umwelthygiene und Schutzimpfungen sind seither ein unverzichtbarer Teil unseres Gesundheitssystems. Der Staat kontrollierte die Abwasserbeseitigung, baute Wasserleitungen, öffentliche Bäder und Wäschereien, die Wohnverhältnisse wurden verbessert und eine Überfüllung von Wohnräumen wurde vermieden. Aufklärung fand durch Gesundheitsbehörden, Zeitschriften, Schulunterricht und in Arbeiterbildungsvereinen statt. Gleichzeitig trug ein grundsätzliches **Umdenken in der persönlichen Hygiene** und der Sauberkeit im Haushalt zur Verminderung von Krankheiten bei.

Zur Mitte des 20. Jh. wurden Infektionskrankheiten als Haupttodesursache in westlichen Industrieländern abgelöst. Neue Entdeckungen auf dem Gebiet der Mikrobiologie wurden seltener (siehe Tab. 4).

Tabelle 4
Zuletzt entdeckte Mikroorganismen

Jahr	Mikrobe	Krankheit
1976	Legionella Pneumophila	Legionellose (Legionärskrankheit)
1977	Ebola Virus	Ebola hämorrhagisches Fieber
1983	HIV	AIDS
1983	Helicobacter pylori	Gastritis, Magenulcus, Magen-Ca
1989	Hepatitis-C-Virus	Hepatitis C
2003	SARS associated Coronavirus	SARS

Krankenhausinfektionen haben die Entwicklung von Krankenhäusern von der Antike bis heute begleitet. Nach den Erkenntnissen von Semmelweis, Lister und Koch war der Weg von der *Antiseptik* **zur** *Aseptik* vorgezeichnet – Mikroben werden nicht mehr vorrangig abgetötet, sondern deren Anwesenheit wird verhindert. Durch Maßnahmen an Händen, Textilien und Instrumenten konnten die Mikroben nun vorab, präventiv, entfernt werden. **Curt Schimmelbusch** initiierte Sterilisatoren und entwickelte Trommeln zur sterilen Verbandstoffaufbewahrung, **William S. Halsted** forcierte die Einführung von Gummihandschuhen – das System Asepsis war geboren. Zunehmende Resistenzentwicklung unterstreicht die Wichtigkeit der Asepsis und zeigt die Grenzen der Asepsis auf.

Den Menschen in der **Dritten Welt** hat diese große Revolution der Medizin bis heute wenig geholfen. Tuberkulose gehört hier immer noch zum Alltag. Wie zu Kochs Zeiten bleiben die asiatischen Slums die Brutstätten der Mikroben. Hier gibt es außer dem Hauptproblem Tuberkulose ganzjährig Dengue-Fieber, Darminfektionen, Hepatitis, Typhus, Kinderlähmung, Meningitis und auch immer wieder Cholera.

21. Jahrhundert – Sauberkeit macht krank?

Was wird uns das kommende Jahrhundert hinsichtlich hygienischer Erkenntnisse bringen? Geschichtlich betrachtet scheint das „Pendel" in unserer Kultur wieder in dieselbe Richtung zu schlagen wie vor 2000 Jahren – am Beispiel Körperkult ist dieses gut erkennbar: Wie im antiken Rom Bäderanstalten Teil der Lebenskultur waren, sind derzeit unsere Thermen und andere Einrichtungen aus der Trendbewegung „Wellness" wichtiger Teil unseres Lifestyles. Das **Paradigma Gesundheit dominiert**.

Das Pendel könnte auch wieder in die Gegenrichtung ausschlagen. Die derzeit diskutierte *Hygienehypothese* zeigt einen möglichen Trend auf. Das bedeutet nun sicherlich keine Rückkehr in die hygienische Finsternis des Mittelalters, ForscherInnen versuchen derzeit, beides zu verbinden, indem beispielsweise dem Körper der „fehlende Schmutz" in Form von Impfungen zugeführt wird. Die bisher entdeckten Mikroben sind nur die Spitze des Eisberges – so lautet die Vermutung vieler namhafter WissenschafterInnen. Derzeit noch Spekulation, jedoch könnten in einigen Jahrzehnten Erkrankungen wie Alzheimer, Herzinfarkt, Rheuma, Autoimmunerkrankungen oder Schizophrenie durchaus mit mikrobiologischen Ursachen in Verbindung gebracht und behandelt werden. Ein neuer möglicher Weg in der Bakteriologie lautet Nanomedizin gegen Bakterien: Nanokristalle werden mit Farbstoffen beladen, um Bakterien sichtbar zu machen und sie dann abzutöten. Bis zu einer solchen medizinischen Anwendung wird wohl noch ein weiter Weg zu gehen sein. 2010 gelang den ForscherInnen der US-Firma Synthetic Genomics erstmals die Herstellung eines Bakteriums

Antiseptik

Maßnahmen zur Keimverminderung/Keimfreiheit durch Desinfektion oder Sterilisation

Aseptik

Prinzip der Keimfreiheit zur Vermeidung einer Infektion oder Kontamination

Das Prinzip der Asepsis dominiert heute weltweit als strenges Ritual.

Hygienehypothese

Unter „Hygienehypothese" oder „Sauberkeit macht krank" diskutieren Wissenschafter die Ursachen von Zivilisationskrankheiten wie beispielsweise Allergien. Demnach liegt deren Ursprung im zu sauberen Umfeld und dem fehlenden Kontakt des Immunsystems mit Schmutz.

Mikroben als Datenspeicher?
Mikroben als Bauarbeiter?
Mikroben als Waschmittel?

mit 100% künstlichem Erbgut. Sehr futuristisch, aber bereits Gegenstand von Forschungsarbeiten: Mikroben wie z. B. Deinococcus radiodurans als Datenspeicher, zur Herstellung von „selbstreparierendem Bio-Beton" oder als Biokatalysatoren in Waschmitteln zu verwenden (siehe Kapitel 21). Auch bereits bekannte, aber ungelöste Probleme, wie das der Antibiotikaresistenzen, warten auf zukünftige Lösungen.

3.2   Exkurs: Krebs als Infektionskrankheit?

kanzerogen = krebserzeugend

Krebs als Infektionskrankheit oder Krebsrisiko als Folge einer mikrobiellen Besiedelung oder Infektion wird nicht vorrangig diskutiert. Die Anzahl von Krebserkrankungen, die sich auf Infektionen zurückführen lassen, nimmt jedoch stetig zu.

- ▶ *Helicobacter pylori* gilt mittlerweile als Hauptverursacher von Magengeschwüren, einer Vorstufe des Magenkarzinoms. Seit 1994 steht H. pylori auf der Liste krebserzeugender biologischer Stoffe.

- ▶ *Aspergillus flavus* und *parasiticus* sind in der Lage, Aflatoxine zu produzieren, welche bei regelmäßiger Zufuhr kanzerogen wirken (Leber- und Nierenkrebs).

- ▶ *Würmer* aus der Gattung der Pärchenegel (Schistosoma haematobium) und der Leberegel (Opisthorchis viverrini), wohnhaft in Afrika und Asien, gelten als Auslöser von Blasenkrebs bzw. Entartungen der Gallengänge.

- ▶ *Hepatitis-B- und -C-Viren* lösen, über den Weg einer chronischen Hepatitis, häufig Leberzellkarzinome aus.

- ▶ *Eppstein-Barr-Virus* verursacht das Pfeiffer'sche Drüsenfieber („Kissing Disease") und steht im begründeten Verdacht, Krebs im Rachenraum und Lymphdrüsenkrebs zu verursachen.

- ▶ *Humanes Papillomavirus (HPV)* kommt weltweit vor. Einige Subtypen gelten als Verursacher des Gebärmutterhalskrebses.

- ▶ *Humane Herpesviren B* verursachen bei stark geschwächter Immunlage im Rahmen von AIDS einen bösartigen Hautkrebs (Kaposisarkom).

Zum Wiederholen

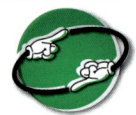

- ▶ **Historische Entwicklung der Hygiene**
- ▶ **VIPs der modernen Hygiene**
- ▶ **Aseptik vs. Antiseptik**
- ▶ **Allergien und Hygiene**
- ▶ **Krebs und Mikroorganismen**

Zum Üben
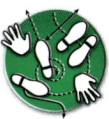

1. Auf wen ist der Begriff Hygiene zurückzuführen?
2. Worin unterscheidet sich das Hygieneverständnis im Altertum und Mittelalter?
3. Welche Gemeinsamkeiten können Sie bei wichtigen Persönlichkeiten der modernen Hygiene erkennen?
4. Worin liegen Grundlagen der Asepsis und wie unterscheiden sich Asepsis und Antisepsis?
5. Was besagt die derzeit diskutierte Hygienehypothese?
6. Welche Krebserkrankungen werden (auch) auf welche Mikroorganismen zurückgeführt?

Zum Nachlesen
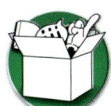

Bankl, H. (1997): Der Pathologe weiß alles ... aber zu spät. Heitere und ernsthafte Geschichten aus der Medizin. München: Goldmann Verlag.

Blech, J. (2010): Leben auf dem Menschen. Die Geschichte unserer Besiedler. Science Sachbuch. Reinbeck bei Hamburg: Rowohlt Taschenbuch.

Gesundheitsportal Onmeda: Persönlichkeiten der Medizin. In: http://www.onmeda.de/lexika/persoenlichkeiten [18.12.2011].

Grüntzig, J.W. & Mehlhorn, H. (2010): Robert Koch: Seuchenjäger und Nobelpreisträger. Heidelberg: Spektrum Akademischer Verlag.

Zittlau, J. (2009): Matt und elend lag er da. Berühmte Kranke und ihre schlechten Ärzte. Berlin: Ullstein Verlag.

4 Der Mensch und seine Mitbewohner
Freund oder Feind?

Dieses Kapitel schafft grundsätzliches Verständnis über das Verhältnis von Mensch und Mikrobe. Es erfolgt eine Unterscheidung unserer Mitbewohner nach ihrem Wohnort und ihren Funktionen. Abschließend werden pflegerelevante Pilzerkrankungen vorgestellt, exemplarisch für Infektionen, in deren Zusammenhang unsere Freunde auch zu Feinden werden können.

Zusammenfassung

Ein Außerirdischer in ferner Zukunft:

„Wir haben eine irdische Lebensform entdeckt. Sie besteht aus 1 Menschen, 74 Amöben, 497 Madenwürmern, 988 Spinnentieren und 100000000003009 Bakterien." (Blech, 2010, S. 10)

Keime, Staub, Schmutz – der Mensch ist eine Dreckschleuder. Bei jeder Bewegung verlieren wir Haare, Hautschuppen, Schweiß, Speicheltröpfchen und verteilen wir Mikroben in unserer Umgebung. Auf jede unserer Körperzellen kommen 10 Mikroben. Darf sich der Mensch damit überhaupt noch als eigenständiger Organismus bezeichnen? Oder sind wir nicht vielmehr gigantische Ökosysteme? Die Mikroben, die den Menschen bewohnen, machen ihn überhaupt erst lebensfähig. Etwa 100 Billionen Mikroben (oder sind es Trillionen?) – eine jedenfalls unvorstellbare Anzahl – siedeln im oder am menschlichen Körper und beteiligen sich mit ca. 1 kg an unserem Körpergewicht. Sie machen es uns zum einen leichter – 99% unserer Besiedler leben im Verdauungstrakt und helfen bei der Verdauung mit, produzieren auch Vitamine und Aminosäuren, unterstützen das Immunsystem. Durch eine Art **„Verdrängungswettbewerb"** verhindern sie, dass sich pathogene Mikroben festsetzen (siehe Tab. 5). Es wird Zeit, sich mit unseren Mitbewohnern anzufreunden.

Der Mensch wird ohne Mikroben geboren und erwirbt rasch nach der Geburt eine normale mikrobielle Population. Unzählige Mikroben kommen mit uns durch die Luft, die wir einatmen, durch die Nahrung, die wir einnehmen, durch Mitmenschen, die wir berühren, in Kontakt. Wir sind besiedelt, **kein Mensch ist und war jemals allein**. Je näher uns Tiere (Mikroben) stehen, desto befremdlicher erscheinen sie. Zwangsstörungen bis bizarre Psychosen sind keine Seltenheit. So erzählt eine Fallgeschichte von einer Krankenschwester in Kanada, die ihre Wohnung analog zu ihrem Arbeitsplatz, einer Intensivstation, hygienisch sehr aufwendig betreibt: Beispielsweise muss beim Betreten der Wohnung die Kleidung abgelegt, geduscht und der Einkauf wischdesinfiziert werden.

> **„Viele Weiber, viele Flöhe"**, seufzte Heinrich Heine, der mit beiden schlechte Erfahrungen machte. Noch zu Zeiten, in denen J.W. Goethe lebte, verstieß es nicht gegen die guten Sitten, sich auch in vornehmster Gesellschaft gegenseitig nach Ungeziefer abzusuchen. Die Jagd nach diesen lästigen Mitbewohnern verhalf Paaren einst auch zu amourösen Spielen. (Blech, 2010)

4.1   Mikrobenflora des Menschen

Um Bakterien, Viren und anderen Mitbewohnern Gutes abzugewinnen, braucht es ein hohes Maß an Objektivität. Die überwältigende Mehrheit unserer Mitbewohner ist ziemlich harmlos und sogar nützlich. Der Begriff **„Gesundheitserreger"** wäre eigentlich angebrachter als **„Krankheitserreger"** (siehe Tab. 5). Dennoch lassen sich antimikrobielle Produkte blendend verkaufen (z. B. selbstdesinfizierende Einkaufswägen, Sportwäsche oder Tastaturen mit bakterizidem Silber, antibakterielle Reinigungsmittel oder beschichtete Müllsäcke oder Kinderstühle). Aber auf Platz 1 der beliebtesten Urlaubsorte unserer Mitbewohner hält sich seit Jahrzehnten beständig das **Geschirrtuch** in unseren Küchen.

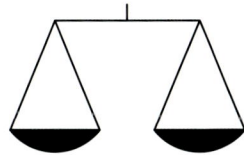

Residente Hautflora „Gesundheitserreger" = körpereigene oder Standortflora	Transiente Hautflora „Krankheitserreger" = Kontakt- oder Anflugsflora
permanent auf und im Organismus vorhandene Mikroben: Haut, Mundhöhle, Verdauungs- und Urogenitaltrakt und alle Areale unmittelbar nach Körperöffnungen sind kontaminiert.	wechselnde Keimbesiedelung aus der Umgebung
Mikroben wirken apathogen Als Ausnahmen gelten abwehrgeschwächte Menschen (z.B. Mundsoor) oder wenn Mikroben ihren Stammplatz verlassen und in normalerweise nicht keimbesiedelte Organe (z.B. Harnblase) eindringen.	Mikroben mit pathogenem Potenzial große Variabilität: Pseudomonas, Proteus, Enterobakterien, Clostridien, Viren, Pilze u.a.
Schutzfunktion auf der Haut	
Verdauungshilfe im Darm	
durch Waschen kaum zu entfernen	durch Waschen entfernbar
Desinfektion reduziert die Flora	Desinfektion tötet die Flora
Störungen der residenten Flora können bei der Einnahme von Antibiotika (AB) oder bei Stoffwechselerkrankungen (z.B. Diabetes mellitus) auftreten.	
Konkurrenzprinzip	

Tabelle 5
Mikrobenflora des Menschen

Die gelungenen Versuche von WissenschaftsjournalistInnen, Mikroben nach menschlichen Verhaltensmustern zu kategorisieren („**die Mächtigen**", „**die Listigen**", „**die Gefährlichen**", „**die Nützlichen**" oder „**die Kunstfertigen**"), zeigen auch, wie nah und ähnlich sie uns Menschen sein können. MikrobiologInnen unterteilen Mikroben nach streng naturwissenschaftlichen Kriterien (siehe Kapitel 7.1). In der Differenzierung ihrer Eigenschaften ergeben sich logische Wohnorte am menschlichen Körper (siehe Abb. 3).

Konkurrenzprinzip

Wir sind nicht allein! Die Mikrobenflora funktioniert nach dem Prinzip des Gleichgewichtes, hervorgerufen durch Platz- und Nährstoffkonkurrenz, welche das Immunsystem stimuliert.

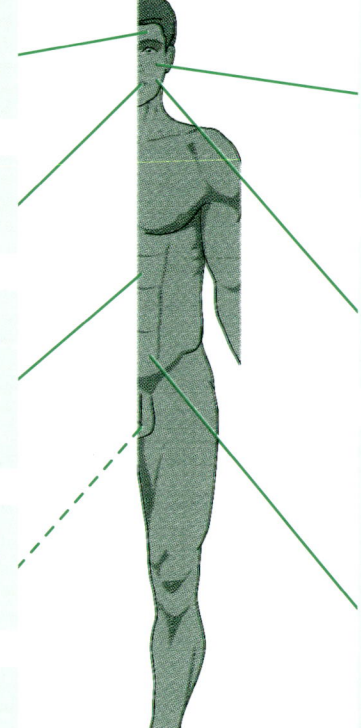

Corynebakterien lieben talgreiche Orte wie die Stirn, wo sie Hauttalg zu Fettsäuren spalten und damit zum Säureschutzmantel der Haut beitragen.

Streptococcus mutans lebt im Zahnbelag und verwandelt Zucker in Säure – die Hauptursache für Karies.

Helicobacter pylori bewohnt die Magenschleimhaut bei nahezu jedem zweiten Menschen. In seiner Evolution hat er sich an das extrem saure Magenmilieu angepasst und gilt als Auslöser des Magengeschwürs.

Laktobazillen siedeln sehr dicht in der Vagina. Die Milchsäurebildner sorgen für das besonders saure und somit schützende Vaginamilieu.

Trichophyton, ein Fußpilzerreger, lebt gerne zwischen den Zehen und auf den Fußsohlen und wird über pilzhältige Hautschuppen übertragen.

Herpesviren überleben tief verborgen in den Strängen der Gesichtsnerven. Werden Virusgene aktiviert, wandern Viruspartikeln entlang der Nervenbahnen an die Hautoberfläche, um dort Herpes labialis (Fieberbläschen) auszulösen.

Propionibacterium acnes findet sich in fettreichen Hautregionen wie Nasenflügeln und spielt, wie sein Name vermuten lässt, bei der Entwicklung von Akne eine wesentliche Rolle.

Methanobrevibacter wohnt vorwiegend im Dickdarm, aber auch in der Vagina und auf den Zähnen. Die Mikrobe bildet aus Wasserstoff und Kohlendioxid Methan. Der Dickdarm gilt als der Ort mit der höchsten Einwohnerdichte mit einer Keimzahl von 10^{12} und einer Multikultur: **Bifidobacterium, Clostridium, Coliforme, Klebsiella, Pseudomonas, Proteus, Protozoen u. v. m.** Vegetarier haben mehr **Lactobazillen,** wer viel Fleisch isst, benötigt mehr **Bacteroides-Arten.**

Abbildung 3

Wer wohnt wo? Mikrobenatlas des Menschen

Mikrobenfreie Areale im gesunden menschlichen Körper finden sich z. B. in den Alveolen, den Gelenken, den Knochen, der Muskulatur, den inneren Organen wie Gehirn, Herz, Leber, Niere und Harnblase und im Blut. Durch Verschleppung von kontaminierter Flora können diese jedoch jederzeit besiedelt werden – z. B. eine Verschleppung der residenten Flora aus den oberen Atemwegen in tiefer liegende Alveolen. Im folgenden Abschnitt werden Pilze, exemplarisch als Bewohner unserer Hautflora mit pathogenem Potenzial, näher vorgestellt.

4.2   Exkurs: Mykosen

Pilze sind pflanzliche Lebewesen. Im Gegensatz zu den meisten Pflanzen betreiben sie keine Photosynthese und leben parasitär von Stoffwechselprodukten anderer. Von der Vielzahl an bekannten und unbekannten Pilzen sind nur wenige für den Menschen relevant. In der Nahrungsmittelherstellung nützen wir ihre Fähigkeiten (siehe Kapitel 20.2).

In der Medizin sind sie von Bedeutung als:

1. **Auslöser von Pilzerkrankungen** (Mykosen)
2. **Produzenten von Giftstoffen** (Toxine)
3. **Verursacher allergischer Reaktionen** (Schimmelpilz)
4. **Quelle antibiotischer Substanzen** (Penicillin)

Mykosen betreffen meist nur abwehrgeschwächte Menschen (siehe Kapitel 8.2). Eine stetige Zunahme von Mykosen ist zu beobachten, verbunden mit Resistenzentwicklungen. Die mikrobiologische Einteilung in Dermatophyten, Sprosspilze und Schimmelpilze ist vorwiegend für die *fungizide* lokale oder systemische Therapie relevant.

> Basismaßnahmen der Krankenhaushygiene reduzieren das Mykoserisiko.
>
> *fungizid*
> Pilze und Pilzsporen abtötende Wirkungsweise

Dermatophyten

Fadenpilze leben parasitär auf der Haut (siehe Abb. 4), den Haaren und den Nägeln (siehe Abb. 5). Sie sind erkennbar anhand **Juckreiz**, **Schuppung** und **Hautrötung** mit Randbetonung. Die Übertragung erfolgt direkt oder indirekt. Vorsicht ist an „Sammelplätzen" wie Bädern, Saunen und Sporthallen geboten. Pilze lieben Feuchtigkeit und Wärme – mit korrekter Körperpflege können die meisten Mykosen vermieden werden.

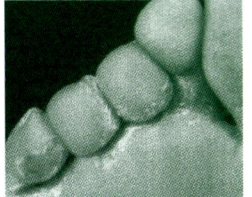 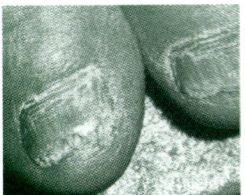 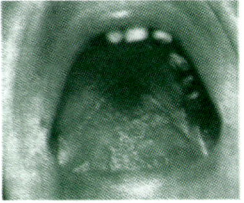 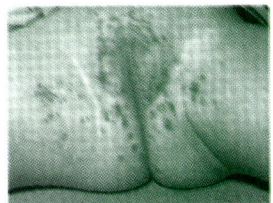

Sprosspilze (Candidose)

Sprosspilze bzw. Hefepilze finden sich auf der Haut und Schleimhaut auch gesunder Menschen als Teil der normalen Flora. Als Hauptvertreter gilt **Candida albicans**. Bei Abwehrschwäche und AB-Therapie befällt dieser bevorzugt Haut und Mund- und Genitalschleimhaut und bildet weiße Beläge (Soor). Auch Zentralvenenkatheter gelten als Risikofaktor. Bei sehr schlechter Abwehrlage ist eine Streuung in andere Organe bis zur „Pilzsepsis" mit tödlichem Ausgang möglich.

Abbildung 4
Fußpilz

Abbildung 5
Nagelpilz

Abbildung 6
Mundsoor

Abbildung 7
„Windeldermatitis"

Als Krankheitsbilder kommen **lokale und systemische Candidosen** in Betracht:

- ▶ **Orale Candidose („Mundsoor"):** Weißliche, abstreifbare Beläge überziehen Zunge, Wangenschleimhaut und Rachen. Typische Beschwerden sind Brennen, pelziger Geschmack und Durstgefühl (siehe Abb. 6).

- ▶ **Genitale Candidose („Windeldermatitis"):** Das warme und luftundurchlässige Klima in einer Windelhose begünstigt die Entstehung (siehe Abb. 7). Auch die sexuelle Übertragung ist möglich (siehe Kapitel 1.3), erkennbar durch Brennen beim Urinieren und weißlichen Ausfluss.

▸ **Systemische Candidose („Pilzsepsis"):** Durch Streuung entwickeln sich bevorzugt Candidosen der Lunge, des Gehirns und der Harnwege mit sehr hoher Letalitätsrate.

Schimmelpilze (Aspergillose)

Schimmelpilze besiedeln vorwiegend pflanzliche und tierische Stoffe. Für den Menschen von Bedeutung sind Aspergilluspilze. Über **Lebensmittel**, **Topfblumen**, bei **Bautätigkeit**, über **Tapeten** und **Mauerwerk** übertragen, stellen sie besonders für Menschen mit **chronischen Lungenerkrankungen** und **immunsuppressiver Therapie** ein Risiko dar. Bei nicht abwehrgeschwächten Menschen können Aspergilluspilze **allergische Erkrankungen** auslösen. Auf Lebensmitteln wie Nüssen oder Getreideprodukten produzieren sie das Gift Aflatoxin, welches als besonders kanzerogen gilt.

Als geeignete **präventive Maßnahmen in Gesundheitseinrichtungen** gelten:

▸ Topfpflanzen und Wasserbrunnen im Krankenhaus strikt verbieten

▸ Klimaanlagen und Raumluftbefeuchter streng überwachen

▸ Bautätigkeiten von PatientInnen streng getrennt durchführen

▸ Körperpflege, v. a. Mundpflege nicht vernachlässigen

▸ Händehygiene nicht vergessen!

Zum Wiederholen

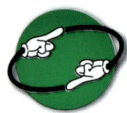

▸ **Verhältnis Mensch–Mikrobe**

▸ **Konkurrenzprinzip**

▸ **Residente Hautflora**

▸ **Transiente Hautflora**

▸ **Dermatophyten**

▸ **Sprosspilze**

▸ **Schimmelpilze**

Zum Üben

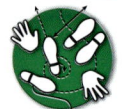

1. In welchem Verhältnis stehen Mikroben und Menschen zueinander?
2. Worin unterscheiden sich residente und transiente Hautflora?
3. Welche Körperareale gelten als mikrobenfrei?
4. Woran werden Mykosen erkennbar?
5. Welche Basismaßnahmen der Krankenhaushygiene dienen der Vorbeugung von Mykosen?

Adam, D., Doerr, H. W., Link, H. & Lode H. (2004): Die Infektiologie. Berlin, Heidelberg: Springer Verlag.

Blech, J. (2010): Leben auf dem Menschen. Die Geschichte unserer Besiedler. Science Sachbuch. Reinbeck bei Hamburg: Rowohlt Taschenbuch.

Dixon, B. (2009): Der Pilz, der John F. Kennedy zum Präsidenten machte, und andere Geschichten aus der Welt der Mikroorganismen. Heidelberg: Spektrum Akademischer Verlag.

Zum Nachlesen

5 Inmitten von Parasiten –
nur in Kliniken unter Palmen?

Zusammen-fassung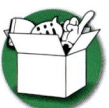

Der Mensch kommt mit Ungeziefer, Läusen, Flöhen etc. ständig in Berührung, sei es durch eigene Haustiere, während Tropenreisen oder durch den Genuss von ungekochten Speisen. Dieses Kapitel betrachtet den aktuellen Stellenwert der Parasiten in unserer Gesellschaft und fokussiert Parasitosen, die vorwiegend im beruflichen Umfeld eine Rolle spielen.

Breaking News:
Dengue-Fieber in Frankreich und Kroatien angekommen!
2010 wurden in Europa erstmals Erkrankungsfälle an Dengue-Fieber gemeldet. Infektionsorte: Côte d'Azur und Kroatien. Normalerweise kommt Dengue-Fieber nur in den Tropen und Subtropen vor. Die Übertragung erfolgt durch die tag- und nachtaktive Tigermücke. Nach dem Mückenstich tritt die grippeähnliche Erkrankung auf. Das Tückische an Dengue ist jedoch, dass es oftmals nicht erkannt wird, bei weiteren Infektionen treten innere Blutungen und Schocksymptome auf. Bei Dengue handelt es sich um das weltweit am häufigsten vorkommende hämorrhagische Fieber. Die wichtigste und einzige Vorbeugung ist ein guter Mückenschutz, eine Impfung ist nicht verfügbar. (Centrum für Reisemedizin)

Solange es Menschen gibt, gibt es tierische Parasiten, die in enger Verwandtschaft mit ihnen leben. Viele Infektionskrankheiten der letzten Jahrhunderte sind auf Ungeziefer zurückzuführen (z. B. Pest oder Fleckfieber). Früher waren **Kriegszeiten** auch immer Ungezieferzeiten.

Heute treten durch Migration, Massentourismus, Klimaveränderungen und globalisierten Warenaustausch wieder vermehrt parasitäre Erkrankungen in Mitteleuropa auf. Auch **regionale Faktoren** spielen eine Rolle, z. B. Zeckenendemiegebiete, in denen häufiger FSME-Erkrankungen auftreten. Die Bedeutung für das betreuende Personal, im Sinne einer Ansteckungsgefahr, ist gering, nur sehr wenige Parasiten können von Mensch zu Mensch übertragen werden. Das Krankenhaus (KH) bietet jedoch viele Möglichkeiten des Kontaktes mit Parasitosen.

Parasiten sind tierische Schmarotzer, die auf Kosten anderer Lebewesen existieren und ohne Wirte nicht lebensfähig sind:

> **Parasiten = tierische Schmarotzer , die auf Kosten anderer Lebewesen existieren und ohne Wirte nicht lebensfähig sind.**

- ▶ **Endoparasiten** leben im Körperinneren, beispielsweise im Darm (Würmer), im Blut (Malariaplasmodien) oder im Gewebe (Rickettsien/Fleckfieber).
- ▶ **Ektoparasiten** wie Flöhe, Zecken, Läuse oder Blutegel sitzen außen auf der Haut des Wirtes.
- ▶ Manche leben und saugen am Wirt (z. B. Krätzmilbe, Laus), andere saugen nur, ohne den Wirt zu bewohnen (Zecke, Bettwanze, Hunde-/Katzenfloh, Anophelesmücke).

Parasiten werden unterteilt in Arthropoden (Gliederfüßer), Helminthen (Würmer) und Protozoen (Urtierchen).

5.1   Arthropoden

Den Arthropoden zugeordnet werden Krätzmilben, Läuse, Wanzen, Flöhe und Ungeziefer. **Ungeziefer** wird in Schädlinge und Parasiten unterteilt, Schädlinge wiederum nach ihrem Befallsort:

- ▶ **Hygieneschädlinge** befallen den Menschen und gefährden seine Gesundheit (z. B. Zecken, Mücken, Wanzen, Läuse, Milben).
- ▶ **Vorratsschädlinge** befallen Lebensmittelvorräte und können auch so eine Gesundheitsgefahr für Menschen darstellen (z. B. Ratten, Küchenschaben, Fleischfliegen, Pharaoameisen).
- ▶ **Materialschädlinge** befallen Materialien tierischen (Pelze, Wolle – z. B. Kleidermotte) und pflanzlichen Ursprungs (Stoffe, Holz – z. B. Holzwurm).
- ▶ **Lästlinge** befallen „vorbelastete" Orte und zeigen Mängel auf (z. B. Stauläuse deuten auf Pilzbefall von Wohnräumen hin).

Flöhe

Flöhe haben immer Saison – und ihre Sprungkraft macht sie mobil! Die Stichwirkung führt zu Juckreiz und die Gefahr der Übertragung, v. a. von Viren, ist möglich. Bei einem Befall stehen die gründliche Körperpflege sowie ein kompletter Wäschewechsel bis zur Matratzendesinfektion im Vordergrund.

Bettwanzen

Bettwanzen (siehe Abb. 8) galten als ausgerottet. Derzeit überzieht eine Wanzenplage die USA, selbst Luxushotels oder Flagship-Stores sind davon betroffen, ein Ende der Invasion scheint nicht absehbar. Auch in Europa treten Wanzen wieder häufiger in Erscheinung. Nicht der Mangel an Hygiene, eher die **extreme Widerstands- und Anpassungsfähigkeit** der Wanzen selbst sind dafür verantwortlich. Wanzenbefall wird an schwarzem Kot an Betten, Matratzen und dem muffigen Geruch im Raum erkennbar. Durch ihre Lichtscheuheit und ihren schmerzfreien Stich werden sie oftmals erst spät erkannt. Häufig folgt eine *bakterielle Sekundärinfektion* von Kratzspuren, Infektionsgefahr besteht nicht. Wanzen hassen Zugluft – die Zimmer sind daher regelmäßig zu lüften. Kleidung ist bei Wanzenverdacht heiß zu waschen, bevor sie in das PatientInnenzimmer gebracht wird. Wanzen können auch mit Reisegepäck eingeschleppt werden – bei Verdacht ist dieses auszuschütteln und mit Insektiziden zu besprühen.

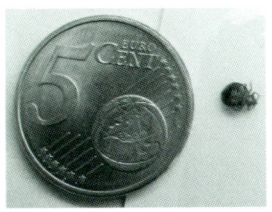

Abbildung 8

Bettwanze – gar nicht klein und doch so günstig

bakterielle Sekundärinfektion

Ein bereits infizierter Organismus wird von einer weiteren Infektion, die von einer Mikrobe ausgelöst wurde, befallen – vorbereitet und unterstützt durch die Primärinfektion.

Läuse

Beim Menschen treten drei Lausarten auf: Kleiderlaus, Kopflaus und Filzlaus. Läuse sind schwer entfernbar, weil sie sich mit den Beinen festklammern und ihre Eier mit einer wasserunlöslichen Substanz am Menschen befestigen.

Die Kleiderlaus wird durch Körperkontakt übertragen. In Osteuropa haben Kleiderläuse das Potenzial, *Rickettsien* zu übertragen und das epidemische Fleckfieber auszulösen. Bei einem Befall empfiehlt es sich für das Betreuungspersonal, Schutzkleidung zu tragen, Kleidung mit mindestens 60°C zu waschen und nicht waschbare Materialien einzufrieren oder auszuhungern (Kleidung für einige Tage in einen luftdichten Plastiksack geben und kühl aufbewahren).

Rickettsien

bakterienähnliche Mikroben

> **Warum verlor Napoleon 1812 den Feldzug gegen Russland?** Seit Kurzem kennt man die Antwort: Nicht die russische Gegenwehr noch der unerbittliche russische Winter – Schuld war die Kleiderlaus! Am Läusefleckfieber verstarben täglich bis zu 6000 Soldaten. Miserable hygienische Umstände bereiteten der Laus den Boden ... (Thadeusz, 2009)

Die Filzlaus fühlt sich auf Schamhaaren besonders wohl und wird sexuell übertragen. Bei einem Befall muss die Wäsche gewaschen, ein Insektizid-Shampoo verwendet und unter Umständen die Intimregion rasiert werden.

Die Kopflaus hat nach der Reisezeit im Herbst ihre Hauptsaison. Kopfläuse sind ungefährlich, betreffen v. a. Kinder und sind **kein Zeichen für mangelnde Hygiene,** alle sozialen Schichten sind betroffen. Die

Laus wird aktiv durch schnelles Überkriechen oder passiv durch mit Larven oder Eiern kontaminierte Kleidung oder Kämme übertragen. Bemerkbar wird der Befall durch Juckreiz und Kratzspuren v. a. hinter den Ohren und im Nackenbereich. Die Eier („Nissen") können nicht durch eine normale Haarwäsche entfernt werden. Läuse werden zunehmend resistenter gegenüber herkömmlichen chemischen Mitteln. Neuere Shampoos verschließen das Atemsystem physikalisch und ersticken so die Läuse. Zur Vermeidung des Wiederbefalls ist eine Wiederholung der Behandlung erforderlich. Nach der Behandlung muss die Kleidung und Bettwäsche gewaschen werden. Nicht waschbare Materialien einfrieren oder aushungern (siehe Kleiderlaus). Regelmäßiges Händewaschen hilft in der Vorbeugung entscheidend mit!

Krätzmilbe (Scabies)

Krätzmilben fressen ca. 1 cm lange Gänge in die Epidermis, über die auf der Hautoberfläche abgelegten Eier erfolgt die Übertragung (siehe Abb. 9). In den letzten Jahren kann eine massive Zunahme vor allem in Langzeitpflegeeinrichtungen aufgrund der langsamen Ausbruchsentstehung sowohl bei BewohnerInnen als auch beim Personal beobachtet werden. Als Prädilektionsstellen gelten warme, weiche, gut durchblutete Hautareale an den Händen, beim Personal die Fingerzwischenräume. Als Leitsymptome gelten großflächige Hautrötungen und Juckreiz. Daraus resultiert oftmals eine bakterielle Superinfektion der Haut mit massiven Krankheitserscheinungen. Bei einem Befall sollte jeder direkte Kontakt mit der Kleidung der Betroffenen vermieden werden, die Verwendung von Schutzkleidung ist erforderlich, ev. auch eine Isolierung. Bei der Händehygiene muss besonders auf die Nagelpflege geachtet werden. Eine gründliche Körperpflege und täglicher kompletter Wäschewechsel ist unumgänglich. Die medikamentöse Therapie bedarf großer Geduld und Ausdauer (auch von Kontaktpersonen).

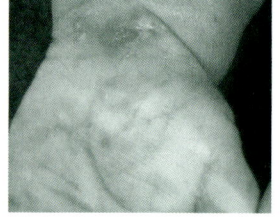

Abbildung 9

Sekundärinfektion durch Kratzen bei Scabies

Kernaussage

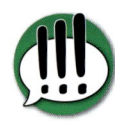

> Zu den für Gesundheitseinrichtungen relevantesten Parasiten zählen Scabies, Läuse, Flöhe und Bettwanzen. Pflegende sind am häufigsten mit Kopfläusen und Krätzmilben konfrontiert.

5.2   Würmer

Wurmbefall steht im engen Zusammenhang mit hygienischem Verhalten. In Mitteleuropa ist der Madenwurm bei Kindern, der Rinderbandwurm bei Erwachsenen und zunehmend der Fuchsbandwurm von Bedeutung.

Würmer sind vielzellige Lebewesen, welche anaerob (ohne Sauerstoffbedarf) im Darm des Endwirtes leben. Die Wurmeier oder Larven benötigen ein aerobes Milieu, daraus resultiert, dass sich Würmer im befallenen Organismus nicht vermehren können – sie benötigen einen Zwischenwirt. So ist es auch erklärbar, warum einige Wurminfektionen aufgrund der geringen Parasitenanzahl keine Beschwerden machen. Es gibt eine Unzahl von Würmern in den Tropen und Subtropen, im folgenden Abschnitt sollen nur in unseren Breitengraden vorkommende Würmer Erwähnung finden:

Madenwürmer werden fäkal-oral über Hände, Wäsche, Lebensmittel, Spielzeug etc. übertragen. Im Anusbereich abgelegte Eier entwickeln sich zu Larven. Durch Kratzen, provoziert vor allem durch nächtlichen Juckreiz, wandern sie auf fäkal-oralem Weg zurück in den Körper. Die Madenwurminfektion zählt zu den häufigsten Parasitosen, v. a. bei Kindern. Als Ursachen gelten die schnelle Reifung der Eier, das Fehlen eines Zwischenwirtes und die Tatsache, dass zur Reifung der Eier kein längerer Aufenthalt außerhalb des Wirtes notwendig ist.

Spulwürmer werden über kontaminiertes Wasser oder Gemüse aufgenommen, die Eier über den Stuhl ausgeschieden und so die Larvenentwicklung ermöglicht. Die fäkal-oral wiederaufgenommenen Larven durchbohren die Darmwand und gelangen über die Blutbahn in die Leber und die Lunge. Dort werden sie hochgehustet, wieder verschluckt, um wieder als entwickelte Würmer mit einer Länge von bis zu 40 cm in den Darm zu gelangen. Eine abenteuerliche Reise durch den Körper von ca. 1,5 Milliarden (!) betroffenen Menschen. Ein massiver Befall führt zu Durchfall und Erbrechen.

Bandwürmer verwenden den Menschen als End- oder Zwischenwirt. Beim **Rinder- und Schweinebandwurm** erfolgt die Aufnahme der Larven durch den Genuss von rohem Fleisch. Die pathogene Wirkung der Bandwürmer ist gering, meistens handelt es sich um Nahrungskonkurrenten, welche eine Länge von bis zu 10 m erreichen können. Beim **Hundebandwurm** werden die Wurmeier des Hundekots über die Hundeschnauze fäkal-oral aufgenommen und Leber und Gehirn werden besiedelt. Die häufig befallenen Füchse dringen zunehmend als Nahrungsopportunisten in die Wohngebiete des Menschen ein. Die Aufnahme der Larven des **Fuchsbandwurms** erfolgt über kontaminierte Waldfrüchte und engen Kontakt mit streunenden Katzen. Diese *Echinokokkose* führt oftmals zu großen Leber- und Lungenzysten. Hunde- und Fuchsbandwurm, beides meldepflichtige Echinokokkosen in Österreich, kommen glücklicherweise sehr selten vor.

Die Diagnostik von Wurmbefall erfolgt über den mikroskopischen Nachweis von Würmern und Wurmeiern im Stuhl (bei Spulwürmern), den makroskopischen Nachweis von abgestoßenen Bandgliedern im Stuhl/ in der Toilette (bei Bandwürmern) oder mittels Analabklatsch (bei Madenwürmern). Mit der „Tixomethode" – larvenhältige Madenwurmeier bleiben auf einem durchsichtigen Klebestreifen haften, der auf den Anus geklebt wurde – erfolgt der anschließende mikroskopische Nachweis. **Die Therapie** erfolgt medikamentös („Entwurmung"). Bei Madenwürmern sollte auch die Unterwäsche und Bettwäsche häufig gewechselt und ausgekocht, die Toilette streng gereinigt und der Boden sauber gehalten und währenddessen Mundschutz getragen werden.

Echinokokkose

Synonym für Echinokokkeninfektion: perorale Infektion des Menschen durch Wurmeier von Hund und Fuchs

Die Prophylaxe von Wurmbefall liegt in der Durchführung einer korrekten Hände-, Körper- und Lebensmittelhygiene.

5.3   Protozoen

Nur wenige Arten von Protozoen sind für den Menschen pathogen, die meisten sind in den Tropen und Subtropen verbreitet.

Protozoen (Urtierchen) sind einzellige Lebewesen. Die meisten Vertreter vermehren sich ungeschlechtlich durch Zweiteilung. Protozoen manifestieren sich entweder im Blut, Gewebe oder Darm. Nur wenige Arten sind für den Menschen pathogen, die meisten sind in den Tropen und Subtropen verbreitet (siehe Tab. 6). 2010 wurden in Österreich 47 Malaria- und 14 Amöbenruhrerkrankungen registriert.

Tabelle 6

Humanmedizinisch relevante Protozoen

Protozoen	Übertragung	Infektionskrankheit beim Menschen
Trichomonas vaginalis	Kontakt (sexuell)	Trichomoniasis (Genitalinfektion)
Toxoplasma gondii	oral, diaplazentar	Toxoplasmose
Pneumocystis jiroveci	aerogen, Kontakt	Pneumonie
Plasmodien	Anophelesmücke	Malaria
Entamoeba histolytica	oral	Amöbenruhr (Durchfallerkrankung)
Leishmanien	Sandmücke	Leishmaniosen (Haut-/SH-Infektion)
Trypanosomen	Tsetsefliege Kot von Raubwanzen	Schlafkrankheit Chagas-Krankheit

Trichomoniasis
Dabei handelt es sich um eine sehr häufige, lästige, sonst weitgehend harmlose und gut behandelbare **Geschlechtskrankheit**. *Trichomonas vaginalis* kann auch indirekt, z. B. beim Schwimmen in freien Gewässern, übertragen werden, da auch außerhalb des Körpers überlebensfähig. Bei der Frau durch Juckreiz, Ausfluss und Schmerzen beim Urinieren und beim Mann meist nur durch Schmerzen beim Urinieren gekennzeichnet. Bei der Therapie ist eine Partnerbehandlung erforderlich.

Toxoplasmose
Der Durchseuchungsgrad mit *Toxoplasma gondii* dürfte bei uns sehr hoch sein, ernsthafte Erkrankungen werden aber selten beobachtet. Die Übertragung von **Tier auf Mensch** erfolgt über engen Kontakt mit Katzen und durch Verzehr von rohem Schweine-, Schaf- und Rindfleisch. Eine Infektion äußert sich bei Kindern und Erwachsenen meist *inapparent* oder in einer fieberhaften Lymphknotenschwellung. Bei sehr vielen Erwachsenen sind Antikörper nachweisbar, welche auf eine in der Kindheit durchgemachte Infektion hinweisen. Tritt die Erkrankung manifest auf, weist dies auf eine Immunschwäche hin. So gilt Toxoplasmose als eine typische Infektion in der Endphase und als Todesursache bei **AIDS**. Eine diaplazentare Erstinfektion während der **Schwangerschaft** kann zur Fehlgeburt oder Spätschäden an Gehirn und Augen führen. Der Antikörpertest ist in Österreich im Mutter-Kind-Pass vorgeschrieben.

inapparent

stummer, symptomloser Infektionsverlauf mit funktionierenden Abwehrmechanismen

Malaria

Malaria zählt zu den häufigsten und gefährlichsten Parasitosen des Menschen. Jährlich sterben ca. 2,5 Mio. Menschen weltweit. In Österreich findet keine Malariaübertragung statt, nur durch Reisetätigkeit ist die Einschleppung möglich. Die Übertragung in den Endemiegebieten erfolgt durch den Stich der **Anophelesmücke** vorwiegend während der Dämmerung und nachts. Die Plasmodien durchlaufen in der Mücke einen geschlechtlichen Vermehrungszyklus, im Menschen erfolgt eine ungeschlechtliche Teilung. Sie vermehren sich in den Leberzellen, dringen in die Erythrozyten ein und zerstören diese, was Durchblutungs- und Sauerstoffversorgungsstörungen zur Folge hat. Symptomatisch zeigen sich zunächst hohes Fieber (danach periodisches Fieber), Schüttelfrost, Kopf- und Gliederschmerzen. Malaria tritt in verschiedenen Formen auf, welche sich v. a. durch die Form der Fieberschübe unterscheiden. **Malaria tropica**, die gefährlichste Form, führt bei jedem/jeder zweiten EuropäerIn zum Tod. Zur *Expositionsprophylaxe* stehen Insektenschutzmittel, Moskitonetze und langärmelige Kleidung zur Verfügung. Zur *Chemoprophylaxe* stehen Stand-by- oder präventiv einzunehmende Medikamente zur Auswahl, welche nur die auftretenden Symptome, nicht die Infektion selbst verhindern und ausgeprägte Resistenzen aufweisen. Im Krankheitsfall ist eine intensivmedizinische Betreuung erforderlich.

Starb Tutenchamun an Malaria?

Der Malaria wird der Untergang des Römischen Reiches zugeschrieben. Nicht nur das: Der ägyptische Pharao Tutenchamun (siehe Abb. 10a) starb 1324 v. Chr. bereits im 19. Lebensjahr und war mit Plasmodium falciparum infiziert. Diese neuesten gentechnischen Untersuchungen gelten als der früheste Beleg für Malaria. Woran er starb, ist jedoch weiterhin umstritten …
(Hawass, 2010)

- ▶ **Ekto- und Endoparasiten**
- ▶ **Ungeziefer**
- ▶ **Flöhe**
- ▶ **Wanzen**
- ▶ **Läuse**
- ▶ **Scabies**
- ▶ **Würmer**
- ▶ **Protozoen**

Expositionsprophylaxe

Maßnahmen zur Verringerung der Infektionsgefahr durch die Umwelt

Chemoprophylaxe

Anwendung von Chemotherapeutika (meist Antibiotika) vor erfolgter Infektion

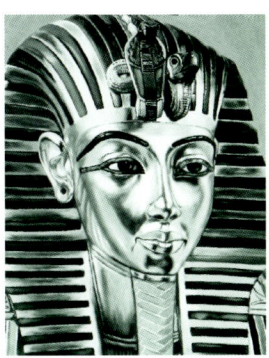

Abbildung 10a

Totenmaske von Tutenchamun

Zum Wiederholen

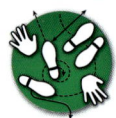

1. Welche Parasiten sind in Gesundheitseinrichtungen von Bedeutung und welche hygienischen Maßnahmen erfordert deren Auftreten?

2. Wie kann Wurmbefall diagnostiziert und behandelt werden?

3. Worin unterscheiden sich die durch Protozoen ausgelösten Infektionskrankheiten Toxoplasmose und Malaria?

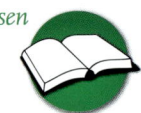

Adam, D., Doerr, H. W., Link, H. & Lode, H. (2004): Die Infektiologie. Berlin, Heidelberg: Springer Verlag.

Aspöck, H. (Hrsg.) (2010): Krank durch Arthropoden. Biologiezentrum der Oberösterreichischen Landesmuseen.

Mehlhorn, H. (2010): Ungeziefer im Krankenhaus und Pflegeheim. In: Krankenhaushygiene up2date, Nr. 5, S. 9–20.

Zentrum für Reisemedizin (o.J.): Malaria. In: http://www.reisemed.at/malaria.html [18.12.2011].

6   Mikroben für Krieg und Frieden –
oder nur rhetorisch kontaminiert?

Krieg oder Frieden? Das Naheverhältnis von Mikroben zur radikalisierten Sprache des Menschen ist offensichtlich – von Begriffen wie „Invasion", „Killer", „Feinde" bis zu Sabotage-Programmen für Computersysteme („Viren"). Im diesem Kapitel wird die Kriegsrhetorik unserer Sprache erörtert und es werden Eigenschaften von Mikroben, die für Kriegszwecke, aber auch zur Heilung geeignet sind, gegenübergestellt. Diese positiven und negativen mikrobiellen Charaktereigenschaften fließen im folgenden Kapitel in einen mikrobiologischen Gesamtüberblick ein.

6.1   Kontaminierte Sprache

Um Mikroben Gutes abzugewinnen, braucht es ein hohes Maß an Objektivität. Unsere Sprache ist jedoch geprägt vom Naheverhältnis von Mikroben zu Radikalität und Krieg.

Seit über 100 Jahren existiert ein Kriegsschauplatz mit dem **Ziel der Ausrottung** des Gegners ohne pazifistische Gegenstimmen – Krieg in unserem Körper gegen Mikroben. Gewinnen die Guten (Antikörper, Antibiotika, Chirurgie, Desinfektionsmittel), ist der Mensch gerettet. Gewinnen die Bösen (Killerbakterien, Viren, Schmarotzer, Blutsauger ...), ist der Mensch verloren. Eine weltumspannende Übereinstimmung hat sich breitgemacht, niemand will Mitleid fühlen, wenn die Pockenerreger als ausgerottet gelten, oder niemand will über die HIV-Erreger etwas Gutes sagen. Die Übertragung des **allgemeinen Sauberkeitswahns** auf die Reinheit eines Volkskörpers schuf Sprachbilder wie „Rassenhygiene". Dieses Sprachbild bietet zunächst dem Unterbewusstsein und später dem Bewusstsein die Rechtfertigung gleichen Vorgehens gegen „Killerviren", die dann unsere Mitmenschen sind. Kriegsspielzeug für Kinder gilt als gesellschaftliches Tabu, tötungsmetaphorische Sprache wird selbst von Qualitätsmedien unreflektiert eingesetzt. Neueste Forschungserkenntnisse, wonach 95% (!) unserer Gene von unseren Mitbewohnern, den Mikroben, stammen, zeigen die Kurzsichtigkeit einer kriegskontaminierten Sprache (Berger, 2009). Auch aus diesen Gründen wird in diesem Buch, soweit möglich und korrekt, der aus der englischen in die deutsche Sprache übertragene Begriff „Mikrobe" und nicht Erreger, Keim etc. verwendet.

6.2 Biologische Kampfstoffe

Die Strategie, biologische Kampfstoffe zur Kriegsführung einzusetzen, ist keine Errungenschaft des 21. Jahrhunderts. Im Altertum vergiftete man aus kriegstaktischen Gründen die Trinkbrunnen. Im Mittelalter schleuderte man Pestleichen über die Festungsmauern. Im 18. Jh. schenkten Engländer kanadischen Indianern mit Pocken verseuchte Decken, um sie aus den Siedlungsgebieten zu vertreiben. Im Ersten Weltkrieg waren biologische Waffen noch verpönt, danach startete die Rüstungsindustrie in vielen Ländern. Im Japanisch-Chinesischen Krieg der 1930er Jahre wurden Pesterreger eingesetzt. Die Nationalsozialisten gründeten 1943 die „Arbeitsgemeinschaft Blitzableiter", in der über einen möglichen Angriff auf britische Rinder spekuliert wurde. Hitler lehnte jedoch Biowaffen ab. Warum, gibt HistorikerInnen noch immer Rätsel auf. Ein Motiv mag in der Bakterienphobie Hitlers liegen. Keinerlei Skrupel zeigten die Nazis bei Impfstoffexperimenten mit Bakterien und Viren bei KZ-Häftlingen. Anfang 1945 planten britische Agenten, Hitler mit Anthrax-infiziertem Tee zu vergiften, da er den Tee immer mit Milch trank und man so dieses nicht merken würde. Dieser Plan kam jedoch nie zur Anwendung. Die USA stiegen als letzte Großmacht in die Biowaffenentwicklung ein. 1972 wurde die Internationale Biowaffenkonvention verabschiedet, weder Amerikaner noch Russen hielten sich jedoch daran. 1997 entwichen geringe Mengen von Anthraxsporen aus einem Labor in Jekaterinburg und töteten 60 Menschen. 2001 wurden per Post „Anthrax-Briefe" in den USA versendet.

Abbildung 10b
„Biohazard": internationales Symbol für biologische Gefährdung

Biowaffenangriff – Erstmaßnahmen
Ein von ExpertInnen prognostiziertes Szenario: Am wahrscheinlichsten würden Mikroben als Aerosole ausgebracht, auch eine Verseuchung von Lebensmitteln und Trinkwasser ist möglich. Am Beispiel „Milzbrand-Angriff" lassen sich die notwendigen Maßnahmen

wie folgt skizzieren: Zunächst ist an den **Selbstschutz**, bestehend aus Maske, Handschuhen und Schutzanzug, zu denken. Die Betroffenen werden von der **ABC-Spezialeinheit** so rasch als möglich aus dem kontaminierten Bereich in die **Dekontaminationszone** gebracht. Die kontaminierte Oberbekleidung wird sichergestellt und die kontaminierte Haut mit Seifenlösung gewaschen, vorsichtig abgebürstet und mit Wasser längere Zeit abgespült. Geschulte Einsatzkräfte (sofern verfügbar) sind auch für den Transport in das Behandlungszentrum verantwortlich. Sind viele Menschen betroffen, ist es zweckmäßig, vor den Krankenhäusern zusätzliche Dekontaminationsstellen einzurichten. Die geringe Kapazität von **Einzelzimmerisolierung** könnte sich als problematisch erweisen. Erkrankte und Krankheitsverdächtige sind zu isolieren, bis eine sichere Diagnose vorliegt. Dabei erfolgen alle Maßnahmen unter B-Waffen-tauglicher Schutzkleidung und Atemschutz. Exponierte und Kontaktpersonen erhalten, sofern verfügbar, eine postexpositionelle Chemoprophylaxe (geeignete Antibiotika oder Virustatika). Die Vorgehensweise ist in den Einsatzplänen der Sanitätsbehörde detailliert geregelt. Die **CDC** (siehe Kapitel 2.2) kategorisiert Erreger nach Verfügbarkeit, Ansteckungsgefahr, Letalitätsrate und Behandlungsmöglichkeit. Im Vordergrund steht dabei *„das dreckige Dutzend"* (siehe Tab. 7).

„das dreckige Dutzend"

Für terroristische und militärische Zwecke stehen rund 100 Mikroben zur Verfügung, zwölf davon – „das dreckige Dutzend" – werden als besonders gefährlich und „geeignet" eingestuft.

Kernaussage

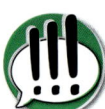

Unter Berücksichtigung von Verfügbarkeit, Ansteckungsgefahr, Letalitätsrate und Behandlungsmöglichkeit werden bestimmte Mikroben als für Biowaffen geeignet eingestuft (und produziert).

Bakterien	Viren	Toxine
Bacillus anthracis (Lungenmilzbrand)	Variolavirus (Pocken)	Clostridium-botulinum-Toxin (Botulismus)
Yersinia pestis (Lungenpest)	Venezolanische Pferdeenzephalitisviren (Enzephalitis)	Rizin (Rizin-Intoxikation)
Brucella species (Brucellosen)	Ebola-, Lassa- und Marburgviren (Hämorrhagische Fieber)	Staphylococcus-aureus-Enterotoxin B (SEB-Intoxikation)
Coxiella burnetii (Queenslandfieber)		
Francisella tularensis (Tularämie)		
Burkholderia mallei (Rotz/Melioidose)		

Tabelle 7: „Das dreckige Dutzend" der Biokampfstoffe und deren Erkrankungen

Im folgenden Abschnitt wird aus jeder Kategorie je eine Infektionskrankheit exemplarisch vorgestellt.

Anthrax *(Milzbrand)*

Das *Bacillus anthracis* ist ein grampositives, aerob lebendes, stäbchenförmiges, unempfindliches, sporenbildendes Bakterium (siehe Kapitel 7.2).Die häufigste Form ist der berufsbedingte Hautmilzbrand in der fleischverarbeitenden Industrie. Die Sporen können aber auch in Gefechtsköpfen gefüllt oder als Aerosol verteilt werden. Nach einer Modellrechnung lassen sich mit 50 kg 95.000 Menschen töten und 125.000 menschliche Erkrankungen auslösen. Die Übertragung erfolgt indirekt über den Verzehr von tierischen Produkten oder aerogen. Nach einigen Tagen manifestiert sich, abhängig von der Eintrittspforte, die Erkrankung.

Der **Hautmilzbrand** als häufigste Form führt zur Pustelbildung mit rasch einsetzender Nekrotisierung und Ödembildung. Unbehandelt führt dies zu einer Streuung im gesamten Organismus. Diese Form stellt für die Umgebung ein relativ geringes Risiko dar. **Lungenmilzbrand** führt innerhalb weniger Stunden zu einer fulminant auftretenden *hämorrhagischen* Pneumonie und in kürzester Zeit zum Tod. Dabei besteht ein hohes Infektionsrisiko für die Umgebung. **Darmmilzbrand** führt ohne Behandlung zu einer hämorrhagischen Enteritis und Peritonitis mit tödlichem Ausgang.

Die Chance, schwere Formen zu überleben, besteht in der frühzeitigen antibiotischen Therapie. Infizierte werden streng isoliert. Eine Besonderheit liegt in der Unempfindlichkeit der Sporen, welche ohne strenge Desinfektions- und Sterilisationsmaßnahmen auf Generationen hinaus infektiös bleiben. Ausnahmsweise sind hier eine Händewaschung und die Händedesinfektion hintereinander vorzunehmen (siehe Kapitel 17.4).

Pocken

Pocken gelten seit 1979 als weltweit ausgerottet. Der Mensch gilt als einziges Reservoir. Im Angriffsfall mit *Variolaviren* erfolgt die Übertragung indirekt über beispielsweise Kleidung oder aerogen. Im Laufe einer bis zwei Wochen breiten sich die Viren zunächst über das lymphatische System aus. Erst nach der hämatogenen Streuung entsteht das typische Bild mit zunächst flüssigkeitsgefüllten Bläschen bzw. Hautpusteln. Die hämorrhagische Form (Pneumonie) endet unbehandelt zu 100% tödlich. Mittlerweile gibt es wirksame Virustatika (siehe Kapitel 17.1). Offiziell wird in nur zwei Laboratorien (Atlanta und Novosibirsk) der einfach zu züchtende Impfstoff aus Pockenviren für „friedliche Zwecke" produziert. Österreich bevorratet Pockenimpfstoffe.

Botulismus

Das Ektotoxin des *Clostridium botulinum* gilt als eines der stärksten biologischen Gifte. Mit 50 g des Toxins lässt sich die tägliche Wassermenge von Berlin verseuchen. Die Übertragung erfolgt über Kontakt oder

Milzbrand

Die Bezeichnung Milzbrand stammt von der auslösenden akuten Entzündung der Milz bei pflanzenfressenden Haustieren.

hämorrhagisch

= mit einer Blutung einhergehend

aerogen. Die neurotoxische Wirkung führt zu Symptomen wie Sehstörungen, Schluckstörungen und schließlich zu einer absteigenden Lähmung des gesamten Körpers. Die Therapie besteht in einer intensivmedizinischen Behandlung und der Verabreichung des Antitoxins. Botulinum-Sporen überleben 6-stündiges Erhitzen über 100°C! Botulismus gilt eigentlich als Lebensmittelintoxikation (siehe Kapitel 20.2).

6.3   Parasitäre Biotherapeuten

Zu medizinischen Zwecken eingesetzt, erleben parasitär lebende Blutegel, Maden und Würmer derzeit eine Renaissance.

Der Gedanke an biologische Kampfstoffe ist ekelhaft, noch ekelhafter empfinden viele Menschen Maden oder Blutegel. Aber auch Blutegel zeigen Ekelgefühle gegenüber den Menschen: Körperlotions, Parfum etc. mögen sie gar nicht. Ist der Ekel überwunden, zeigen Parasiten, wie ihre erstaunlichen Fähigkeiten in der Medizin zum Wohle des Menschen nutzbar werden. Das ist historisch betrachtet nicht neu, allerdings wurde in den letzten Jahren wieder verstärkt der Versuch unternommen, deren heilende Wirkung zu nützen.

Medizinische Blutegel

Hirudo medicinalis, zu medizinischen Zwecken eingesetzt, erlebt derzeit eine Renaissance. Früher zum Aderlass, heute in der „Biochirurgie" und der Behandlung chronischer Erkrankungen. Der Blutegel beißt sich fest und injiziert gerinnungshemmendes Hirudin. Über den Speichel gibt er noch entzündungshemmende Substanzen und histaminähnliche Verbindungen, die gefäßerweiternd wirken, ab. Über Stunden saugt er Blut ab, danach sickert Blut über die Bisswunde nach. Verwendung finden Blutegel beispielsweise bei Hämatomen, Thrombose, Krampfadern, Arthrose oder Rheuma.

Madentherapie

Die **Larven der *Goldfliege Lucilia***, steril gezüchtete, lebende Fliegenmaden, erlangen in der Wundversorgung, insbesondere chronischer Wunden, zunehmend an Bedeutung. Sie verflüssigen und fressen ausschließlich nekrotisches Gewebe (gesundes Gewebe bleibt unberührt), schwemmen Mikroben aus, töten sie durch ihre sauren Verdauungssäfte und stimulieren die Wundheilung durch Abgabe von Allantoin, Ammoniak und Kalziumkarbonat. Die Maden krabbeln nicht frei in der Wunde, sie befinden sich in einem teebeutelähnlichen BioBag® (siehe Abb. 11). So profitiert der Mensch auch von Schädlingen (siehe Kapitel 5.1).

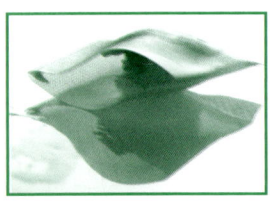

Abbildung 11
BioBag® – Verbandstoff enthält Fliegenmaden zur Wundreinigung

Würmer & Co

Derzeit ist es üblich, parasitäre Würmer medikamentös zu entwurmen. Demnächst umgekehrt? Im menschlichen Körper lebende parasitäre Würmer dämpfen die Reaktion des Immunsystems gegenüber allergischen Reaktionen und verhindern bei Kindern überhaupt die Allergieentstehung. Dies gilt als allgemein anerkannt und bewiesen. Eier des

Schweinepeitschenwurms bei Morbus Crohn und Colitis ulcerosa, bakterizide Wirkung von Propolis bei grampositiven Bakterien und dem Mycobakterium tuberkulosis, antimikrobielle Substanzen aus Termiten, antivirale Wirkung von Alloferon aus der blauen Schmeißfliege – bioaktive Substanzen rücken immer mehr ins Blickfeld der Forschung.

▶ **Kontaminierte/radikalisierte Sprache**

▶ **Geschichte der biologischen Kampfstoffe**

▶ **Erstmaßnahmen bei Biowaffenangriff**

▶ **„Das dreckige Dutzend"**

▶ **Medizinische Blutegel**

▶ **Madentherapie**

▶ **Schweinepeitschenwurm**

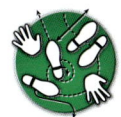

Zum Wiederholen

1. Listeriose und EHEC waren in den letzten zwei Jahren in Österreich in aller Munde (zumindest in der Presse). Recherchieren Sie diese Medienberichte und achten Sie dabei auf die den Mikroben zugeschriebenen Adjektive bzw. die verwendeten Metaphern. Können Sie darin eine Tendenz erkennen?

2. Welche Mikroben/Infektionskrankheiten werden als „das dreckige Dutzend" bezeichnet und warum fürchtet man sich vor diesen Infektionskrankheiten?

Zum Üben

Zum Nachlesen

Berger, S. (2009): Bakterien in Krieg und Frieden. Eine Geschichte der medizinischen Bakteriologie in Deutschland 1890–1933. Göttingen: Wallstein Verlag.

Blank, I. (2007): Wundversorgung und Verbandwechsel. 2., überarb. und erw. Auflage, Stuttgart: Kohlhammer.

Feenstra, O. (Hrsg.) (2008): Maßnahmen nach Terrorangriffen durch biologische Waffen. In: Steirischer Seuchenplan, 2. Auflage, S. 351–367, http://www.graz.at/cms/dokumente/1014164 1_3161111/37184c55/Steirischer%2520Seuchenplan%2520Up2 009_1WEB%5B1%5D.pdf [20.12.2011].

Fürsinn, G. (2001): Der Biologisch-chemische Katastrophenfall. Ein Handbuch für Einsatzkräfte. Wien, New York: Springer Verlag.

Langbein, K., Skalnik, Ch. & Smolek, I. (2002): Bioterror. Die gefährlichsten Waffen der Welt. Stuttgart, München: DVA.

II Mikrobiologie und Infektionslehre

7 Mikrobiologie
Mikroben sind fit, intelligent, flexibel und krisenfest?

Zusammen-fassung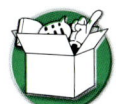

Dieses Kapitel verfolgt das Ziel, eine mikrobiologische Übersicht über die Welt der Mikroben zu erhalten. Verschiedene Einteilungsmöglichkeiten bieten die Chance, wissenschaftliche Erkenntnisse mehrdimensional zu betrachten. Die Gegenüberstellung von „Schlüsselqualifikationen" der Hauptvertreter aus der Mikrobiologie – Bakterien und Viren – vertieft das Verständnis für wesentliche menschliche Infektionskrankheiten und deren Prävention, Diagnose und Therapie.

Mikroben aus der Umgebung des Menschen stammen von Tieren, Pflanzen, Erde, Wasser, Nahrung und Atmosphäre. 1 ml Wasser enthält ca. 1 Mio. Bakterien und 10 Mio. Viren, in 1 g Erde sind mehr als 100 Mio. Bakterien enthalten und 1 ml Luft in unserer Atmosphäre beinhaltet verhältnismäßig geringe 1500 Bakterien. Vermutlich existieren etwa 500.000 Bakterienarten (2300 davon identifiziert) und 5000 Virusarten. Als Auslöser von Infektionskrankheiten kommen vermutlich etwa 1500 Mikroben in Frage. In diesem Feld existieren viele Vermutungen und offene Fragen: Die Fachrichtung Mikrobiologie lebt, wie die Mikroben selbst, ständig in Wechselbeziehung zu ihrer Umwelt – Stillstand nicht möglich. Dennoch hat sich in den letzten Jahrzehnten ein kaum verändertes Fundament etabliert, welches im folgenden Kapitel als Überblick dargestellt wird.

7.1 Einteilungen von Mikroorganismen

Kernaussage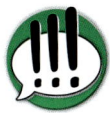

Die gebräuchlichste systematische Einteilung von Mikroorganismen erfolgt in:
- Bakterien
- Mykoplasmen
- Rickettsien
- Chlamydien
- Viren
- Pilze
- Protozoen
- Parasiten

Eine Einteilung der Mikroorganismen kann auch unter anderen Gesichtspunkten erfolgen: Nach deren **Stoffwechselabhängigkeit** (siehe Tab. 8), der **epidemiologischen Bedeutsamkeit** (siehe Tab. 9) oder nach ihrer **klinischen Relevanz/Häufigkeit** (siehe Tab. 10).

Tabelle 8

Einteilung von Mikroben nach deren Stoffwechselaktivität

Mikroben mit eigenem Stoffwechsel	Mikroben ohne eigenen Stoffwechsel
vermehren sich selbstständig und unabhängig in unbelebtem Milieu	vermehren sich nur in lebendem, fremdem Stoffwechsel von Wirten
mit zellulärer Struktur: Protozoen, Bakterien und Pilze	mit zellulärer Struktur: Rickettsien, Chlamydien
ohne zelluläre Struktur: Mykoplasmen	ohne zelluläre Struktur: Viren

Aktuell legt das RKI eine Klassifizierung nach Wichtigkeit vor, um Ressourcen für Prävention, Überwachung und Bekämpfung in Deutschland gezielter einsetzen zu können. Als Kriterien zur Priorisierung wurden u.a. deren Letalität, Inzidenz, Präventions- und Therapiemöglichkeit, Chronifizierung und Spätfolgen, Inanspruchnahme von Gesundheitsleistungen und Arbeits- und Schulausfall herangezogen.

Mikroben	Höchste Priorität	Hohe Priorität	Mittlere Priorität	Niedrige Priorität
Bakterien	Mycobact. tuberculosis	Acinetobacter spp.	Bacillus anthracis	Mycobact. leprae
Viren	Hepatits B- und C-Virus	Norovirus	Cytomegalievirus	Astrovirus
Pilze	–	Aspergillus spp.	Candida spp.	Fungi (andere)
Parasiten	–	Kopf- u. Kleiderlaus	Leishmania spp.	Bandwürmer

Tabelle 9

Einteilung der Mikroben nach ihrer epidemiologischen Bedeutsamkeit

In der klinischen Praxis ist die Mehrzahl der bei uns auftretenden Infektionskrankheiten auf andere Mikroben zurückzuführen. Aufgrund ihrer relativ einfachen Diagnostizier- und Therapierbarkeit ist die Notwendigkeit eines stationären Aufenthaltes meist nicht gegeben.

Tabelle 10

Klinisch relevante und häufig vorkommende Mikroben und ihre Infektionskrankheiten

Praxisrelevante Mikroben	Infektionskrankheiten
Streptococcus pyogenes	Scharlach, Erysipel, Tonsilitis, Otitis media, Sinusitis, Pneumonie, Wundinfektion u. v. m.
Staphylococcus aureus	Abszess, Furunkulose, Pneumonie
Hämophilus influenzae	Bronchitis, Sinusitis, Otitis media, Meningitis
Influenzaviren	Influenza, Tracheobronchitis, Pneumonie
Adenoviren	Infektionen der oberen Luftwege
Candida albicans	Mundsoor, genitale Candidose
Mycoplasma pneumoniae	Pharyngitis, Pneumonie

Mikroorganismen unterscheiden sich fundamental untereinander, andere zeigen große Ähnlichkeiten: **Mykoplasmen** sind bakterienähnlich, jedoch ohne Zellstruktur. **Rickettsien** und **Chlamydien** nehmen eine Mittelstellung zwischen Bakterien und Viren ein, besitzen eine Zellstruktur, aber keinen eigenen Stoffwechsel (siehe Kapitel 1.3 und 5.1). **Prionen** werden meist den Viren zugeordnet. Sie bestehen aus Proteinen ohne RNA und DNA, welche durch den Verzehr von Rückenmark/ Gehirn vorwiegend von Rindern, Instrumente bei neurochirurgischen Operationen und genetische Mutationen ohne Infektion übertragen werden. Sie gelten als Verursacher der Creutzfeldt-Jakob-Krankheit oder BSE. Die Eigenschaften von **Pilzen** wurden in Kapitel 4.2 und jene von **Protozoen** bzw. **Parasiten** in Kapitel 5 beschrieben. Im folgenden Abschnitt erfolgt eine nähere Betrachtung der mikrobiologischen Eigenschaften von **Bakterien** und **Viren**.

Kernaussage

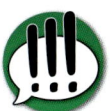

In Aufbau, Vermehrung, Lebensbedingungen und Einteilung von Bakterien und Viren werden jene Unterschiede sichtbar, welche für Diagnostik, Therapie und Prävention menschlicher Infektionskrankheiten von wesentlicher Bedeutung sind.

7.2 Bakterien

Aufbau
Bakterien sind einzellige, **eigenständige Lebewesen**, bis zu 5 Mikrometer groß und daher im Lichtmikroskop sichtbar. Sie besitzen keinen umhüllten Zellkern („Prokaryonten"), die genetische Erbinformationen werden, wie bei anderen höheren Lebewesen, in Form einer **DNA** im Zytoplasma gespeichert. Im **Zytoplasma** befinden sich auch Wasser, Proteine, Enzyme und Ribosomen. Die Zellwand dient dem Schutz vor äußeren Einflüssen und wirkt als Antigen. **Geißeln** dienen der Fortbewegung und arbeiten wie Schiffsschrauben mit bis zu mehreren tausend Umdrehungen pro Minute. Damit können die schnellsten Bakterien das bis zu 20-Fache ihrer Körperlänge pro Sekunde zurücklegen! (Siehe Abb. 12a)

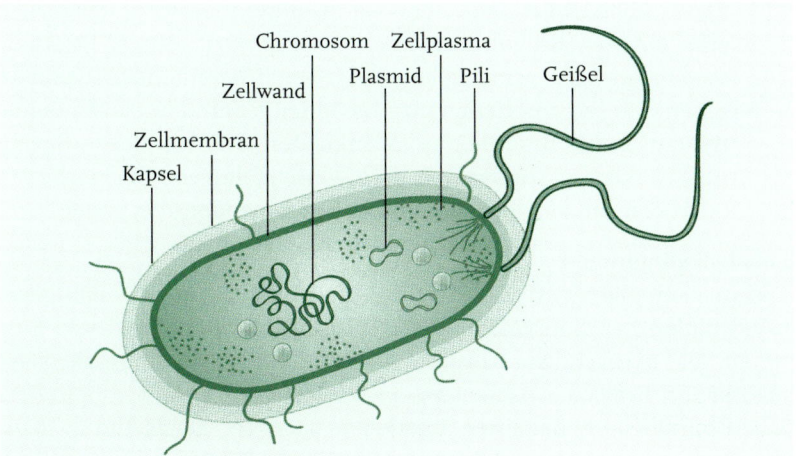

Abbildung 12a
Aufbau Bakterium

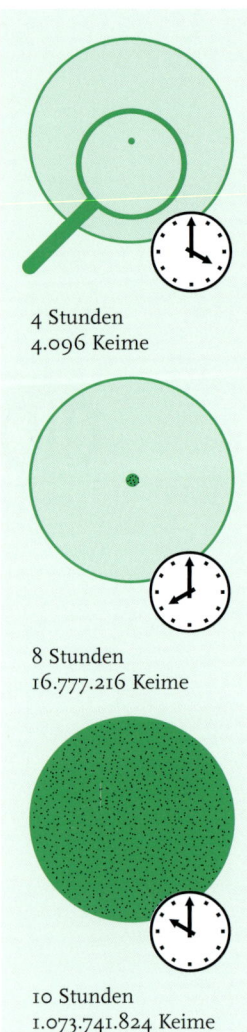

4 Stunden
4.096 Keime

8 Stunden
16.777.216 Keime

10 Stunden
1.073.741.824 Keime

Abbildung 12b

Vermehrungs-
geschwindigkeit:
theoretische Vermehrung
einer einzigen Bakterie
unter günstigen
Bedingungen

Je nach vorhandenen, genetisch bestimmten Eigenschaften sind Bakterien in der Lage, Infektionskrankheiten auszulösen (Virulenz):

▶ **Kapsel:** außerhalb der Zellwand gelegen, dient sie dem zusätzlichen Schutz.

▶ **Pili:** dienen der Anhaftung an die menschliche Zelle („Saugnapf").

▶ **Toxine:** werden in der Zellwand gespeichert und von lebenden Bakterien („Exotoxine") oder von zerfallenden, sterbenden Bakterien („Endotoxine") abgegeben.

▶ **Enzyme:** Bakterien produzieren Eiweißstoffe, welche wie beim Menschen der Aufspaltung der Nahrungsbestandteile und der Abwehr dienen (z. B. Proteasen, Koagulasen, Hämolysine u. a.).

▶ **Sporen:** gegen Umwelteinflüsse hochresistente, langlebige Dauerformen („bakterielle Konserve"); Clostridien gelten als sporenbildende Bakterienart.

▶ **Biofilm:** Viele Bakterien leben gemeinsam in einer „Schleimschicht", welche sie vor Umwelteinflüssen, auch vor Antibiotika, schützt.

Vermehrung

Bakterien vermehren sich asexuell durch **Querteilung** (siehe Abb. 12b). Durch die hohe Teilungsgeschwindigkeit können „fehlerhafte Kopierprozesse" rasch ausgeglichen und an neue Umwelterfordernissen angepasst werden. Die Generationszeit der Bakterien liegt zwischen 20 Minuten und 20 Tagen.

Für den genetischen Materialaustausch während der Teilung stehen zwei Möglichkeiten zur Verfügung:

▶ **Bakteriophagen** („bakterienbefallende Viren"): Wie bei anderen Viren bestehen Bakteriophagen aus Erbgut, welches sie beim Übertritt von einem zum nächsten Bakterium übertragen.

▶ **Plasmide** (DNS-Ringe): Manche Bakterien besitzen zusätzlich zum eigenen Erbgut auch noch separate DNS-Ringe. Plasmide sind in der Lage, verschiedene Bakterien untereinander auszutauschen. Dieser innerhalb einer Bakteriengeneration stattfindende Austausch hat für Infektionskrankheiten eine besondere Bedeutung: Bakterien können auf diese Weise pathogene Eigenschaften oder Resistenzen gegen Antibiotika aufeinander übertragen.

Lebensbedingungen

Die meisten Bakterien lieben **Dunkelheit, Wärme und Feuchtigkeit.** UV-Strahlen des Sonnenlichts gelten als natürlicher Feind von Bakterien. Die menschliche Körpertemperatur gilt als die optimale Temperatur. Im Bereich zwischen 25–40° C herrschen gute Bedingungen. Unempfindlichere Bakterien überleben auch bei Kühlschrank- bzw. Herdtemperaturen (siehe Kapitel 20.3). Viele Bakterien sind säuren- und laugenstabil, pH-Werte von 4–9 werden meist gut vertragen.

Einteilung

Bakterien werden nach physiologisch-biochemischen Merkmalen unterschieden:

▶ **Form:** Als die häufigsten Formen gelten die Kugelform (Kokken), Stäbchenform und Schraubenform. Die Form ist für die kulturell-mikroskopische Diagnostik im bakteriologischen Labor von Bedeutung.

▶ **Gram-Färbung:** Aufgrund unterschiedlicher Zellwandstrukturen lassen sich Bakterien im Labor blau (grampositiv) oder rot (gramnegativ) einfärben. Dies ist für die kulturell-mikroskopische Diagnostik im bakteriologischen Labor bedeutsam.

▶ **Sauerstofftoleranz:** Aerobier wachsen in Gegenwart von Luft an Oberflächen, weil sie Sauerstoff für Wachstum und Stoffwechsel benötigen. Fakultative Aerobier können sich auch bei Sauerstoffmangel vermehren, die meisten menschlichen Besiedler gehören dieser Gruppe an. Anaerobier sind generell nicht sauerstoffabhängig. Dies ist für die Probengewinnung von Bedeutung (siehe Kapitel 9.1).

Bakterien als Künstler (siehe Coverbild des Lehrbuches)
Die „Bacteriographie" ist eine Kunstrichtung mit höchstem Wissenschaftsanspruch. Erich Schopf sieht in seiner Bacteriographie eine Symbiose aus Kunst und Wissenschaft. [...] Die Kunst kann uns helfen, die sehr komplexen Anordnungen der Natur anschaulich zu machen, unsichtbare Dinge sichtbar zu machen, und ein besseres Verstehen so mancher Zusammenhänge zu erleichtern. [...] Das Gemälde wird regelrecht inszeniert und unter Berücksichtigung hierarchischer Prinzipien mit den richtigen Darstellern besetzt. [...] Die Bakterien vermehren sich nun Stunde für Stunde. Das Bild nimmt schrittweise Gestalt und Farbe an. Die Entwicklung ist im Regelfall nach zwei bis vier Tagen abgeschlossen. Anschließend wird das Bild konserviert. Dabei stirbt das Ensemble, die Farben bleiben in ihrer vollen Pracht erhalten.

(http://www.bacteriographie.com/presse_pressetext.php)

7.3   Viren

Aufbau
Viren sind **keine selbstständigen Organismen**, besitzen **keinen eigenen Stoffwechsel** und sind ca. zehnmal kleiner als Bakterien. Die Eiweißhülle umgibt die Nukleinsäure, welche ihre Erbinformation in **RNA oder DNA** trägt. Unter dem Elektronenmikroskop erscheinen Viren kugel-, quader- oder kristallförmig (siehe Abb. 13).

Vermehrung

Im Gegensatz zu Bakterien können sich Viren nicht selbstständig vermehren, sie sind auf lebende Zellen, auf einen Wirt, angewiesen. Die Einschleusung in die Wirtszelle funktioniert, weil die genetische Information des Virus und die der befallenen Wirtszelle in der gleichen „Sprache" geschrieben sind. Die Zelle liest die „Anweisungen" des Virus ab, viele neue Viren zu produzieren (**Adsorption-Penetration-Uncoating-Replikation**). Bei diesen „Kopierprozessen" passieren viele kleine Fehler, welche zu Mutationen führen. Nur ein kleiner Teil ist bei der Vermehrung erfolgreich, was jedoch genügt, damit sich auch Viren immer wieder perfekt an veränderte Umwelterfordernissen anpassen und neue Wirtszellen befallen können.

Lebensbedingungen

Viren gelten als strahlungsempfindlich, laugenstabil, pH-Werte unter 5 werden unterschiedlich gut vertragen. Die Hitzeempfindlichkeit ist vom Virusstamm abhängig. Bei Temperaturen nahe dem Gefrierpunkt bleiben viele Viren über Wochen infektiös, unter $-60\,°C$ sogar viele Jahre. Einige Viren sind auch durch Waschen oder Desinfizieren der Haut nicht zu entfernen. Übliche **Sterilisationsverfahren inaktivieren** alle klassischen Viren. Nur Prionen bereiten bei Desinfektion und Sterilisation Probleme.

Einteilung

Eine systematische, übersichtliche Einteilung von Viren ist aufgrund ihrer unterschiedlichsten Strukturen kaum möglich. Wissenschaftlich durchgesetzt haben sich die Unterteilungen in DNA- und RNA-Viren (siehe Abb. 14) oder nach deren Umhüllung.

- ▶ DNA- und RNA-Viren (siehe Aufbau)
- ▶ Umhüllte und nackte Viren: Umhüllte Viren sind komplex aufgebaut und von einer empfindlichen lipidhältigen Hülle umgeben (z. B. Influenza-A-Viren, HIV). Nackte Viren werden von einem Proteinmantel (Kapsid) umhüllt, welcher eine höhere Resistenz gegenüber chemischen und physikalischen Einflüssen aufweist. Die nackten Viren erfordern beispielsweise besonders leistungsstarke Desinfektionsmittel (z. B. Rotaviren, Noroviren).

Schmusen mit Folgen

Beim Schmusen mischen sich Körperflüssigkeiten, dabei werden auch zahlreiche Viren ausgetauscht. Im Vordergrund steht dabei die Gruppe der Herpesviren. Dazu zählen das Epstein-Barr-Virus („Kissing Disease"), Herpes simplex Typ 1 („Fieberblase") und das Zytomegalie-Virus. Als Schmuseregel ließe sich aufstellen: „Je älter, desto risikoärmer". Nun die positive Nachricht: durch Flüssigkeitsübertragungen beim Küssen wird das Immunsystem leicht stimuliert, Antikörper zu bilden!

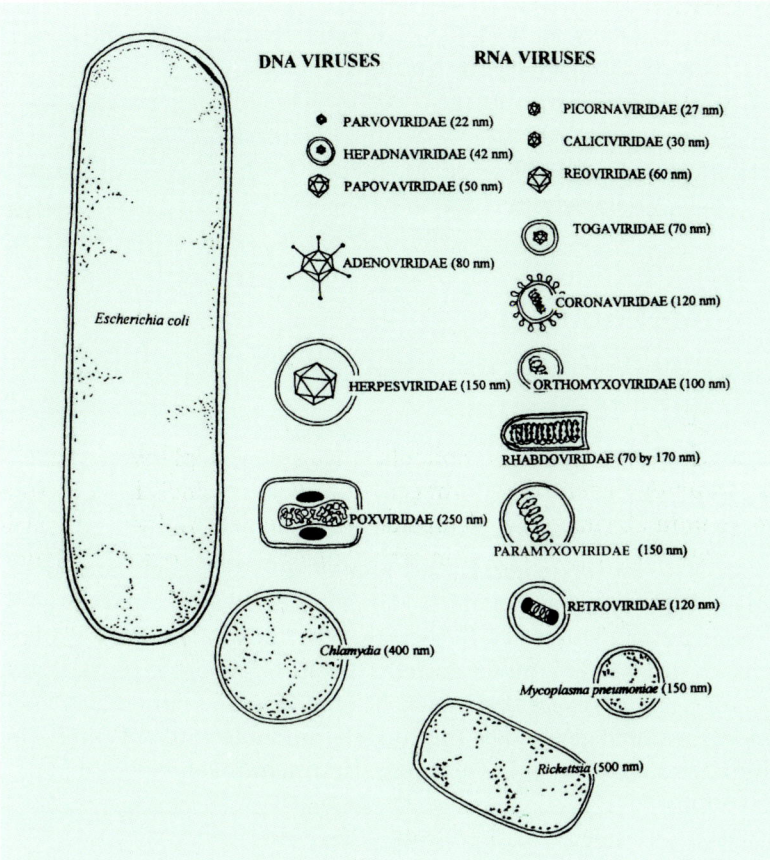

DNA VIRUSES   RNA VIRUSES

PARVOVIRIDAE (22 nm)   PICORNAVIRIDAE (27 nm)

HEPADNAVIRIDAE (42 nm)   CALICIVIRIDAE (30 nm)

PAPOVAVIRIDAE (50 nm)   REOVIRIDAE (60 nm)

                                TOGAVIRIDAE (70 nm)

ADENOVIRIDAE (80 nm)   CORONAVIRIDAE (120 nm)

Escherichia coli

HERPESVIRIDAE (150 nm)   ORTHOMYXOVIRIDAE (100 nm)

                          RHABDOVIRIDAE (70 by 170 nm)

POXVIRIDAE (250 nm)

                          PARAMYXOVIRIDAE (150 nm)

                          RETROVIRIDAE (120 nm)

Chlamydia (400 nm)

                          Mycoplasma pneumoniae (150 nm)

                          Rickettsia (500 nm)

Abbildung 13

DNA- und RNA-Viren im Größenvergleich zu Bakterien, Chlamydien und Rickettsien

▸ Einteilungsmöglichkeiten von Mikroorganismen

▸ Häufige menschliche Infektionskrankheiten und ihre Erreger

▸ Bakterien: Aufbau, Vermehrung, Lebensbedingungen und Einteilung

▸ Viren: Aufbau, Vermehrung, Lebensbedingungen und Einteilung

Zum Wiederholen

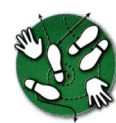

Zum Üben

1. Worin unterscheiden sich Mykoplasmen, Rickettsien, Chlamydien und Prionen zu Bakterien und Viren?

2. Welche Schlussfolgerungen lassen sich aus den unterschiedlichen mikrobiologischen Eigenschaften für Prävention, Diagnose und Therapie ziehen?

3. In Kapitel 6.2 wurden die Infektionskrankheiten Milzbrand, Pocken und Botulismus im Zusammenhang mit biologischen Kampfstoffen erläutert. Versuchen Sie, deren Erreger mikrobiologisch zuzuordnen und deren Eigenschaften darzustellen.

Zum Nachlesen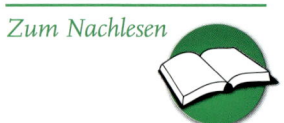

Adam, D., Doerr, H. W., Link, H. & Lode, H. (2004): Die Infektiologie. Berlin, Heidelberg: Springer Verlag.

Gladwin, M. & Trattler, B. (2011): Clinical Microbiology, made ridiculously simple. Edition 5, Miami: MedMaster.

Holtmann, H. & Bobkowski, M. (2008): Medizinische Mikrobiologie, Virologie und Hygiene. München: Urban & Fischer.

8 Infektiologie
Inokulum x Exposition : Virulenz = Infektion. Alles Mathematik?

Zusammenfassung

Dieses Kapitel ist den Grundlagen der Infektiologie gewidmet. Erklärungen wichtiger Begriffe der Infektionslehre ermöglichen es, Infektionsabläufe zu verstehen. Dieses Kapitel setzt sich auch mit der Fähigkeit des Körpers auseinander, Mikroben zu bekämpfen – komplexe Abwehrmechanismen des Körpers gegen Infektionen werden übersichtlich und prägnant dargestellt, Immunitätsvorgänge skizziert. Das immer kontrovers diskutierte Thema Impfen widmet sich auch den Vorbehalten gegenüber Impfungen, am Ende wird auf Impfempfehlungen für Personal in Gesundheitseinrichtungen eingegangen.

Infiziert bedeutet nicht krank!

Unter **Infektion** versteht man das Eindringen von Mikroorganismen in Makroorganismen (z. B. in den lebenden menschlichen Organismus) und deren Vermehrung. Der Organismus zeigt dabei eine Abwehrreaktion (z. B. Fieber bei Influenzaviren). Erst bei Vorliegen von Symptomen spricht man von einer Infektionskrankheit – d. h., die Schwelle von der Kolonisation zur Infektion wurde überschritten. Die Schwellenhöhe ist abhängig von der Infektionsdosis, der Disposition des Wirts und der Virulenz des Erregers. In einer mathematischen Formel gesprochen: Inokulum x Exposition : Virulenz = Infektion.

Wichtige Begriffe in der Infektiologie:

Inokulum: Infektionsdosis

Exposition: Ausgesetztsein des Körpers gegenüber Mikroben bzw. Umwelteinflüssen

Disposition: Anfälligkeit/Empfänglichkeit für die Ausbildung von Krankheiten

Kolonisation: Eindringen von Erregern OHNE Abwehrreaktion (z. B. Flora der äußeren Harnröhre)

Kontamination: Vorhandensein von Mikroben auf einer belebten oder unbelebten Oberfläche (z. B. Türgriff)

Kontagiosität: Ansteckungspotenzial (z. B. *Noroviren* höher als *Tuberkulosebakterien*)

Superinfektion: Unterschiedliche Mikroben werden hintereinander gefunden (z. B. bakterielle Pneumonie nach einer Influenza).

Mischinfektion: Zeitgleich werden mehrere verursachende Mikroben gefunden (z. B. Bronchitis).

Opportunistische Infektion: tritt bei stark abwehrgeschwächten Menschen als Folge auf die Immunschwäche auf (z. B. *Pneumocystis-carinii*-Pneumonie bei AIDS).

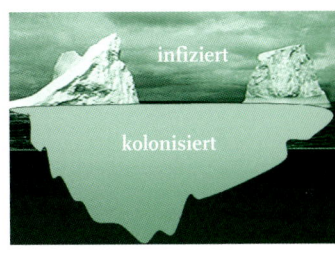

Abbildung 14
„Eisberg-Effekt"

8.1 Infektionskette

Um die Entstehung einer Infektion überhaupt zu ermöglichen, bedarf es eines „kettenhaften" Ablaufes, welcher im Folgenden als „Infektionskette" (siehe Abb. 15) bezeichnet wird: Findet beispielsweise eine Mikrobenübertragung statt, wird aber die richtige Eintrittspforte nicht erreicht, kann sich keine Infektion entwickeln.

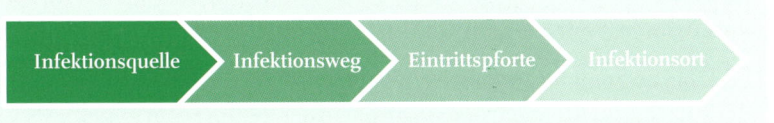

Abbildung 15
Infektionskette

Infektionsquellen
Als Infektionsquellen kommen kranke/infizierte **Menschen**, kranke/infizierte **Tiere**, die Umwelt bzw. unbelebte Gegenstände in Betracht. Bei kranken/infizierten Menschen gelten Ausscheidungen in Abhängigkeit der jeweiligen Infektion als infektiös. **Stuhl** gilt als Quelle für beispielsweise Salmonellose, Cholera oder Hepatitis A, **Sputum** als Quelle bei „Erkältungskrankheiten", Tuberkulose, Scharlach oder Masern, **Blut** als Quelle bei Hepatitis B/C und HIV, **Eiter** als Quelle für Staphylokokken- und Streptokokkeninfektionen und Gonorrhoe, **Hautschuppen** als Quelle für Mykosen. Auch das jeweilige Infektionsstadium, in dem sich die Infektionsquelle befindet, ist relevant. Es wird dabei unterschieden zwischen:

▸ **Inkubationsausscheider:** Die Infektiosität besteht bereits vor Krankheitsausbruch, z. B. Varizellen.

▸ **Keimträger:** Die Infektiosität besteht ständig, trotz scheinbarer Gesundheit, z. B. HIV.

▶ **Rekonvaleszenzausscheider:** Die Infektiosität besteht nur während der Erholungsphase, z. B. Milzbrand.

▶ **Dauerausscheider:** Die Infektiosität besteht noch länger als 3 Monate über die Gesundung hinausreichend, z. B. Salmonellose.

Bei **kranken/infizierten Tieren** gelten deren Ausscheidungen oder Kadaver als Quelle für beispielsweise Tollwut, Milzbrand oder Salmonellose. Die **Umwelt bzw. unbelebte Gegenstände** treten als Quelle auf, wenn Mikroben aus Erde, Wasser, Luft, Pflanzen, Nahrungsmitteln oder Gebrauchsgegenständen die Infektion auslösen. Beispielsweise gilt **Wasser/Eis** als Quelle für Hepatitis A oder bakterielle Darminfektionen, **Milch** als Quelle für Salmonellose oder Tuberkulose, **Gemüse** als Quelle für Wurmerkrankungen oder **in Dosen konservierte Lebensmittel** als Quelle für Botulismus (siehe Kapitel 20.2).

Infektionswege

Als Infektionswege kommen die endogene und die exogene Übertragung in Betracht. Infektionen mit einer **endogenen Übertragung** werden durch Mikroben ausgelöst, welche sich im Körper befinden. Diese können durch Verschleppung und/oder Streuung von einem Körperareal zum anderen gelangen, z. B. Colibakterien aus dem Darm in die Blutbahn oder vom Anus in die Harnröhre. Infektionen mit einer **exogenen Übertragung** werden durch Mikroben ausgelöst, welche aus der Umwelt in den Körper eindringen. Diese Mikroben können von Quellen stammen, welche oben als Infektionsquellen beschrieben wurden.

Die Übertragung kann dabei entweder direkt (von Mensch zu Mensch oder von Tier zu Mensch) oder indirekt (über Vektoren) erfolgen. Als **Vektoren der indirekten Übertragung** gelten beispielsweise Staub (Tuberkulose – ein Dank an den Asphalt unserer Straßen!), Erde (Tetanus – die obligate Einstiegsfrage, wenn Sie mit einer offenen Wunde zur ärztlichen Versorgung kommen: „Sind Sie tetanusgeimpft?") oder verunreinigte Instrumente (Hepatitis B/C – wie hygienisch arbeitet Ihr Tätowierer?). Die **direkte Übertragung** erfolgt über **Kontakt** oder **Luft** (aerogen). Als aerogen übertragbar gelten beispielsweise Influenza oder Tuberkulose, ermöglicht durch Sprechen, Husten oder Niesen (trotz Abständen bis zu 3 Metern).

Für **Kontaktinfektionen stehen folgende Infektionswege zur Verfügung:**

▶ **Fäkal-oral:** Durch mit Stuhl verunreinigte Hände, Gegenstände, Lebensmittel etc. werden Mikroben oral aufgenommen, z. B. Hepatitis A.

▶ **Parenteral:** Mikroben gelangen direkt durch Stich- oder Schnittverletzungen, Kanülen etc. in den Blutkreislauf, z. B. Hepatitis C.

▶ **Sexuell:** Mikroben gelangen durch Schleimhautverletzungen beim Geschlechtsverkehr in den Blutkreislauf, z. B. Hepatitis B.

▶ **Diaplazentar:** Mikroben werden während der Schwangerschaft über die Plazenta auf das Ungeborene übertragen, z. B. Röteln.

▶ **Perinatal:** Mikroben werden während des Geburtsvorganges durch Schleimhautverletzungen auf das Kind übertragen, z. B. HIV.

Eintrittspforten und Infektionsorte

Grundsätzlich kommen als Eintrittspforten **alle Körperöffnungen** und **Verletzungen** in Betracht. Der Infektionsort kann mit der Eintrittspforte ident sein **(= lokale Infektion).** In Abhängigkeit von Infektionsweg, Abwehrlage und Erreger kann sich auch eine **generalisierte Infektion** mit dem Befall bestimmter Organsysteme entwickeln (siehe Abb. 16).

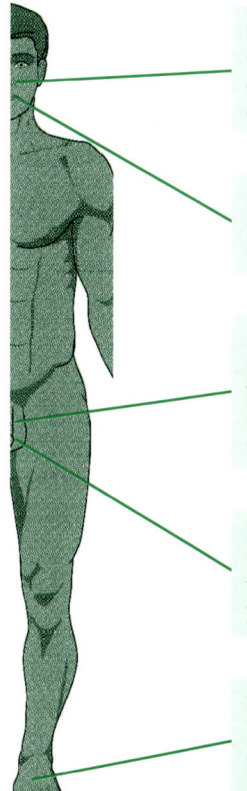

Eintrittspforte: Nasopharynx; **Infektionsort:** Respirationstrakt
Ursachen: aerogene Infektionen der Nasennebenhöhlen, des Rachens bis zu den Alveolen in der Lunge, bedingt auch durch Fremdkörper wie Tubus oder Magensonde

Eintrittspforte: Oropharynx; **Infektionsort:** Gastrointestinaltrakt
Ursachen: über Nahrungsmittel, Hände und verunreinigte Gegenstände, z. B. Campylobacteriose, Rotaviren

Eintrittspforte: Harnröhre; **Infektionsort:** Urogenitaltrakt
Ursachen: über Fremdkörper wie Harnkatheter, durch Verschleppung von Erregern aus dem Anus oder durch Überwucherung der normalen Flora, z. B. Harnwegsinfekt mit E. coli

Eintrittspforte: Penis/Vagina; **Infektionsort:** Genitaltrakt
Ursachen: Kontaktinfektionen per Geschlechtsverkehr, Verletzungen oder Operationen, z. B. Gonorrhoe, Genitalherpes, genitale Candidose

Eintrittspforte: Haut/Schleimhaut; **Infektionsort:** Haut/SH
Ursachen: über Talg- oder Schweißdrüsen, Verletzungen oder Insektenstiche; es können unterschiedliche Hautschichten betroffen sein, z. B. Erysipel, Abszess, Furunkel

Abbildung 16

Eintrittspforten und Infektionsorte

Beim gesunden Menschen können nur pathogene Mikroben eine Infektion auslösen. Sind die Abwehrkräfte eines Menschen geschwächt, können auch Mikroben aus der physiologischen Flora zu einer Infektion führen. In diesem Fall werden die Mikroben als „fakultativ pathogen" bezeichnet.

8.2   Exkurs: Pflegediagnose 70011: Infektion, Risiko

Pflegediagnosen

Beschreibungen konkreter pflegerischer Einschätzungen von menschlichen gesund-heitsbezogenen Verhaltens- und Reaktionsweisen

Infektion, Risiko

Pflegephänomen, bei dem ein Mensch einem Infektions-risiko ausgesetzt ist

Abwehrschwäche bedeutet Infektionsgefahr!

Anhand der *Pflegediagnose Infektion, Risiko* werden Risikofaktoren für eine Infektion, Möglichkeiten, wie Infektionsgefährdete ihr Risiko selbst reduzieren können, die Zielsetzung und eine beispielhafte Auf-zählung von möglichen Präventionsmaßnahmen aus der **Perspektive von Pflegenden angeführt.**

Risikofaktoren:

- ▶ Hohes oder geringes Alter (Säuglinge, multimorbide, ältere Men-schen)
- ▶ Invasive Eingriffe (postoperative Situation, v. a. Transplantationen)
- ▶ Invasive Maßnahmen (z. B. Blasenkatheter, Intubation)
- ▶ Trauma, Gewebeschäden
- ▶ Beeinträchtigter Allgemeinzustand (z. B. Krebserkrankungen)
- ▶ Beeinträchtigter Ernährungszustand
- ▶ Ungenügende Abwehrmechanismen (z. B. chronische Grund-krankheiten, z. B. Diabetes mellitus)
- ▶ Pharmazeutische Wirkstoffe (z. B. Antibiotika, Immunsuppressiva, Protonenpumpenhemmer)
- ▶ Lebenswandel (z. B. Alkohol- und Drogenabusus)

Ressourcen:

- ▶ Die Ressourcen eines Menschen können körperlich-funktioneller (z. B. kann ausreichend Nahrung zu sich nehmen, seine Haut pflegen), psychischer (z. B. akzeptiert notwendige Schutzmaß-nahmen) und sozialer (z. B. Bezugspersonen unterstützen einen Menschen) Art sein.

Übergeordnetes Ziel:

- ▶ Infektfreier Zustand

Maßnahmen:

- ▶ Ermitteln, Vermindern und Beheben der bestehenden Risikofak-toren (Beispiele in Gesundheitseinrichtungen: Händehygiene, Achten auf aseptische Techniken, sterile Verhältnisse, Wundrei-nigung nach anerkannten Standards, Entnahme von Material für bakteriologische Untersuchungen, Achten auf notwendi-ge Schutzkleidungen, Schaffen eines mikrobenarmen Milieus, Überwachen der medikamentösen Therapie, für eine adäquate Flüssigkeits- und Nahrungszufuhr sorgen, Achten auf Frühsymp-tome einer Infektion
- ▶ Fördern der Kommunikation, Beziehung und Wohlbefinden (z. B. informieren, beraten, schulen, anleiten: in Bezug auf erforderli-che Maßnahmen wie präventive Atemübungen, Impfkampagnen, Hilfsmitteleinsatz und Verhinderung der Infektionsausbreitung)

8.3   Infektionsverläufe

Infektionen können in ganz unterschiedlichen Verlaufsformen auftreten:

- ▶ **inapparent** (= stumm, Abwehrmechanismen funktionieren),
- ▶ **latent** (= verborgen, unterdrückt; aufgrund eines „Gleichgewichtszustandes" zwischen Mikroben und Abwehrmechanismen) und
- ▶ **manifest** (= sichtbar, erkennbar; Mikroben überfordern die Abwehrmechanismen).

Eine Infektion kann **lokal begrenzt bleiben** (z. B. Abszess) oder sich über Blut- und Lymphbahn im gesamten Körper ausbreiten (**generalisierte Infektion, Bakteriämie**). Entwickeln sich aus einer Bakteriämie generalisierte Symptome (z. B. Fieber), spricht man von einer **Sepsis.** Der zeitliche Verlauf wird in **akut, chronisch und rezidivierend** untergliedert.

In der **Ansteckungsphase** dringen Mikroben in den Körper ein und vermehren sich anschließend. Das Mikrobenwachstum führt nach der **Inkubationszeit** (Zeitspanne zwischen Ansteckung und Ausbruch der Symptome) zur **Erkrankungsphase.** Ausmaß, Dauer und weiterer Verlauf sind abhängig von der Virulenz, den Abwehrmechanismen und der Wirksamkeit der Therapie (siehe Abb. 17). Gelingt es in der Erholungsphase nicht, die Mikroben zu eliminieren, besteht die Möglichkeit einer Dauerausscheidung, eines chronischen Verlaufes (Keimträger) oder die Gefahr eines rezidivierenden Verlaufes („Wiederaufflackern").

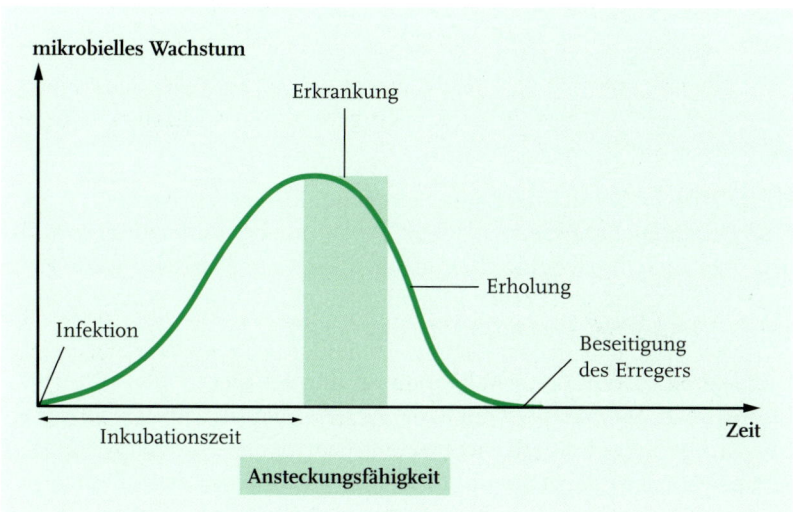

Abbildung 17
Akuter, manifester
Infektionsverlauf

Für den weiteren Infektionsverlauf ist zunächst die Qualität der körpereigenen Abwehrmechanismen maßgeblich.

8.4 Abwehrmechanismen gegen Infektionen

Die wichtigste Fähigkeit der körpereigenen Immunabwehr besteht in der Unterscheidung zwischen **„selbst"**, **„fremd"**, **„fremd-harmlos"** und **„fremd-gefährlich"** (das gilt nicht für das zu verdauende Wiener Schnitzel). Der Körper versucht, die als fremd erkannten eingedrungenen Mikroben unschädlich zu machen. Etwa 90% aller Infektionen können durch angeborene Mechanismen erfolgreich bekämpft werden. Der folgende Abschnitt bietet einen Überblick über sehr komplexe immunologische Vorgänge (siehe auch Abb. 18).

Abbildung 18

Hierarchische Struktur körpereigener Abwehrmechanismen

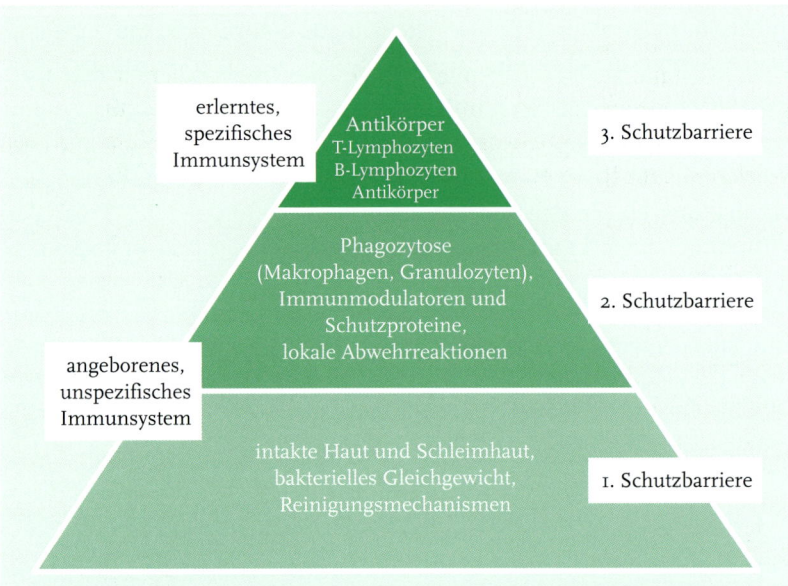

Unspezifische Schutzmechanismen an der Körperoberfläche
Eine Durchbrechung der Barriere Haut ist nur bei Verletzungen, Wunden, aber auch durch Schweiß- und Talgdrüsen möglich. Die intakte Haut bietet einen 100%igen Schutz gegenüber Eindringlingen. Mittels Tränen, Urin oder Speichel werden eingedrungene Mikroben weggespült.

Unspezifische Schutzmechanismen im Körperinneren
Im Respirationstrakt fängt der Schleim Mikroben auf, mittels Flimmerbewegungen der Epithelzellen werden sie wieder zurücktransportiert und per Hustenreflex oder durch Räuspern aus dem Körper „entsorgt". Das saure Milieu der Vaginalschleimhaut wirkt bakteriostatisch, in den Harnwegen sorgt der Harnfluss für eine mechanische Reinigung.

Bakterielles Gleichgewicht
Durch das Gleichgewicht zwischen apathogenen und pathogenen Mikroben wird die Vermehrung von pathogenen Mikroben verhindert (siehe Kapitel 4.1).

Phagozytose

Der wichtigste Schutz des Körpers besteht in der Aktivität von Phagozyten (Fresszellen). Diese werden in zwei Gruppen eingeteilt: Makrophagen und Granulozyten – beide haben die Aufgabe, Mikroben zu zerstören.

Phagozytose kann durch nichts ersetzt werden!

Immunmodulatoren und Schutzproteine

Als Immunmodulatoren werden körpereigene Mediatoren bezeichnet, die bei der Aktivierung des Immunsystems freigesetzt werden, um bei der Regulation von Abwehrmechanismen mitzuwirken(Zytokine oder „Botenstoffe"). Beispielsweise schützen Interferone noch nicht befallene Körperzellen vor dem Eindringen von Viren. Interleukine dienen als Kommunikationssignal für die unterschiedlichsten Leukozyten untereinander, vergleichbar mit einer Straßenverkehrsampel. Erwähnenswert sind auch Interferone, welche von virusbefallenen Zellen abgegeben werden, um nichtinfizierte Nachbarzellen zu schützen. Eine weitere Variante von Schutzproteinen vermehrt sich im Blutserum beispielsweise im Rahmen einer drohenden Infektion: z. B. CRP.

CRP

= C-reaktives Protein; bezeichnet ein Akutphasenprotein, welches Mikroben umhüllt und so die Phagozytose erleichtert; im Blut nachweisbar; Teil der routinemäßigen Infektionsdiagnostik

Entzündliche Gewebsreaktionen

Der Eintritt von Mikroben in steriles Gewebe löst Entzündungsreaktionen aus mit dem Ziel, diese zu beseitigen (z. B. Kniegelenksentzündung nach einer Punktion).

Spezifische immunologische Abwehrmechanismen

Die spezifische Abwehr besteht aus zwei Komponenten: der zellulären Abwehr, getragen von T-Lymphozyten, und der humoralen Abwehr, getragen von B-Lymphozyten.

T-Lymphozyten werden nach ihrer Funktion unterteilt in zytotoxische Zellen, Helferzellen und Suppressorzellen. Die Suppressorzellen unterdrücken eine überschießende Immunreaktion des Körpers. Helferzellen unterstützen bei der Aktivierung von B-Zellen und Killerzellen und setzen die Produktion von Interleukinen frei. Zytotoxische Zellen töten virusinfizierte Zellen und Tumorzellen ab. Des Weiteren werden auch sogenannte „Gedächtniszellen" produziert.

B-Lymphozyten zirkulieren nur zu einem geringen Grad im Körper. Bei Bedarf verwandeln sie sich in Plasmazellen, welche *Antikörper* produzieren. Jede Zelle kann nur einen Antikörpertypus bilden, daher gibt es viele verschiedene Immunglobuline. Die wichtigsten Antikörper sind: IgM = Frühantikörper (werden innerhalb weniger Tage gebildet), IgG = Spätantikörper (werden nach einigen Wochen produziert), IgA zum Schutz von Schleimhäuten, IgE bei allergischen Reaktionen, IgD bei Autoimmunerkrankungen. Einige der B-Lymphozyten produzieren keine Antikörper, sondern B-Gedächtniszellen. Folgt einer durchgemachten Infektion eine neuerliche Infektion mit demselben Erreger, führt dies zu einer beschleunigten Antikörperproduktion.

Antikörper

Eiweißkörper, auch Immunglobuline genannt

8.5 Immunisierung

Dem Körper stehen verschiedene Möglichkeiten zur Erreichung einer Immunität zur Verfügung (siehe Abb. 19). Unter Immunität wird der Schutzzustand des Körpers gegenüber bestimmten Infektionskrankheiten durch das Vorhandensein spezifischer Antikörper verstanden.

Franz Kafka (1883–1924), österreichischer Schriftsteller bürgerlich-jüdischer Abstammung: 1917 wurde bei Kafka Tuberkulose diagnostiziert, jedoch nicht ernsthaft behandelt. Warum? Einerseits verließ man sich auf das von Robert Koch entdeckte „Wundermedikament" Tuberkulin, andererseits glaubte man an die Immunität der Juden gegen TBC. Woher dieser Irrglaube? Juden waren nur so lange geschützt, wie es ihnen gutging und sie sich gut ernährten. Die jüdische Bevölkerung war in bestimmten Regionen einfach wohlhabender und erkrankte seltener an TBC. Ihr TBC-Schutz war also nicht physiologischer oder gar genetischer, sondern allein ökonomischer Natur. 1924 starb Kafka an Kehlkopf-TBC ... (Zittlau, 2009)

Abbildung 19

Varianten zur Erreichung von Immunität

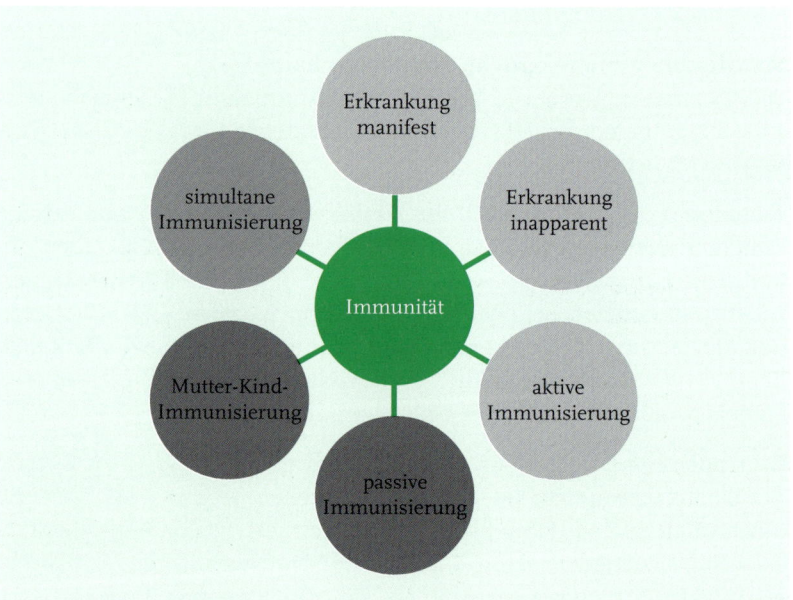

Viele Wege führen zur Immunität!

Aktive Immunisierung
Antikörper (= AK) werden vom Organismus selbst gebildet – entweder als Folge einer **manifesten oder inapparenten Infektionskrankheit** oder **nach einer Impfung** mit einem Lebend-, Tot- oder Toxoidimpfstoff (siehe Kapitel 8.6). Als Vorteil muss dabei die langanhaltende Wirkungsdauer (meist Jahre) gesehen werden, als Nachteil der verzögerte Wirkungseintritt nach ca. 1–2 Wochen (siehe Abb. 19 – hellgraue Felder).

Passive Immunisierung
Antikörper werden von außen zugeführt, der Organismus benötigt keine selbstständige AK-Produktion. Diese „fertigen Antikörper" (hergestellt aus menschlichen und tierischen Seren) können entweder durch die Muttermilch von der Mutter auf das Neugeborene als auch über Passivimpfstoffe zugeführt werden. Als Vorteil muss dabei der sofortige Wirkungseintritt gesehen werden, als Nachteil die kurze Wirkungsdauer für ca. 4 Wochen (siehe Abb. 19 – dunkelgraue Felder).

Simultane Immunisierung
Dabei werden gleichzeitig eine aktive und eine passive Impfung verabreicht (z. B. Tetanusimpfung bei Erstversorgung nach einer Verletzung). Dies hat einen raschen Wirkungseintritt mit einer langanhaltenden Wirkungsdauer zur Folge (siehe Abb. 19 – mittelgraues Feld).

8.6 Infektionsschutz durch Impfungen

Vor 150 Jahren starb jedes zweite Kind an einer Infektionskrankheit, noch bevor es seinen 10. Geburtstag feierte. Impfungen haben dazu beigetragen, dass dies heute als unvorstellbar gilt. Als Resultat dieses Erfolgs kann eine gewisse Impfmüdigkeit der Bevölkerung konstatiert werden. So konnten in den letzten Jahren epidemieartige Ausbrüche von mittlerweile als „harmlos" bezeichneten Infektionskrankheiten verzeichnet werden. Dabei müssen folgende Fakten berücksichtigt werden:

- **Infektionskrankheiten** sind nicht ausgelöscht, sondern nur durch Hygienemaßnahmen, bessere Therapiemöglichkeiten und Schutzimpfungen zurückgedrängt.
- **Die Anzahl der impfgeschützten Personen nimmt ab.**
- **Kinderkrankheiten im Erwachsenenalter** zeigen wesentlich schwerere Verläufe mit höheren Komplikationsraten.
- Der **„Import von Infektionskrankheiten"** steigt durch vermehrte Auslandskontakte.

Österreichischer Impfplan
Im Impfplan enthaltene Schutzimpfungen führen im Regelfall zum Schutz des Geimpften. Zudem können auch Infektionskrankheiten, welche nur von Mensch zu Mensch übertragen werden (z. B. Poliomyelitis, Hepatitis B), bei einer anhaltend hohen Durchimpfungsrate der Bevölkerung eliminiert werden. So benötigt beispielsweise Masern eine Durchimpfungsrate von mindestens 95% in der österreichischen Bevölkerung, um den „masernfreien" Status beizubehalten. Insofern profitieren auch die Ungeimpften vom Impfplan. Herausgegeben wird der österreichische Impfplan vom Obersten Sanitätsrat, einem beratenden Gremium des Gesundheitsministeriums. Es erfolgt eine jährliche Aktualisierung. Darin enthaltene Impfungen haben einen Empfehlungscharakter, da es in Österreich keine Pflichtimpfungen gibt (Ausnahme: berufsbedingte

Impfungen). Den Impfungen im Impfkalender bis zum 15. Lebensjahr folgen meist Impfempfehlungen für das höhere Alter. Dazwischen tut sich meist eine Impflücke auf, welche sich zu einer dauerhaften Schwachstelle entwickeln könnte. Die Empfehlungen für Erwachsene haben eine besondere Bedeutung, weil die Reaktionsfähigkeit des Immunsystems im Alter abnimmt (geringere Antikörperproduktion) und mit zunehmendem Alter Infektionen oft einen schwereren Verlauf nehmen.

Impfstoffe

Grundsätzlich kommen unterschiedliche Impfstoffe zum Einsatz, wobei vorrangig Lebend- und Totimpfstoffe verwendet werden.

▶ **Lebendimpfstoffe** bestehen aus ungefährlich gemachten, abgeschwächten, lebenden, aber vermehrungsfähigen Mikroben, daher sind meist nur zwei Impfdosen erforderlich, z. B. Dreifachimpfstoff gegen Masern/Mumps/Röteln.

▶ **Totimpfstoffe** bestehen aus ganzen, abgetöteten Mikroben. Um eine ausreichende Anzahl von Antikörpern aufzubauen, müssen regelmäßige Auffrischungsimpfungen durchgeführt werden („Boosterimpfung") oder es sind Adjuvanzien (Impfverstärker) beigemischt, z. B. Hepatitis A/B, FSME. Der Grippeimpfstoff besteht meist aus einem Mix von Influenzaviren, welche aufgrund von Forschungserkenntnissen auf der anderen Welthemisphäre (Grippesaison beginnt einige Monate früher) identifiziert wurden.

▶ **Toxoidimpfstoffe** sind vergleichbar mit Totimpfstoffen, mit dem Unterschied, dass hier Toxine von Mikroben mittels Formaldehyd, Phenole oder Wärme inaktiviert und als Impfstoff verwendet werden, z. B. Diphterie/Tetanus.

▶ **Kombinationsimpfstoffe** bestehen aus Lebend-, Tot- oder Toxoidimpfstoffen. Der Vorteil liegt nicht nur in der Notwendigkeit weniger Impftermine, sondern auch in der geringeren Zufuhr von Begleitstoffen (Konservierungsmitteln, Adjuvanzien) und der besseren Kontrolle der Lagerung. Der Nachteil liegt in einer eventuell schwächeren Antikörperproduktion bestimmter Einzelkomponenten. Ein Beispiel eines verfügbaren Kombinationsimpfstoffes ist der Sechsfachimpfstoff gegen Diphtherie, Pertussis, Tetanus, Poliomyelitis, Haemophilus influenzae B, Hepatitis B.

Impfreaktionen

„Wenn behauptet wird, dass eine Substanz keine Nebenwirkungen hat, so besteht der dringende Verdacht, dass sie auch keine Hauptwirkung besitzt."
(http://www.reisemed.at/impfreaktion.html)

Die Frage „Impfen? – pro und contra" entzweit unsere Gesellschaft. Impfstoffe gelten als biogene Arzneimittel und unterliegen somit demselben strengen Arzneimittelgesetz wie alle anderen Medikamente.

Daher muss zunächst die **Impfreaktion** von einer **Impfkomplikation** und **Impfkrankheit** unterschieden werden. Unter einer Impfreaktion (z. B. Lokalreaktion) versteht man harmlose Beschwerden im Rahmen einer Immunantwort. Als Impfkrankheit gilt das Auftreten jener Erkrankung, gegen die man geimpft hat (z. B. Impfmasern). Impfkomplikationen dagegen (z. B. Multiple Sklerose oder Guillain-Barré-Syndrom) sind vorübergehend therapiebedürftig bzw. führen zu bleibenden Schäden.

Die WHO unterscheidet vier Kategorien von Erkrankungen nach Impfungen:

- ▶ **Durch Impfungen verursachte unerwünschte Reaktionen** (z. B. auf eine Masernimpfung folgt eine Erkrankung an Impfmasern)
- ▶ **Durch die Impfung ausgelöste unerwünschte Reaktionen** (z. B. nach einer Keuchhustenimpfung entwickelt sich hohes Fieber, worauf ein epileptischer Anfall folgt)
- ▶ **Erkrankungen durch fehlerhafte Produktion, Dosierung oder Anwendung eines Impfstoffes** (z. B. wird der Tuberkuloseimpfstoff nicht in die oberste Hautschichten appliziert, sondern tiefer, es entstehen Lymphknotenschwellungen und Lymphknotenabszesse)
- ▶ **Erkrankungen, die rein zufällig mit der Impfung zusammentreffen und dieser irrtümlich ursächlich zugeschrieben werden** (z. B. Enzephalitis); diese Fälle sind oft sehr umstritten

Bei auftretenden Impfreaktionen ist die Art des verwendeten Impfstoffes wesentlich:

- ▶ **Lebendimpfstoffe** produzieren Symptome, die sehr oft den Symptomen der Erkrankung entsprechen, wenn auch natürlich nur in sehr stark abgeschwächter Form (z. B. Masern). Selten, aber doch können lebende Mikroben durch erneute Mutation wieder pathogen wirksam werden.
- ▶ **Totimpfstoffe** lösen vor allem an der Injektionsstelle Reaktionen aus. Ist diese Reaktion sehr ausgeprägt, so treten gelegentlich auch allgemeine Krankheitssymptome wie Fieber, Abgeschlagenheit oder Müdigkeit auf. Diese Reaktionen können auch auf Hilfsstoffe zurückzuführen sein (z. B. FSME).
- ▶ **Impfstoff-Hilfsstoffe und/oder Rückstände aus der Produktion** führen zu allergischen Reaktionen (z. B. Restbestandteile aus dem Hühnereiweiß oder Konservierungsmittel).

Impfungen der Zukunft?

Aus der Logik unseres „klinisch reinen Lebens" (sauberes Wasser, sauberes Essen, saubere Wohnumgebung, gereinigte Impfstoffe etc.) folgt auch eine zunehmende **Unterforderung unseres Immunsystems**. Die sogenannte „Hygienehypothese" wird zunehmend als plausibelste Erklärung für die Allergieentstehung akzeptiert, wie auch die mittlerweile gute Datenlage zum *„Kuhstalleffekt"*. WissenschafterInnen arbeiten derzeit bereits an der Entwicklung sogenannter „SchMutzimpfungen", also einer kontrollierten Belastung des Immunsystems mit Schmutz bzw. mit Endotoxinen von Mikroben, welche durch den zivilisatorischen Fortschritt verloren gegangen sind.

„Kuhstalleffekt"

Kinder mit ständigem Kontakt zu Kühen im Stall tragen ein deutlich geringeres Asthmarisiko.

8.7   Exkurs: Impfungen für Personal in Gesundheitseinrichtungen

Das Personal in Krankenhäusern und anderen Gesundheitseinrichtungen, welches Kontakt zu PatientInnen oder mit infektiösem Material hat, sollte zum eigenen Schutz und zum Schutz der betreuten Personen nachweislich und ausreichend vor den durch Impfung vermeidbaren Erkrankungen geschützt sein (siehe Tab. 11).

Tabelle 11

Impfempfehlungen für Personal mit PatientInnenkontakt

Routinemäßiger Schutz (wie allgemein empfohlen)	Zusätzlicher Schutz für Personal in Gesundheitseinrichtungen
Diphterie, Keuchhusten, Poliomyelitis, Tetanus, Masern, Mumps, Röteln, Varizellen	Hepatitis A, Hepatitis B, saisonale Influenza

Neu eintretendes Personal an Abteilungen für Pädiatrie, Gynäkologie, Infektiologie, Onkologie und Transplantationen sollte vor Dienstantritt die Immunität gegen Masern, Mumps, Röteln und Varizellen nachweisen. An Abteilungen für Pädiatrie, Infektiologie und Labormedizin wird zusätzlich auch eine Meningokokkenimpfung empfohlen. Bei fehlender Immunität ist die Impfung als **moralische Verpflichtung** zu sehen.

Hepatitis-B-Schutzimpfung

Gegen Hepatitis B gibt es seit Jahren eine wirkungsvolle Schutzimpfung. Die Allgemeine Unfallversicherungsanstalt (AUVA) übernimmt für beruflich besonders gefährdete Versicherte die Kosten des Impfstoffes. Pflegepersonal wird zum Kreis der Hochrisikogruppen gerechnet. Meist stellt die AUVA den Kombinationsimpfstoff gegen Hepatitis A und B zur Verfügung. Die Grundimmunisierung besteht aus 3 Teilimpfungen nach dem Impfschema 0–1–6 (Monate). 4–12 Wochen nach der dritten Teilimpfung erfolgt eine Impferfolgskontrolle (Antikörper/Titerbestimmung). Aus der *Titer*höhe wird der Zeitpunkt der Auffrischungsimpfung („Boosterimpfung") errechnet, der Impfschutz hält bei den meisten Geimpften oftmals bis zu 15 Jahre. Es gibt aber auch Geimpfte, die trotz zweimaliger Auffrischungsimpfung keine Antikörper bilden („Non-Responder").

Titer

Die Antikörperkonzentration wird im Befund als Titer (IU/L = *international units per Liter*) angegeben

Influenza-Schutzimpfung

Die durch Influenzaviren verursachte saisonale Grippe bewirkt jedes Jahr zahlreiche krankheitsbedingte Ausfälle am Arbeitsplatz, Krankenhausaufenthalte und Todesfälle. Die volkswirtschaftlichen Kosten der Grippe werden sehr hoch eingeschätzt. Die Grippeimpfung stellt gegenwärtig eine einfache Präventionsmaßnahme dar, die eine hohe Wirksamkeit und großen Nutzen aufweist. In diesem Zusammenhang standen in den letzten Jahren vor allem zwei Zielgruppen im Zentrum: ältere, immungeschwächte Menschen und Personen im Gesundheitswesen. Wissenschaftliche Untersuchungen haben gezeigt, dass eine ungeimpfte Person bereits zwei Tage vor dem Auftreten erster Grippesymptome sowie noch mehrere Tage nach dem Abklingen der Erkrankung Menschen im nahen Umfeld anstecken kann.

Die hohe Personendichte in einem Krankenhaus und der unmittelbare Kontakt mit PatientInnen, vor allem des Pflegepersonals, begünstigt die Verbreitung der Influenzaviren. Aus diesen Gründen empfiehlt der Oberste Sanitätsrat eine jährliche Schutzimpfung. In Deutschland empfiehlt das Robert Koch-Institut diese Impfung seit 30 Jahren, die Impfrate ist nach wie vor niedrig. Untersuchungen aus Deutschland und der Schweiz weisen weniger als 25% des Pflegepersonals als „impfbereit" aus (Poland/Tosh/Jacobsen, 2005; Schweizer Berufsverband der Pflegefachfrauen und Pflegefachmänner, 2008).

Geäußerte Vorbehalte lauten: Angst vor Nebenwirkungen, Zweifel an der Wirksamkeit und eine generell kritische Haltung gegenüber Impfungen. Aus weiteren Untersuchungen aus den USA und Deutschland zeigt sich mit zunehmendem Ausbildungsgrad eine Abnahme der „Impfverweigerer" (Wicker/Rabenau, 2010). Auch beschreiben Ungeimpfte in höherem Ausmaß grippeähnliche Symptome und erscheinen großteils dennoch zur Arbeit. Dies deutet die Bedeutung von Information und Schulungen an.

Bei der Frage nach einer Grippeschutzimpfung für Personal im Gesundheitswesen sind verschiedene Aspekte zu berücksichtigen:

- **Rechtlicher Aspekt:** Es besteht keine Pflicht zur Impfung nach den geltenden gesetzlichen Grundlagen.
- **Ethischer Aspekt:** Es besteht die moralische Pflicht aufgrund der Übertragungsgefahr.
- **Medizinischer Aspekt:** Es besteht für Beschäftigte und BewohnerInnen in Pflegeheimen ein wissenschaftlich gesicherter Nutzen, für Beschäftigte und PatientInnen in Krankenhäusern und in der mobilen Pflege ist der Nutzen nicht restlos abgesichert.

Impfen ist auch eine Frage der Moral!

Zum Wiederholen

- Infektionskette
- Infektionsgefährdete Personengruppen
- Infektionsverläufe
- Abwehrmechanismen gegen Infektionen
- Immunisierung/Immunität
- Impfschutz in Österreich
- Impfstoffe
- Impfreaktionen
- Impfungen für Personal in Gesundheitseinrichtungen

Zum Üben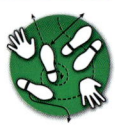

1. Übertragen Sie den Ablauf der Infektionskette auf die Situation „Schnittverletzung eines Kindes am Spielplatz" bzw. „Gefäßkatheterinfektion einer Patientin/eines Patienten im KH".

2. Welche Personengruppen gelten als besonders infektionsgefährdet?

3. Beschreiben Sie die häufigsten Verlaufsformen von Infektionen. Wodurch werden diese beeinflusst?

4. Skizzieren Sie die wichtigsten Abwehrmechanismen gegenüber Infektionen.

5. Welche Möglichkeiten stehen dem menschlichen Körper zur Erreichung einer Immunität zur Verfügung?

6. Mit welchen sachlichen Argumenten begegnet man Menschen mit einer unreflektierten Ablehnung gegenüber Impfungen?

7. Influenzaimpfung für Pflegende: Wodurch unterscheiden sich Pflegende von der Durchschnittsbevölkerung und welche Aspekte sind dabei zu berücksichtigen?

Zum Nachlesen

Österreichischer Impfplan 2011: Evidenzbasierte Empfehlungen des Obersten Sanitätsrates. In: http://www.bmg.gv.at/ [18.12.2011].

Panek, B. (2008): Grippeimpfung: Impfraten und Motivationsfaktoren bei medizinischem Personal. In: Krankenhaushygiene up2date, Nr. 3, S. 200.

Poland, G.A., Tosh, P. & Jacobson, R. M. (2005): Requiring influenza vaccination for health care workers: seven truths we must accept. In: Vaccine, 23, S. 2251–2255.

Schweizer Berufsverband der Pflegefachfrauen und Pflegefachmänner (2008): Ethische Standpunkte 3, Pflegefachpersonen und Grippeimpfung. Bern.

Wicker, S. & Rabenau, H. (2010): Saisonale Influenza und Neue Grippe (Influenza A H1N1/2009) im Gesundheitswesen: Betrachtung aus arbeitsmedizinischer Sicht. In: Krankenhaushygiene + Infektionsverhütung, 32/2, S. 42–45.

Zentrum für Reisemedizin: Impfreaktionen und Impfnebenwirkungen. In: http://www.reisemed.at/impfreaktion.html [18.12.2011].

9 Diagnose und Therapie von Infektionen
Darf's ein bisserl mehr sein?

Der Weg vom Verdacht einer Infektion bis zur schwierig behandelbaren Infektion: Dieses Kapitel begleitet Untersuchungsmaterialien von der Probengewinnung über die Lagerung und den Transport bis zur Probenbearbeitung im mikrobiologischen Labor und wieder zurück zur Patientin/zum Patienten, zur Therapie der Infektion.

Zusammen-
fassung

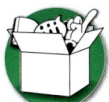

Primär erfolgt die Infektionsdiagnostik mittels **Beobachtung klinischer Symptome** wie z. B. Fieber oder lokaler Entzündungszeichen je nach betroffenem Organ (z. B. Kopfschmerzen, Durchfall). Ziel einer ergänzenden mikrobiologischen Untersuchung ist es, pathogene und apathogene Flora zu erfassen und resistente Hospitalkeime zu erkennen, um eine klinische Diagnose und eine gezielte Therapie zu ermöglichen.

Ein aussagekräftiger mikrobiologischer Befund kommt zustande bei korrektem Vorgehen. Das betrifft:

▶ Abnahmetechnik (Entnahmestelle, Menge, Asepsis, Selbstschutz)

▶ Zeitpunkt (Tageszeit, Abstand zur Wiederholungsuntersuchung, vor AB-Therapie)

▶ Medium/Gefäß (Beschriftung, Markierung infektiöser Proben)

▶ Lagerung (Temperatur, Ort, Zeitraum)

▶ Begleitschein (PatientInnendaten, Diagnose, Art/Abnahmeort des Materials, Datum/Uhrzeit, gewünschte Untersuchung, bestehende AB-Therapie)

Die Qualität der Infektionsdiagnostik ist von der Qualität der Gewinnung abhängig.

9.1 Untersuchungsmaterialien und Probengewinnung

Zur mikrobiologischen Diagnostik werden vorwiegend folgende Untersuchungsmaterialien verarbeitet: Blut, Abstriche, Punktate, Gewebe, Harn, respiratorische Sekrete, Magensekret, Ejakulat, Stuhl, Liquor und Fremdkörper. Im folgenden Abschnitt werden jene Materialien mit hoher klinischer Relevanz näher erläutert.

Blut
Die Blutentnahme erfolgt unter streng **aseptischen Bedingungen**: frische Punktion mit vorhergehender Hautdesinfektion (siehe Kapitel 13.3) und Desinfektion der Membran der *BK*-Flaschen, da Blut (primär steril) nicht kontaminiert werden darf. Der richtige Zeitpunkt ist abhängig von der Indikation und Infektionsphase. 2–3 Abnahmen im Abstand von mindestens einer Stunde, entnommen von unterschiedlichen Punktionsstellen, vor der AB-Therapie und vor dem zu erwartenden

Jede mikrobiologische Probe ist als potenziell infektiös zu betrachten – daher sind bei der Probenentnahme, dem Transport und der Weiterverarbeitung unbedingt Handschuhe zum Selbstschutz zu tragen!

BK
= Blutkultur; 2 Flaschen (aerob/anaerob) mit flüssigem Nährmedium

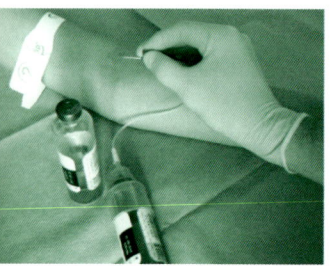

Abbildung 20
Blutabnahme zur mikrobiologischen Kultivierung

Fieberanstieg wären optimal. Es ist darauf zu achten, dass möglichst keine Blutkultur aus einem liegenden Venenkatheter entnommen wird. Ausnahme: Bei Verdacht auf Kathetersepsis entnimmt man gleichzeitig über den verdächtigen Katheter und eine frische Punktionsstelle je ein Set. Die Entnahme erfolgt meist im Set mit zwei BK-Flaschen (aerob/anaerob), die unterschiedlichen flüssigen Nährmedien ermöglichen ein spezifisches Wachstum. Für mit Antibiotika vorbehandelte PatientInnen existieren eigene Kulturflaschen. Die BK-Flaschen sind bevorzugt mittels geschlossenen Abnahmesystems zu befüllen, damit in die anaerobe Flasche kein Sauerstoff gelangt (siehe Abb. 20).

Abstriche

Von Augen, Rachen, Nase, Ohr, Urethra, Zervix, Vagina und Wunde kann mit einem sterilen Abstrichtupfer (inkl. Transportmedium) ein Abstrich genommen werden. Aufgrund der Häufigkeit der Abnahme eines **Wundabstrich**es wird dieser exemplarisch näher erläutert: Bei Verdacht auf Haut-/SH-Infektionen, z. B. Dekubitus oder postoperative Wundinfektion, werden Abstrichtupfer mit Transportmedien verwendet, die auch für anaerobe Mikroben geeignet sind und eine Austrocknung des Materials verhindern. Die Entnahme erfolgt aus der **Tiefe der Wunde bzw. vom Wundrand**, da die Oberfläche oft mit einer Kolonisationsflora und Eiter verunreinigt ist. Auf den Watteträger wird mit festem Druck möglichst viel Material aufgetragen, kontaminationsfrei in das Transportmedium zurückgesteckt und dieses dicht verschlossen.

Punktate

Bei Verdacht auf ein infektiöses Geschehen in einer Körperhöhle oder im Gewebe wird eine Punktion durchgeführt, z. B. bei Gelenkerguss, Abszess, Pleuritis, Aszites, Pericarditis, Sinusitis oder Meningitis. Da es sich jeweils um invasive Eingriffe in das Körperinnere handelt, erfolgen Punktionen unter streng **aseptischen Bedingungen** und Verwendung steriler Materialien. Punktate wie Liquor oder andere Sekrete werden in ein steriles Röhrchen übertragen und verschlossen.

Kernaussage

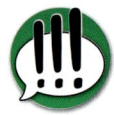

Gewonnene Flüssigkeiten oder Gewebeproben sind immer produktiver als Abstriche!

Harn

transurethral

durch die Harnröhre

suprapubisch

durch die Bauchdecke
(oberhalb des Schambeins)

Für den Mikrobennachweis kommen Mittelstrahl-, Einmalkatheter- und Dauerkatheter (*transurethral* oder *suprapubisch*) in Betracht. Die Art der Harngewinnung entscheidet über die Aussagekraft des Ergebnisses. Über einen transurethralen Dauerkatheter ist eine kontaminationsfreie Gewinnung aufgrund der Kolonisation im Katheterinneren kaum möglich, deswegen muss die Art der Gewinnung am Begleitschreiben angeführt sein. Die Gewinnungsmethoden unterliegen streng

aseptischen Bedingungen. Als Transportmedien stehen Eintauchnähr-
boden (z. B. Uricult®) oder Harnröhrchen (gelber Verschluss) zur Verfügung. Der Uricult® wird meist zunächst für bis zu 48 Stunden im
Wärmeschrank gelagert. Werden danach bakterielle Kolonien sichtbar
(vgl. Abb. 21), erfolgt der Transport in das Labor zur Weiterverarbeitung. Nativharn im Harnröhrchen muss spätestens nach 6 Stunden im
Labor verarbeitet werden. Die weitere inhaltliche Vertiefung/praktische
Durchführung der dazu erforderlichen Kenntnissen und Techniken erfolgt im Unterrichtsfach „GuK".

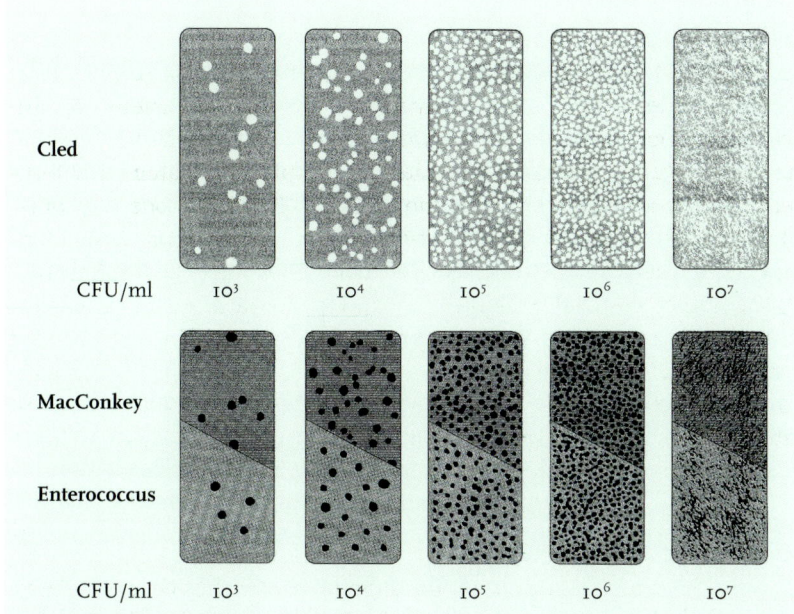

Abbildung 21
Uricultwachstum auf drei
verschiedenen Nährböden,
welche der Nährmedium-
träger auf beiden Seiten
enthält.
CFU/ml = Koloniezahl der
koloniebildenden Einheiten

Respiratorische Sekrete
Dazu zählen Sputum, Tracheal- und Bronchialsekret, welche bei Verdacht auf Pneumonie, Bronchitis oder Tuberkulose untersucht werden
(siehe Kapitel 15.4). **Sputum** darf nicht mit Speichel verwechselt werden, die Mobilisierung erfolgt durch tiefes Aufhusten. Die Materialge-
winnung erfolgt optimalerweise morgens (Sputum konzentriert sich
nachts), vor dem Frühstück, nach dem Zähneputzen und nach einer
gründlichen Mundspülung, um das Ergebnis möglichst nicht zu verfäl-
schen. Als Transportmedium dient ein steriler, nativer Sputumbecher.
Ein **Tracheal- bzw. Bronchialsekret** wird mittels Absaugkatheter mit
„Sekretfalle" entnommen und im verschraubten Zustand transportiert.
Für die Probengewinnung aus tieferen Lungenabschnitten kann eine
bronchoalveoläre Lavage mittels Bronchoskop mit Sekretfalle durchgeführt werden. Grundsätzlich gilt: Je tiefer das Sekret entnommen wird,
desto aussagekräftiger ist das Ergebnis.

„Sekretfalle"
geschlossenes, steriles Auf-
fangröhrchen

bronchoalveoläre Lavage
Im Rahmen einer Lungen-
spiegelung wird Bronchi-
alsekret verflüssigt und zu
diagnostischen Zwecken
abgesaugt.

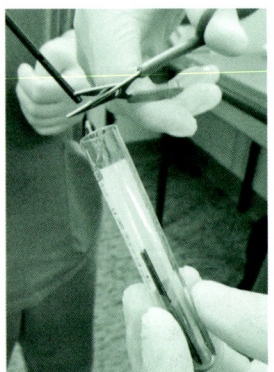

Abbildung 22

Kultivierung einer
Gefäßkatheterspitze

Stuhl

Als Indikationen zu mikrobiologischen Stuhluntersuchungen gelten Durchfallerkrankungen (siehe Kapitel 18.5), Verdacht auf **Darmparasiten** (siehe Kapitel 5.2) und Untersuchungen nach gesetzlichen Bestimmungen. Mit dem im Schraubverschluss integrierten Löffel wird eine haselnussgroße Stuhlmenge entnommen. Blutige, schleimige Anteile sollten bevorzugt werden. Meist sind weitere Stuhlprobenentnahmen erforderlich. Aufgrund der vielen unterschiedlichen Mikroben ist eine konkrete Fragestellung inklusive Zusatzinformationen, z. B. Auslandsaufenthalt, am Begleitschreiben unbedingt erforderlich.

Gefäßkatheterspitzen (oder andere Fremdkörper)

Bei Verdacht auf **katheterassoziierte Infektionen** (siehe Kapitel 14.5) werden Gefäßkatheter unter **aseptischen Bedingungen** entfernt. Zunächst wird die Einstichstelle desinfiziert und deren Auftrocknung abgewartet, um eine Hautkontamination während des Herausziehens zu verhindern. Anschließend wird der Katheter herausgezogen, die Spitze in einer Länge von ca. 4 cm mit einer sterilen Schere abgeschnitten und kontaminationsfrei in ein steriles Röhrchen übertragen (siehe Abb. 22).

9.2   Lagerung und Transport

Im klinischen Alltag ist der sofortige Transport oftmals nicht möglich, aber die Regel „bei nächster Gelegenheit" muss eingehalten werden. Insofern ist eine korrekte Zwischenlagerung auf der Pflegestation bei verzögertem Transport erforderlich (siehe Tab. 12). Befindet sich das mikrobiologische Labor außerhalb des KH, muss die Probe versandgerecht verpackt werden. Grundsätzlich gilt:

Materialien mit Standortflora (siehe Kapitel 4.1) sind im Kühlschrank zu lagern, um eine Überwucherung der gesuchten Krankheitserreger zu verhindern (Ausnahme: Abstriche).

Materialien von physiologisch sterilen Abnahmeorten sind bei Raumtemperatur zu lagern, um ein Überleben kälteempfindlicher Mikroben zu garantieren (für max. 24 Stunden).

Tabelle 12

Lagerungstemperaturen für
Untersuchungsmaterialien

Kühlschrank (4° C)	Raumtemperatur (ca. 20° C)	Wärmeschrank (36° C)
Nativharn	Abstrich	Blutkultur
Sputum	Punktat	Uricult®
Bronchialsekret	Blutkultur (zweite Wahl)	Liquor
Trachealsekret	Uricult® (zweite Wahl)	
Stuhl		
Gefäßkatheterspitze		

Antoni van Leeuwenhoek (1632–1723), niederländischer Naturforscher und Mikroskopbauer: 1675 beobachtete er Protozoen und Bakterien im Teichwasser, Regenwasser und im menschlichen Speichel. Er beschrieb drei Bakterienformen: Bazillen, Kokken und Spirillen. Diese Beobachtungen wurden zunächst mit Spott kommentiert, später mit großem Interesse gewürdigt. Die Kunst des Linsenherstellens hütete er jedoch als Geheimnis, erst etwa 200 Jahre später wurden Bakterien wieder mit Mikroskopen sichtbar. (Koneman, 2003)

9.3 Probenbearbeitung im mikrobiologischen Labor

Grundsätzlich stehen direkte (mikroskopisch, kulturell) oder indirekte (molekularbiologisch, serologisch) Verfahren zum Nachweis von Mikroben zur Verfügung.

Das Personal im Labor kennt die PatientInnen nicht – jede Zusatzinformation (z. B. Verdacht auf Pneumonie) dient der rascheren und somit exakteren Diagnostik!

▸ **Mikroskopischer Nachweis:** Das Material wird auf einem Objektträger ausgestrichen, eingefärbt (im Regelfall Färbemethode nach Gram, Ziehl-Neelsen-Färbung bei Tuberkulose oder andere Spezialfärbungen) und anschließend unter dem Lichtmikroskop betrachtet. Alle Bakterien sind im Lichtmikroskop sichtbar.

▸ **Kultureller Nachweis:** Für viele Bakterien stehen verschiedene Nährböden zur Verfügung, auf denen sie gezüchtet werden. Nach der Mikrobenidentifikation erfolgt die Quantifizierung, Typisierung und Resistenzprüfung. Viren werden im Elektronenmikroskop, mit oder ohne fluoreszierende Farbstoffe, morphologisch erkannt oder in Zellkulturen vermehrt.

▸ **Molekularbiologischer Nachweis:** Das in DNA oder RNA gespeicherte genetische Material von Mikroben wird bestimmt, das sonst nur langsam oder gar nicht gezüchtet werden könnte. Als gebräuchlichster Test gilt der PCR(Polymerase Chain Reaction)-Test, welcher meist ergänzend zum kulturellen Nachweis eingesetzt wird. Dieser Test ermöglicht eine milliardenfache Vervielfältigung der DNA innerhalb weniger Stunden.

▸ **Serologischer Nachweis:** Virusspezifische Antikörper aus dem Blutserum werden bestimmt. Je nach Infektionsstadium können IgM (Früh-AK), IgG (Spät-AK) oder IgA nachgewiesen werden (siehe Kapitel 8.4). Die Dokumentation erfolgt als Titer.

Im klinischen Alltag werden in der Regel Bakterien kulturell, Viren serologisch, Protozoen und Pilze mikroskopisch nachgewiesen.

Kernaussage

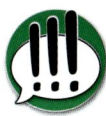

Nach der **Identifikation der Mikroben** und ihrer **quantitativen Registrierung** erfolgen die Antibiotikatestung und die Erstellung des daraus resultierenden **Antibiogramms** (siehe Abb. 23). Das Untersuchungsmaterial wird dazu auf einem ausgewählten Nährboden ausgestrichen; anschließend werden mit unterschiedlichen antibiotischen Grundsubstanzen beimpfte Plättchen aufgesetzt. Nach einer Bebrütungszeit kann das Ergebnis abgelesen werden. Je näher die Erreger an die Plättchen heranwachsen, desto geringer ist deren Empfindlichkeit.

Ergebnis nach Bebrütung mit 37° C:
hohe AB-Empfindlichkeit
keine AB-Empfindlichkeit
geringe AB-Empfindlichkeit

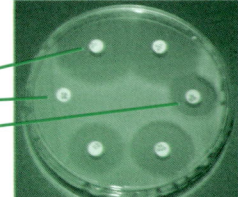 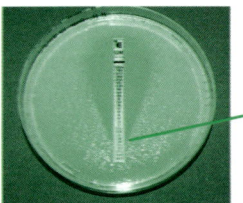

Epsilometertest:
AB-getränkter Teststreifen markiert die minimale Hemmkonzentration dieses ABs

Abbildung 23
Antibiotika-Empfindlichkeitstestung

Ein fertiggestellter **mikrobiologischer Befund** enthält v. a. drei wichtige Informationen:

▶ den (die) gefundenen Mikroben,

▶ die Keimzahl (Mikrobenkonzentration) und

▶ die Empfindlichkeiten und Resistenzen gegenüber antibiotischen Grundsubstanzen (Antibiogramm).

Mit diesen Informationen lässt sich beantworten, ob eine antibiotische Therapie erforderlich ist und welche Antibiotika wirksam sind. Das wäre die optimale Ausgangsbasis für den Beginn einer AB-Therapie. Im klinischen Alltag wird meist die zwischenzeitlich begonnene kalkulierte AB-Therapie gegebenenfalls umgestellt. In den letzten Jahren etablieren sich zunehmend **Schnelltests.** Meist werden sie zur raschen Orientierung bei akuten Situationen eingesetzt. Sie ergänzen bewährte Methoden und werden zusätzlich durchgeführt, z. B. bei Meningitis, Noroviren oder HIV. Das Ergebnis ist innerhalb weniger Minuten verfügbar.

9.4   Therapie von Infektionskrankheiten

Therapie viraler Infektionen

Zur medikamentösen Behandlung stehen Antiinfektiva gegen Viren (Virustatika), Bakterien (Antibiotika), Pilze (Antimykotika) und Parasiten (Antiparasitika) zur Verfügung.

Neben der aktiven Immunisierung mit Impfstoffen und der passiven durch Immunglobuline hat die antivirale Chemotherapie an Bedeutung gewonnen. Viren können aus vielschichtigen Gründen nicht abgetötet werden, v. a. weil sie sich in das Genom der menschlichen Zellen einschleusen. Virustatika versuchen, den eigenen Vermehrungsprozess zu hemmen, ohne die menschliche Wirtszelle zu zerstören. Die Wirkung basiert auf sehr komplexen Prozessen, u. a. verhindern Virustatika die Produktion eigener Enzyme sowie die Vermehrung, die Freisetzung und den Einbau des Virusgenoms in den Zellkern der menschlichen Zelle. Relativ erfolgreich eingesetzt werden Virustatika in der Behandlung von z. B. HIV-, HCV-, Influenza- oder Herpesinfektionen.

Therapie bakterieller Infektionen

Antibiotika gehören zu den wichtigsten Errungenschaften der modernen Medizin. Vor rund 80 Jahren wurde Penicillin als erstes AB entwickelt. Früher auf Basis von Pilzen oder Bakterien aufgebaut, werden sie heute voll- oder halbsynthetisch hergestellt. Ob im Organismus eine bakteriostatische und bakterizide Wirkung erreicht wird, ist vom Wirkungsmechanismus, der Konzentration am Wirkungsort, der Einwirkungsdauer und der Wachstumsphase der Mikroben abhängig.

Antibiotikatherapie:
- ▶ gezielt nach Antibiogramm
- ▶ kalkuliert – bei konkretem Verdacht
- ▶ omnispektral – bei Lebensbedrohung
- ▶ prophylaktisch – vor oder während der Operation

Antibiotika älter als Jesus Christus?

Das Volk der Nubier lebte vor rund 1600 Jahren südlich des heutigen Ägypten. Jetzt wurde Tetracyclin, eine antibiotische Grundsubstanz, in deren Knochen nachgewiesen – mit der Gewissheit, dass sie dieses schluckten! Woher hatten sie das Antibiotikum? Die Nubier lagerten Hirse in Vorratsgruben im Erdboden. Darauf setzte sich das Bakterium Streptomyces, welches Tetracyclin produzierte. Durch die Fermentierung der Hirse konnten sich beide massenhaft vermehren. Die Hirse wurde gegessen und zu Bier verbraut. Die Wissenschafter versuchten, das Nubier-Bier nachzubrauen, sie erhielten ein ziemlich saures, leicht grünliches Bier, das aber trinkbar war ... Tetracyclin wird seit 1948 als Arzneimittel produziert und zur Therapie der Akne eingesetzt. (Knauer, 2010)

- ▶ **Untersuchungsmaterialien**
- ▶ **Probengewinnung**
- ▶ **Lagerung und Transport**
- ▶ **Mikrobiologische Nachweisverfahren**
- ▶ **Antibiogramm**
- ▶ **Therapie von Infektionskrankheiten**

Zum Wiederholen

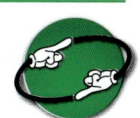

1. Erläutern Sie die Qualitätskriterien für einen korrekten mikrobiologischen Befund.
2. Uricult®-Untersuchung: Worauf ist bei der Abnahme und der Lagerung zu achten?
3. Welche möglichen Fehlerquellen sind bei der mikrobiologischen Untersuchung von Blut zu beachten?
4. Beachten Sie die Empfehlungen zu den Lagerungstemperaturen: Warum soll Blut im Wärmeschrank und Sputum im Kühlschrank gelagert werden?

Zum Üben

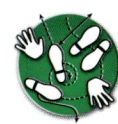

Zum Nachlesen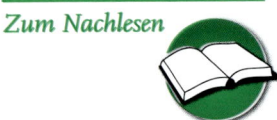

Adam, D., Doerr, H. W., Link, H. & Lode, H. (2004): Die Infektiologie. Berlin, Heidelberg: Springer Verlag.

Arbeitskreis für Hygiene in Gesundheitseinrichtungen des Magistrats der Stadt Wien MA 15 – Gesundheitsdienst der Stadt Wien (2010): Richtlinie Nr. 16: Gewinnung, Lagerung und Transport von Untersuchungsmaterial für die mikrobiologische Infektionsdiagnostik, Stand: 15. April 2010.

Medizinische Universität Wien, Department für Virologie (2011): Virologische Diagnostik. Informationsbroschüre zur Durchführung von Laborleistungen. Stand: 06/2011.

Stolz-Heinrichs, C. (2008): Infektionsserologie. In: Krankenhaushygiene up2date, Nr. 3, S. 253–274.

III Hygiene in Gesundheitseinrichtungen

10 Nosokomiale Infektionen
Angesteckt im Krankenhaus?

Im Krankenhaus konzentrieren sich kranke Menschen, welche wiederum empfänglicher sind für weitere Erkrankungen. Dies reicht jedoch als Erklärung für nosokomiale Infektionen nicht aus. Das folgende Kapitel widmet sich diesem erheblichen Problem. Eine Begriffsbestimmung, die aktuelle Situation, die Ursachen und Risikofaktoren nosokomialer Infektionen werden dargestellt. Abschließend werden Staphylokokken und Streptokokken exemplarisch als Vertreter unter den Verursachern von nosokomialen Infektionen vorgestellt.

Zusammen-
fassung

10.1 Risiko-Hotspot Krankenhaus

Heute kann die überwiegende Mehrheit der in Gesundheitseinrichtungen behandelten PatientInnen geheilt bzw. deren Situation verbessert werden. Bei einer nicht zu unterschätzenden Zahl an PatientInnen treten jedoch nicht beabsichtigte Komplikationen auf, zu den häufigsten zählen nosokomiale Infektionen (NI).

„Das ist der Krankenhäuser Sinn,
dass man – wenn's geht –
gesund wird drin.
Doch wenn man's ist:
dann schnell heraus!
Ansteckend ist das Krankenhaus."
(Eugen Roth)

> **Definition nosokomiale Infektion:**
> *„Infektion mit lokalen oder systemischen Infektionszeichen als Reaktion auf das Vorhandensein von Erregern oder ihrer Toxine, die im zeitlichen Zusammenhang mit einem Krankenhausaufenthalt oder einer ambulanten medizinischen Maßnahme steht, soweit die Infektion nicht bereits vorher bestand."* (Deutsches Infektionsschutzgesetz, 1. Abschnitt, § 2)

Epidemiologie nosokomialer Infektionen
Etwa **jede/r 14. PatientIn** in einem österreichischen Krankenhaus erleidet eine NI. Als besonders gefährdet gelten abwehrgeschwächte Menschen (siehe Kapitel 8.2). Eine NI muss als Komplikation zum eigentlichen Krankheitsgeschehen betrachtet werden, welche im besten Fall nur zu einem **verlängerten Krankenhausaufenthalt** führt. So führt beispielsweise eine nosokomiale Wundinfektion durchschnittlich zu einer Aufenthaltsverlängerung von 5–24 Tagen. Weiters können Spätfolgen bzw. **bleibende Schäden** daraus resultieren oder in letzter Konsequenz der Tod. NI haben auch eine weitreichende gesundheitspolitische und wirtschaftliche Bedeutung. Aufgrund des höheren Diagnostik- und Therapieaufwandes, verlängerten KH-Aufenthalts, der erforderlichen Rehabilitationsmaßnahmen, verlängerten Arbeitsunfähigkeit bis hin zu Pensionszahlungen ergeben sich zwischen € 4.000–20.000 Mehrkosten pro NI.

Nosokomiale Infektionen werden synonym auch Krankenhausinfektionen, Hospitalinfektionen oder infektiöser Hospitalismus genannt.

Kein Synonym für ärztliches oder pflegerisches Verschulden.

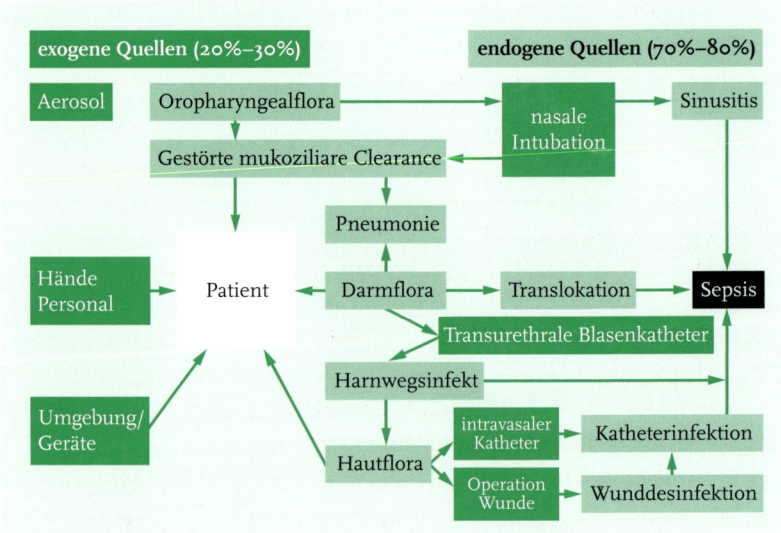

Als potenzielle **Infektionsquellen** stehen die endogene und exogene Mikrobenflora des Menschen und unbelebte Gegenstände zur Verfügung (siehe Abb. 24). Die **exogene Übertragung** geschieht überwiegend durch direkten Kontakt („Kreuzinfektion") oder indirekt (kontaminierte Gegenstände). Die aerogene Übertragung spielt eine eher untergeordnete Rolle. Exogene Übertragungswege dürften jedoch weniger häufig für NI verantwortlich sein, als bisher angenommen. Die **endogene Übertragung** wird durch eine Störung der physiologischen Hautflora und durch Verschleppung körpereigener Mikroben, im Zusammenhang mit invasiven Maßnahmen, ermöglicht. Als Quelle und Überträger kommen **PatientInnen** und **MitarbeiterInnen** in Betracht (siehe Tab. 13). Hingegen stellen **BesucherInnen** kaum eine Gefahr dar, sie bringen im Regelfall „Wald-und-Wiesen-Keime" in das KH.

Personal	▶ Nicht eingehaltene Hygienestandards ▶ Mangelnde Ausbildung ▶ Personalmangel
PatientInnen	▶ Steigendes Alter der PatientInnen ▶ Steigender Anteil von multimorbiden PatientInnen ▶ Abwehrgeschwächte PatientInnen ▶ Invasive Maßnahmen bei IntensivpatientInnen
Medizin Medizintechnik	▶ Unkritischer Antibiotikaeinsatz ▶ Kompliziertere und aufwendigere Operationen ▶ Häufigere invasive Eingriffe ▶ Technisch komplizierte, schwer desinfizierbare Geräte
Mikroben	▶ Zunahme multiresistenter Mikroben ▶ Zunahme virulenter Mikroben ▶ Zunahme der Kontagiosität der Mikroben
Umwelt	▶ Nähe zu anderen PatientInnen ▶ Kontamination von Geräten und Flächen ▶ Transmission durch Hände des Personals

Hauptverantwortlich zeichnet ein bakterielles Mikrobenspektrum (> 70%): E. coli, Enterokokken, *Staphylococcus aureus,* andere Staphylokokken, Pseudomonas und weiters resistente Bakterien: Klebsiella spp, MRSA, VRE, ESBL und CDAD. Die letztgenannten werden in Kapitel 17 vertiefend bearbeitet. Bei Pilzen dominiert *Candida albicans.* Das Mikrobenspektrum zeichnet sich auch durch eine **hohe Überlebensfähigkeit auf unbelebten Oberflächen** aus: entweder aufgrund ihrer Widerstandskraft oder einer hohen Keimzahl überleben Bakterien bis zu 7 Monate; Noroviren dagegen nur bis zu 7 Tage. Als die häufigsten NI gelten Harnwegs-, Atemwegs-, Wund- und Katheterinfektionen (siehe Tab. 14).

Nosokomiale Infektionen	Prävalenz*
Harnwegsinfektionen (v. a. katheterassoziiert)	ca. 30%
Atemwegsinfektionen (v. a. beatmungsassoziiert)	ca. 25%
Wundinfektionen (v. a. operationsassoziiert)	ca. 15%
Septikämien (v. a. katheterassoziiert)	ca. 10%
Durchfallerkrankungen und Sonstige	ca. 20%

Tabelle 14
Die häufigsten nosokomialen Infektionen

* Die Prävalenz (Krankheitshäufigkeit) variiert je nach Fachrichtung (Chirurgie häufiger als Interne, Intensiv am häufigsten), KH-Größe (je größer, desto häufiger), Alter (je älter, desto häufiger) und Exposition (Beatmung, Katheter etc.). Bei der Geschlechterverteilung zeigen sich nur minimale Unterschiede.

Der **diagnostische Nachweis** ist nicht nur für die weitere **Therapie** von Bedeutung, sondern auch für die Prophylaxe ähnlicher Infektionen bei MitpatientInnen entscheidend. Die mikrobiologische Diagnostik mit Resistenzbestimmung stellt eine wichtige Säule des erfolgreichen Managements derartiger Infektionen dar (siehe Kapitel 9). Mittlerweile übliche frühzeitige Entlassungen erschweren die Diagnose, rund 20% der NI treten dann erst zu Hause auf. Bei der Therapie nosokomialer Infektionen stehen der korrekte Antibiotikaeinsatz und die Sanierung aktiver Infektionsquellen an vorderster Stelle. Weitere Therapieansätze bestehen in einer antiseptischen Lokalbehandlung, der Desinfektion unbelebter Quellen und einer zeitgerechten Entlassung.

Ein Drittel aller nosokomialer Infektionen gilt als vermeidbar!

Das **präventive Potenzial** basiert auf den drei Säulen **Verhaltensänderung**, **Organisation** und **Überwachung**. NI können mit einem aktiven Überwachungssystem aufgespürt werden. Dies setzt eine kontinuierliche Infektionserfassung voraus (siehe Kapitel 11.2). *Standardhygienemaßnahmen* dienen dem übergeordneten Ziel, nosokomiale Infektionen bei PatientInnen bzw. Berufskrankheiten beim Personal zu vermeiden. Darüber hinausgehend sind zusätzlich **spezielle Präventionsmaßnahmen und Pflegetechniken** in bestimmten Situationen und **spezielle Hygienemaßnahmen bei spezifischen Erkrankungen und Risikosituationen** bzw. bei deren Verdacht erforderlich (siehe Kapitel 15).

Standardhygienemaßnahmen

Maßnahmen, die bei **jeder Patientin/jedem Patienten** angewendet werden müssen. Dazu zählt in erster Linie die Händehygiene.

Als die wichtigsten **Strategien zur Infektionsprävention** gelten:

- ▶ Händehygiene
- ▶ Schutzkleidungen
- ▶ Desinfektion/Sterilisation
- ▶ Isolation
- ▶ Überwachung von NI
- ▶ Regelmäßige MitarbeiterInnenschulungen
- ▶ Impfungen für MitarbeiterInnen

10.2 Exkurs: Staphylokokken und Streptokokken

Zu den hauptverantwortlichen Mikroben von nosokomialen Infektionen zählen Staphylokokken. Eine den Staphylokokken verwandte Spezies, die Streptokokken, gilt als Verursacherin allgemein häufiger Infektionskrankheiten.

Staphylokokken

Staphylokokken gehören zur körpereigenen Flora wie die Butter auf das Brot. Die Übertragung erfolgt über Kontakt oder aerogen. Eine geschädigte Haut (z. B. Wunde oder Entzündung) fungiert als notwendige Eintrittspforte, im Körperinneren entfaltet sich deren Pathogenität. Als Hauptvertreter gelten *Staphylococcus epidermidis* und *St. aureus*.

Staphylokokken verursachen eitrige Infektionen, meist bei Abwehrgeschwächten, und gelten als Hauptvertreter nosokomialer Infektionen.

1. **St. epidermidis** zeigt sich im KH als bedeutsamer Verursacher von Infektionen durch Gefäßkatheter, Blasenkatheter oder Implantate.

2. **St. aureus** bewohnt die Haut jedes Menschen und den Nasen-Rachen-Raum jedes dritten Menschen und gilt gleichzeitig als Hauptvertreter nosokomialer Infektionen. Die Virulenz und Pathogenität beruht auf seiner vielseitigen enzymatischen und toxischen Aktivität. Typische Infektionen wie Abszesse, Furunkel, Wundinfektion, Pneumonie, Sepsis oder Lebensmittelvergiftung weisen ihn als „Eitererreger" aus. Der AB-resistente Stamm wird als MRSA bezeichnet (siehe Kapitel 17.2).

Streptokokken

Streptokokken zählen zu den wichtigsten Infektionserregern beim Menschen. Sie gehören meist der körpereigenen Flora an, besitzen jedoch pathogenes Potenzial, um schwere Infektionen auszulösen. Diese Fähigkeit liegt in der Produktion von Toxinen (z. B. Hämolysin – löst Hämoglobin und Erythrozyten auf) und Enzymen (z. B. Streptokinase – löst Fibrin auf). Dieser Gattung werden etwa 60 Arten hinzugezählt, die klinisch relevantesten sollen hervorgehoben werden:

Streptokokken gelten als Verursacher sehr häufiger Infektionskrankheiten, gekennzeichnet durch oftmals eitrige, sich flächenhaft ausbreitende Entzündungen.

1. **Streptococcus pneumoniae** (Pneumokokken) verursacht Infektionen der oberen und unteren Atemwege, vorwiegend Pneumonien. Als besonders gefährdet gelten Kinder und ältere Menschen. Für diese

Altersgruppen existieren Impfempfehlungen. Gefürchtete Folgeerkrankung: Meningitis.

2. **Str. pyogenes** (A-Streptokokken) gilt als Verursacher u. a. von Scharlach, Erysipel, Tonsilitis, Otitis media, Sinusitis, Pneumonie und Wundinfektionen. Gefürchtete Folgeerkrankungen: rheumatisches Fieber, Endokarditis und Glomerulonephritis.

3. **Str. viridans** (Viridansgruppe) aus der Mundhöhle hat das pathogene Potenzial, bei Erkrankungen der Zähne, über die Blutbahn eingeschwemmt, eine Endokarditis vorgeschädigter Herzklappen zu verursachen.

4. **E. faecalis** u. a. (Enterokokken) neigen zur AB-Resistenz und sind im KH als nosokomiale Infektion vorwiegend für Harnwegsinfektionen verantwortlich.

Der kolonisierte oder infizierte Mensch gilt als Infektionsquelle. **Krankenhauspersonal mit klinisch manifester Angina** gilt aufgrund der aerogenen Übertragbarkeit als bedeutsame Infektionsquelle vor allem im Zusammenhang mit Wundinfektionen. Bei Verdacht sollte man entweder den PatientInnen fernbleiben oder eine Schutzmaske tragen. Streptokokken können auf Flächen mehrere Tage überleben, sind jedoch gegenüber Desinfektions- und Sterilisationsmaßnahmen glücklicherweise sehr empfindlich.

Fleischfressende Bakterien – gibt's so etwas?

Ein Mann stürzt in das Becken eines Yachthafens; eine Frau fügt sich eine Schnittverletzung während einer Bootstour zu. Beide sterben. Todesursache: nekrotisierende Fasziitis. Wie das? Hochvirulente Stämme des Str. pyogenes und St. aureus produzieren Exotoxine oder sind mit speziellen Oberflächenantigenen ausgestattet, welche rasch diese invasiv-verlaufende Weichteilnekrotisierung verursachen (bis zu 3 cm pro Stunde!). Werden Nekrosen nicht umgehend entfernt, breiten sich die Bakterien aus, verursachen einen toxischen Schock und Multiorganversagen und führen zum Tod (auch bei jungen Menschen). Es gibt sie also wirklich ... (Adam et al., 2004, S. 444 ff.)

Zum Wiederholen

▶ **NI: Definition/Epidemiologie**

▶ **NI: Entstehung/Risikofaktoren/Ursachen**

▶ **NI: Prävalenz/Mikrobenspektrum**

▶ **NI: Präventionsmaßnahmen**

▶ **Staphylokokken**

▶ **Streptokokken**

Zum Üben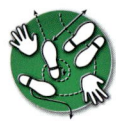

1. Welche Folgen haben NI für PatientInnen, MitarbeiterInnen und für das Gesundheitssystem?
2. Welche Personengruppen gelten im KH als Infektionsquellen, welche als Überträger?
3. In welchem Zusammenhang stehen NI mit dem Problem der Antibiotikaresistenzen?

Zum Nachlesen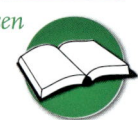

Adam, D., Doerr, H. W., Link, H. & Lode, H. (2004): Die Infektiologie. Berlin, Heidelberg: Springer Verlag.

Bundesministerium für Gesundheit (2011): PROHYG 2.0 „Organisation und Strategie der Krankenhaushygiene".

Granninger, W. (2004): Infektionen der Niere und der ableitenden Harnwege. In: Suttorp, N., Mielke, M., Kiehl, W. & Stück, B. (Hrsg.): Infektionskrankheiten verstehen, erkennen, behandeln. Stuttgart: Georg Thieme Verlag, S. 291–306.

Mielke, M., Wischnewski, N. (2004): Nosokomiale Infektionen. In: Suttorp, N., Mielke, M., Kiehl, W. & Stück, B. (Hrsg.): Infektionskrankheiten verstehen, erkennen, behandeln. Stuttgart: Georg Thieme Verlag, S. 626–643.

11 Strategie und Organisation der Krankenhaushygiene
Yes, we can?!

Zusammen-fassung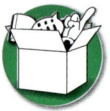

„Was ist PatientInnen im KH wichtig?" Bei Befragungen zum Thema PatientInnenvertrauen rangiert das Thema Hygiene im Krankenhaus immer auf den vordersten Rängen, oftmals noch vor der pflegerischen Betreuung oder der Schmerztherapie. Dieses Kapitel skizziert Organisationsstrukturen und Aufgabenbereiche in der Krankenhaushygiene, die das Ziel verfolgen, Infektionen zu erkennen, zu verhüten und zu bekämpfen.

Wie im vorangegangenen Kapitel erläutert, benötigt die Prävention nosokomialer Infektionen Rahmenbedingungen („Hygienerichtlinien"). Diese dienen dem Schutz der PatientInnen, der MitarbeiterInnen und der Umwelt. Seit 1974 ist die KH-Hygiene im Bundeskrankenanstaltengesetz (Bundes-KAG) **gesetzlich verankert.** Die Ausführungsgesetzgebung und Vollziehung ist im jeweiligen Landeskrankenanstaltengesetz geregelt.

11.1 Hygieneteam

Seit 1993 besteht für bettenführende Krankenanstalten auch die Verpflichtung, ein Hygieneteam zu bilden. Das Hygieneteam setzt sich wie folgt zusammen:

- ▶ **Krankenhaushygienikerin/-hygieniker/Hygienebeauftragte/ -beauftragter** (idealerweise Fachärztin/Facharzt für Hygiene und Mikrobiologie)

- ▶ **Hygienefachkraft** (qualifizierte Person des gehobenen Dienstes für Gesundheits- und Krankenpflege)

- ▶ Angehörige/r aus ärztlichen oder nichtärztlichen Berufen für weitere Belange der Hygiene (z. B. Labor, Apotheke, Verwaltung)

Das Hygieneteam führt seine Tätigkeit **hauptamtlich** aus. Die Anzahl der Teammitglieder richtet sich nach dem Umfang der Aufgabenbereiche und der Bettenzahl. Grundsätzlich sind für je 300 Betten eine Hygienebeauftragte/ein Hygienebeauftragter und für je 600 Betten eine Hygienefachkraft zu bestellen. Das Hygieneteam bildet in Zusammenarbeit mit der Kollegialen Führung des KH die **Hygienekommission**, welche für die Umsetzung der „Hygienepolitik" zuständig ist (z. B. Erlass von Richtlinien und Vorschriften). Das Hygieneteam ist als **beratendes, überwachendes Organ** konzipiert, für die Umsetzung der Empfehlungen sind entsprechend der Hierarchie **andere FunktionsträgerInnen** zuständig. Für die korrekte Ausführung der Empfehlungen ist **jede einzelne Mitarbeiterin/jeder einzelne Mitarbeiter verantwortlich.**

Die Kommunikation mit vielen verschiedenen Berufen und Funktionsträgern ist unabdingbar. Viele Problemstellungen werden interdisziplinär, unter Mitarbeit weiterer ExpertInnen, gelöst (siehe Abb. 25). Laut Empfehlungen der *Joint Commission on Accreditation of Healthcare Organizations (JCAHO)* beruhen die häufigsten schwerwiegenden Hygienefehler auf **Kommunikationsfehlern.** „Hygienekontaktpersonen" beschäftigen sich mit hygienerelevanten Fragen. Sie arbeiten im stationären Bereich, identifizieren dort Hygieneprobleme und stehen im engen Kontakt mit dem Hygieneteam.

> Jede Mitarbeiterin/jeder Mitarbeiter ist für ihr/sein hygienisch korrektes Handeln selbst verantwortlich, das Hygieneteam schafft die dafür erforderlichen Rahmenbedingungen.

Joint Commission on Accreditation of Healthcare Organizations (JCAHO)

eine US-amerikanische Non-Profit-Organisation, die das Ziel der kontinuierlichen Sicherheits- und Qualitätsverbesserung medizinischer Leistungen verfolgt. Dazu werden Gesundheitsdienstleistungen überprüft, anerkannt und zertifiziert.

Kernaussage

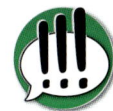

Abbildung 25

Interne und externe
Kommunikationspartner
des Hygieneteams

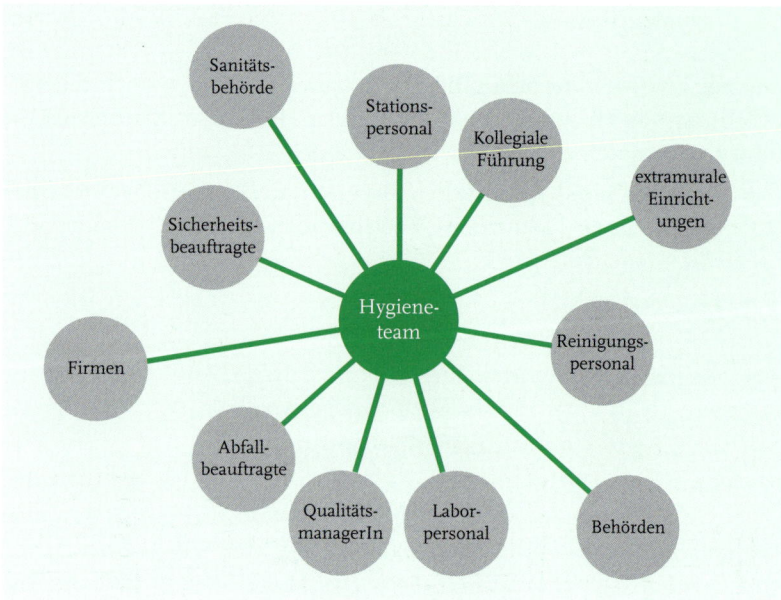

11.2 Aufgabenfelder der Krankenhaushygiene

Zu den Basisaufgaben eines Hygieneteams im Krankenhaus gehört es, Entwicklungen, die trotz medizinischer Fortschritte die Gesundung der PatientInnen negativ beeinflussen, aufzuzeigen und diesen entgegenzuwirken:

> *„Zu den Aufgaben des Hygieneteams gehören alle Maßnahmen, die der Erkennung, Verhütung und Bekämpfung von Infektionen in Krankenanstalten und der Gesunderhaltung dienen. Zur Durchführung dieser Aufgaben hat das Hygieneteam einen Hygieneplan zu erstellen. [...] Das Hygieneteam ist auch bei allen Planungen für Neu-, Zu- und Umbauten und bei der Anschaffung von Geräten und Gütern, durch die eine Infektionsgefahr entstehen kann, beizuziehen. Das Hygieneteam hat darüber hinaus alle für die Wahrung der Hygiene wichtigen Angelegenheiten zu beraten und Beschlüsse zu fassen [...].“* (§ 8a [4] Bundes-KAG)

Qualitätssicherung und Krankenhaushygiene

Die Aufgabenbereiche des Hygieneteams stellen eine tragende Säule der Qualitätssicherung für das gesamte KH dar. Die Teilbereiche des Qualitätsmanagements (Struktur-, Prozess- und Ergebnisqualität) spiegeln sich auch in den Aufgabenbereichen der Hygienefachkraft wider (siehe Abb. 26). Zu den **Instrumenten** der Krankenhaushygiene zählen Hygieneplan, Begleitung bei technisch-hygienischen Überprüfungen, Hygienevisite, Fortbildungen, Leitlinien/Richtlinien/Standards und epidemiologische Überwachung.

Der **Hygieneplan** ist ein Abbild der laufenden Hygienearbeit in einem KH oder einer anderen Gesundheitseinrichtung. Er gilt als zentrales Element der Qualitätssicherung. Darin werden Verhaltens- und Vorgehensweisen für Arbeitsabläufe festgelegt, die der Erkennung, Verhütung und Bekämpfung von Infektionen dienen. Der Hygieneplan muss in allen Funktionsbereichen aufliegen und hat somit die Bedeutung einer Dienstanweisung für alle MitarbeiterInnen aller Berufsgruppen. Desinfektionspläne oder Pflegestandards sind Teil des Hygieneplanes.

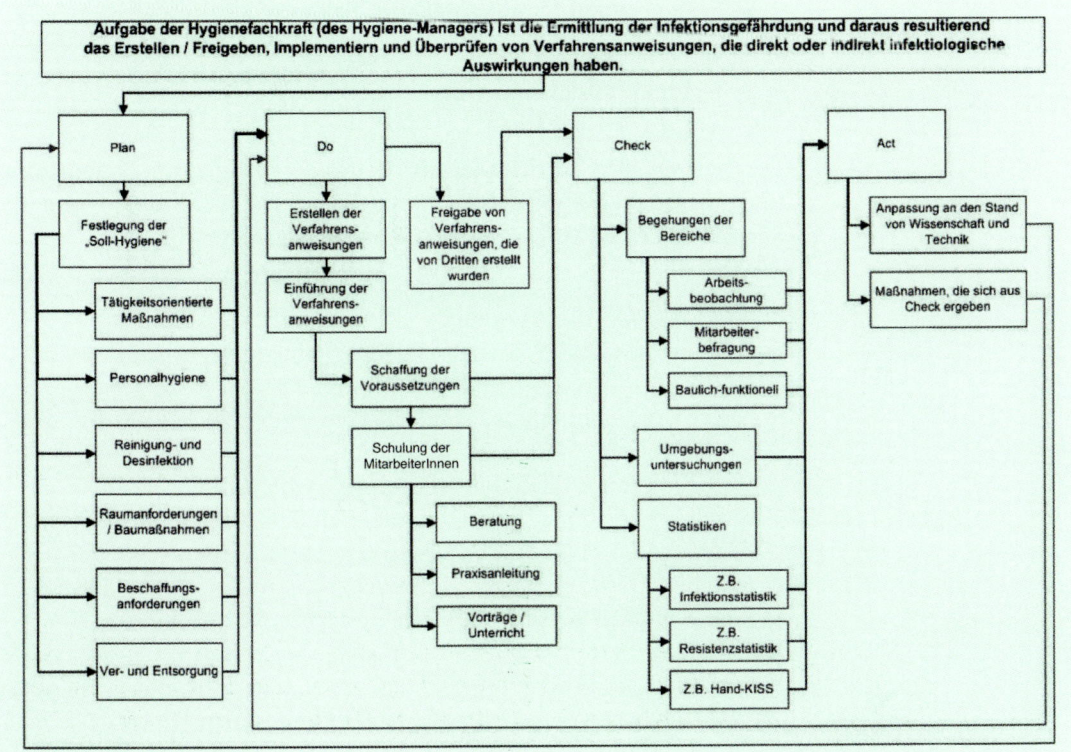

Risikomanagement und Krankenhaushygiene
Unerwünschte Ereignisse in Gesundheitseinrichtungen sind nicht immer, jedoch in vielen Fällen vermeidbar. Die häufigsten Fehler entstehen bei der **Medikamentenverabreichung** und bei **hygienisch sensiblen Maßnahmen**. Ein bereits identifiziertes Risiko, bei dem diese zwei häufigsten Fehler aufeinandertreffen, ist die räumliche Gestaltung der Medikamentenzubereitung. Zur Vermeidung dieses Risikos stehen mehrere Lösungsansätze zur Verfügung: ein eigener Medikamentenzubereitungsraum, ein abgetrennter Arbeitsraum oder die Regel, Personal bei der Medikamentenzubereitung nicht zu stören, also auch nicht anzusprechen. In der Gestaltung risikoarmer Arbeitsabläufe, wie z. B. der Möglichkeit, in jedem PatientInnenzimmer das Händedesinfektionsmittel in Griffweite zu haben, liegt ein großes Verbesserungspotenzial.

Abbildung 26
Tätigkeitsprofil von
Hygienefachkräften

Hygienefehler resultieren häufig aus mangelnder Kommunikation und risikoreichen Arbeitsabläufen. Hygienearbeit ist Qualitätsarbeit!

Durch weitere systemische/organisatorische Vorkehrungen („Fangnetze") können die Risiken von Hygienefehlern reduziert werden. Voraussetzung dafür ist es, den Weg von der **Nullfehlerkultur zur Fehlerkultur der vertrauensvollen Kommunikation** zu beschreiten. Da das Risikomanagement als Teil des Qualitätsmanagements zu sehen ist, bedarf es einer intensiven Zusammenarbeit des QM-Teams und des Hygieneteams.

Eine systematische Identifikation, Bewertung und Minderung von Hygienerisiken kann erfolgen mittels

▸ EDV-gestützter, anonymisierter Fehlermeldesysteme,

▸ anonymisierter Veröffentlichungen häufiger Fehler,

▸ regelmäßig stattfindender Hygieneaudits,

▸ Anreizsysteme.

Der Nutzen liegt in der Steigerung der Sicherheit von PatientInnen und Personal, Reduktion von finanziellen Aufwendungen und der Schärfung des Bewusstseins für risikoreiche Situationen.

> **Wash & Cash**
> An einer Mailänder neonatologischen Abteilung wird für die Einhaltung der Händehygiene jährlich eine Prämie von € 3.000,– an das Pflegepersonal ausbezahlt. Während der Durchführung der Händehygiene läuft ein Informationsfilm auf einem über dem Waschbecken hängenden Bildschirm, eine Kamera zeichnet dabei die Aktivitäten auf. Die Infektionsrate bei Neugeborenen/Frühgeborenen konnte so um 30% gesenkt werden. Ein eher unüblicher Ansatz in der Qualitätssicherung hygienischer Maßnahmen ... (http://news.orf.at/stories/2033684/2033685/)

11.3 Exkurs: Arzneimittel als Infektionsquelle

Am Beispiel des hygienischen Umgangs mit Arzneimitteln wird die Bedeutung des Hygieneplanes (mit seinen einzelnen Dokumenten im Hygieneordner einsehbar) und der Verantwortung, die jede einzelne Mitarbeiterin/jeder einzelne Mitarbeiter beim Handling von Arzneimitteln trägt, offensichtlich.

Infektionsrisiko

Eine zentrale Aufgabe des Pflegepersonals besteht in der Beobachtung von klinischen Infektionszeichen

Die Gefahr der Kontamination von Arzneimitteln besteht während der Produktion, des Transports, der Lagerung, der Verteilung und der Applikation. Je nach Verabreichungsweg können Kontaminationen lokale Infektionen (z. B. Bindehautentzündung bei Augentropfen) bis zum Multiorganversagen (z. B. Sepsis durch Infusionslösungen) auslösen. Der **intravenöse Verabreichungsweg** muss als wesentliche Quelle nosokomialer Infektionen gesehen werden.

Risiko Lagerung

Medikamentenkühlschränke dürfen nicht zur Lagerung von z. B. Lebensmitteln verwendet werden und sie bedürfen einer regelmäßigen Reinigung. Zur intravenösen Applikation zubereitete Medikamente müssen innerhalb einer Stunde verwendet, angebrochene Ampullen sofort entsorgt werden. Angestochene Durchstechampullen müssen datiert bei Kühlschranktemperaturen zwischengelagert und noch am selben Tag aufgebraucht oder verworfen werden (Ausnahme: Lösungen mit Konservierungsmitteln dürfen bis zu 72 Stunden verwendet werden).

Risiko Applikation

Als Grundvoraussetzungen für eine einwandfreie Zubereitung und Vorbereitung gelten die Desinfektion der Hände und der Arbeitsfläche sowie aseptische Arbeitstechniken. Besonderes Risikopotenzial besteht bei der intravenösen Applikation. Die *Neuverblisterung* oraler Medikamente durch die KH-Apotheken etabliert sich zunehmend, dies könnte auch zu einer Reduktion der Kontaminationsquellen führen. Augentropfenpipetten/Augensalben dürfen nicht berührt und nur patientInnenspezifisch verwendet werden. Bei Salben/Cremen erfolgt nach Gebrauch die Reinigung des Tubengewindes mit einem trockenen Tuch.

Neuverblisterung
individuelle Abpackung

Richtlinien zum **Umgang mit Infusionssystemen** (Zuleitungsschläuche) gelten als umstritten und sind ständigen Änderungen unterworfen. Infusionssysteme bei der Applikation von Kurzinfusionen sind nach vollendeter Infusion zu verwerfen. Bei mehreren, direkt hintereinander zu infundierenden Kurzinfusionen wird meist derselbe Zuleitungsschlauch empfohlen. Bei geschlossenen Dauerinfusionssystemen können Mikroben aufgrund des ständigen Flows schwerer anhaften, diese werden daher bis zu 7 Tage verwendet. Die Verwendung von Fertigspritzen senkt das Infektionsrisiko, hingegen können Infusionsfilter aus infektionspräventiver Sicht nicht empfohlen werden. *Aspirationskanülen* für Mehrfachentnahmen sollten nicht eingesetzt werden, es sollten möglichst immer Einzeldosenampullen verwendet werden. Konnektionsstellen an Gefäßkathetern müssen vor jeder Manipulation wischdesinfiziert werden. **Fetthältige** parenterale Ernährung gilt als besonders kritisch. **Blut und Blutprodukte** werden über Transfusionssysteme infundiert, welche maximal 6 Stunden verwendet werden dürfen. Diese Richtlinie ist gesetzlich geregelt.

Aspirationskanülen
Nadeln mit Schutzkappe zur mehrfachen Entnahme aus Mehrdosenbehältnissen

- ▶ **Hygieneteam**
- ▶ **Aufgabenbereiche der KH-Hygiene**
- ▶ **Hygiene-Kooperationspartner**
- ▶ **Qualitätssicherung**
- ▶ **Risikomanagement**
- ▶ **Infektionsrisiko Medikamente**

Zum
Wiederholen

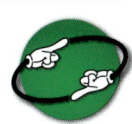

Zum Üben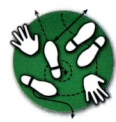

1. Worin liegen die Aufgabenbereiche des Hygieneteams zur Prävention nosokomialer Infektionen?

2. Ist der Hygieneplan Ihres Krankenhauses für Sie einsehbar? Aus welchen Teilen setzt sich dieser zusammen?

3. Worin liegt die individuelle Verantwortung im Umgang mit Medikamenten? Welche Aufgaben kommen dabei dem Hygieneteam zu?

Zum Nachlesen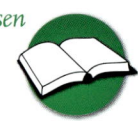

Bundesministerium für Gesundheit (2011): PROHYG 2.0 „Organisation und Strategie der Krankenhaushygiene".

Centers for Disease Control and Prevention (2002/2010): Guidelines for the Prevention of Intravascular Catheter-Related Infections. In: Morbidity and Mortality Weekly Report, Recommendations and Reports, Vol. 51, No. RR-10 and Final Issue Review, May 17, 2010, http://www.cdc.gov/hicpac/pdf/BSI_guideline_IssuesMay17final.pdf [18.12.2011].

Huesmann, Ch. (2009): Der Hygienemanager – Das neue Tätigkeitsprofil der Hygienefachkraft. In: Krankenhaushygiene + Infektionsverhütung. Jg. 31, Heft 6, S. 233.

Kommission für Krankenhaushygiene und Infektionsprävention am Robert Koch-Institut (2002): Prävention Gefäßkatheterassoziierter Infektionen. Empfehlung. In: Bundesgesundheitsblatt – Gesundheitsforschung – Gesundheitsschutz, Vol. 45, Nr. 11, S. 907–924, http://www.rki.de/cln_116/nn_201414/DE/Content/Infekt/Krankenhaushygiene/Kommission/Downloads/Gefaesskat__Rili,templateId=raw,property=publicationFile.pdf/Gefaesskat_Rili.pdf [18.12.2011].

Middendorf, C. (2006): Klinisches Risikomanagement. Implikationen, Methoden und Gestaltungsempfehlungen für das Management klinischer Risiken in Krankenhäusern. Berlin: LIT-Verlag.

12 Bau – Technik – Hygiene
Ewige Baustelle Krankenhaushygiene?

Krankenhaushygiene beginnt bereits vor dem Bau eines KH. Dieses Kapitel zeigt einige Beispiele auf, wo die Zusammenarbeit des Planungs- und Errichtungsteams mit dem Hygieneteam erforderlich ist. Aber auch bei bestehenden und vor allem älteren KH gibt es eine ständige Zusammenarbeit von Haustechnik und Krankenhaushygiene, dargestellt am Beispiel der Legionärskrankheit. Schließlich wird der Fokus auf die Risikobereiche eines KH gerichtet, dabei werden bautechnische und personelle Hygienemaßnahmen erläutert.

Zusammen-fassung

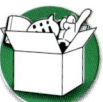

12.1 Bauplanungs- und Renovierungsarbeiten

Bereits in der Bauplanung müssen hygienische Aspekte berücksichtigt werden. Daher ist das Hygieneteam eines KH bereits vor Eröffnung aktiv, um negative Folgen, z. B. die erschwerte Reinigung und Desinfektion, zu verhindern. Exemplarisch werden folgende Aspekte hervorgehoben:

▶ Der Eingangsbereich muss mit **Schmutzfangsystemen** ausgestattet sein. Damit wird eingetragener Schmutz um bis zu 80% reduziert; und indem Energie, Wasser und Reinigungsmittel eingespart werden, wird Umweltschutz gelebt.

▶ Bei Bodenbelägen, Wandanstrichen, Türen, Schränken, Beleuchtungs- und Heizkörpern etc. muss neben einer hohen mechanischen Belastbarkeit vor allem eine **hohe Beständigkeit gegenüber Flächendesinfektionsmitteln** bestehen (siehe Kapitel 13.3). Viele Fragen müssen hygienisch abgeklärt werden: z. B. Duschkabine oder Duschvorhang?

▶ Der Trend zu **Zimmern mit geringer Bettenanzahl** entspringt auch dem Wunsch nach Hotelatmosphäre als hygienischen Anforderungen. Bei Neubauten und nach Renovierungen sollte jedes Zimmer eine Sanitärzelle mit Waschbecken, Dusche und WC, welches nur von PatientInnen benutzt wird, enthalten. Direkte Sonneneinstrahlung, Zugluft und Lärmentstehung sind zu verhindern (siehe Kapitel 23.2).

▶ **Waschkojen** müssen mit Einhandarmaturen ausgestattet sein. In Risikobereichen sind berührungslose Armaturen (z. B. Fußbedienung) eine Option. Wandspender für Waschlotion und Papierhandtücher sind obligat. Die Positionierung von *HD*-Spendern am Waschbecken ist zu hinterfragen, die Montage unmittelbar beim Bett zu bevorzugen (siehe Kapitel 14.3).

Neubauten, Umbauten und Renovierungen von KH erfordern die Mitarbeit des Hygieneteams.

HD
Händedesinfektion

- ▶ Aspekte der **Versorgung und Entsorgung** müssen berücksichtigt werden, z. B. die getrennte Lagerung in reinen und unreinen Räumen von Gebrauchs- und Verbrauchsgütern wie Wäsche, Pflegeutensilien, Instrumenten, Verbandstoffen oder Abfall.

- ▶ **Organisatorische Abläufe** wie z. B. Sterilisationslogistik, OP-Logistik, Abfallentsorgung oder Anordnung/Zuordnung von Risikozonen werden vorrangig geplant.

- ▶ Für die Errichtung der **Lüftungstechnik** erfolgt die Zuteilung in Raumklassen (H1–H4). In Risikobereichen sind dementsprechend raumlufttechnische Anlagen (RLT) einzuplanen. Diese Anlagen regeln die Zu- und Abluft und filtern die Luft in drei Stufen während einer Vollklimatisierung (Heizung, Kühlung, Befeuchtung). Luft als Erregerreservoir gilt v. a. im OP bei Implantationen als relevant. In den allermeisten Räumen wie auch im PatientInnenzimmer ist die natürliche Lüftung durch Öffnen der Fenster völlig ausreichend.

Renovierungsarbeiten bei laufendem Betrieb sind mit einem erhöhten Infektionsrisiko (z. B. Aspergillose) verbunden und bedürfen, wie auch Neu-, Zu- oder Umbauten, einer abschließenden Bauabnahme unter Mitarbeit des Hygieneteams.

12.2 Exkurs: Legionellose

Die Legionellose oder **„Legionärskrankheit"** brach erstmals 1976 in Philadelphia aus, als Kriegsveteranen in einem Luxushotel in den USA ihre Unabhängigkeit feierten. Damals erkrankten viele der älteren Männer mit geschwächtem Immunsystem an dieser besonderen Form der Lungenentzündung und 27 von 180 „Legionären" starben. Ähnliche Fälle traten später auch in Krankenhäusern auf. (Dixon, 2009)

In Österreich registriert man 60–120 **nosokomiale Legionellosen** (mit rückläufiger Tendenz) pro Jahr, obwohl in den meisten österreichischen Krankenhäusern Anstrengungen unternommen werden, das Risiko zu minimieren. Die Häufigkeit der gemeldeten Fälle ist in letzter Zeit auf verbesserte Nachweisverfahren zurückzuführen.

Das Bakterium *Legionella pneumophila* vermehrt sich im **(Leitungs-) Wasser bei 25–50°C.** Gefahren bestehen dort, wo „stagnierendes" Wasser längere Zeit solche Temperaturen aufweist. Wird der Erreger in höheren Konzentrationen eingeatmet (durch **Mikroaspiration**, z. B. unter der Dusche bei älteren Wasserleitungen oder über eine mangelhafte Klimaanlage), kann dies zu einer schweren **Pneumonie** führen. Trinken von legionellenhältigem Wasser stellt jedoch kein Risiko dar.

Die Letalität der nosokomialen Legionellose liegt deutlich über der im privaten Umfeld erworbenen Variante, da es vorwiegend immunsupprimierte Personen betrifft.

Als Lösungswege zur Prävention gilt vor allem die **thermische Dekontamination**, sprich „Aufheizen" auf 70°C und/oder dauerhafter Betrieb des Speichers mit mindestens 60°C. Das regelmäßige, tägliche Spülen aller Waschbecken und Duschen zählt zu den effektivsten Präventivmaßnahmen. Des Weiteren besteht die Möglichkeit der chemischen Desinfektion und baulicher Änderungsmaßnahmen wie der Austausch von Leitungen oder die Entfernung von Totleitungen, d.h. nicht mehr benutzter Leitungsrohre.

12.3 Hygienemaßnahmen in Risikozonen

Krankenhausabteilungen werden zum Schutz aller Personengruppen in verschiedene Risikobereiche eingestuft, woraus sich bauliche Maßnahmen und Verhaltensweisen sowie Präventivmaßnahmen ableiten:

- ▶ Risikobereich 1: **hohe Anforderung an die Keimarmut** (OP-Trakt, Intensivstation, Dialysestation, Endoskopie, geburtshilfliche Abteilung, Zentralküche, Zentralsterilisationsabteilung, neonatologische Abteilung)
- ▶ Risikobereich 2: **normale Anforderung an die Keimarmut** (Normalpflegestation, Ambulanzbereich)
- ▶ Risikobereich 3: erhöhte **Gefahr der Freisetzung pathogener Erreger** (das Risiko besteht nur für das Personal: Infektionsstation, Pathologie, Labor, Zentralwäscherei)

Zum Schutz von PatientInnen, BesucherInnen und MitarbeiterInnen werden in Risikozonen eines KH strengere hygienische Maßstäbe angesetzt.

OP-Trakt

Das Ziel ist es, die Keimverbreitung im OP-Trakt und die intraoperative Wundinfektion zu verhindern. Der OP-Trakt ist vom „Durchzugsverkehr" des übrigen KH abgetrennt. Der **Zugang erfolgt getrennt** für Personal über Personalschleusen, für PatientInnen über eine Umbettungsschleuse. Innerhalb des OP gibt es reine Bereiche (PatientInnenversorgung) und unreine Bereiche (Materialentsorgung/-wiederaufbereitung). Die **Raumzuteilung** erfolgt nach Operationsregion und Risiko (z.B. werden „septische Eingriffe", wie bei Abszessen oder offenen Frakturen, getrennt zu „aseptischen Eingriffen", wie einer Arthroskopie oder neurochirurgischen Operation, durchgeführt). In der **OP-Abfolge** werden, soweit planbar, die aseptischen vor den septischen Eingriffen durchgeführt. Die **Luftversorgung** erfolgt über eine raumlufttechnische Anlage. Oftmals ist dem OP ein Aufwachraum direkt angeschlossen (siehe Abb. 27).

Die ständige Weiterentwicklung medizinischer Behandlungsmöglichkeiten erfordert eine kontinuierliche Anpassung der Hygienemaßnahmen, vor allem in Risikobereichen.

Abbildung 27

OP-Trakt > Ablaufsimulation
(grüne Symbole =
PatientInnen,
graue Symbole = Personal)

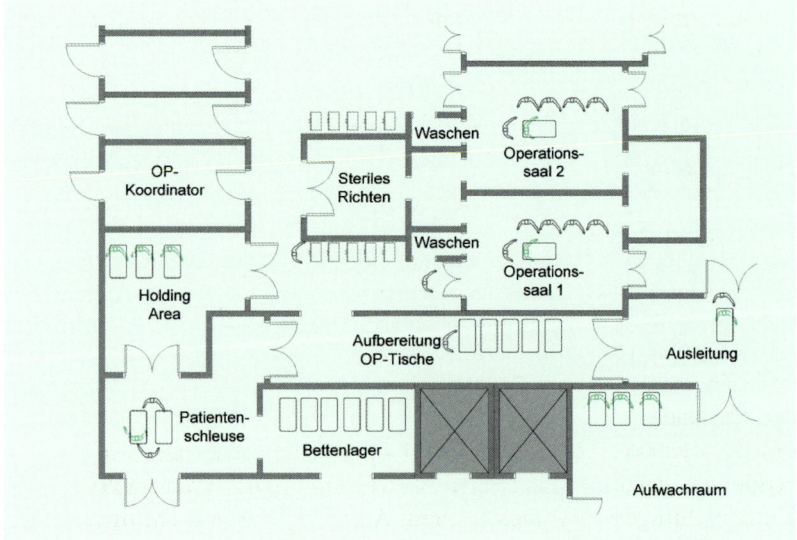

Das gesamte Personal trägt Bereichskleidung/Schuhe, Haube und Maske und führt die hygienische HD durch. Das OP-Team (direkt am OP-Tisch) führt zusätzlich die chirurgische HD durch und trägt sterile Handschuhe und Sterilmäntel. PatientInnen erhalten vor dem Betreten des OP-Traktes ein sauberes „OP-Kleid" und eine Haube. **Nach jeder OP** werden patientInnennahe und kontaminierte Flächen wischdesinfiziert. Die Entsorgung des Abfalls und die Wiederaufbereitung der Instrumente erfolgt in unreinen Arbeitsräumen.

Intensivbehandlungsstation

Ziel ist es, meist abwehrgeschwächte IntensivpatientInnen vor nosokomialen Infektionen zu schützen. Das Risiko, eine nosokomiale Infektion zu erleiden, ist hier **fünfmal höher** als an anderen Abteilungen, PatientInnenzimmer werden möglichst klein gehalten (Kojen mit 1–4 Betten, siehe Abb. 28), um die Gefahr von Kreuzinfektionen zu reduzieren und eine Trennung der PatientInnen nach Risiko zu ermöglichen. Raumlufttechnische Anlagen wären wünschenswert. Die Arbeitsräume werden in reine und unreine Bereiche getrennt. Das Personal trägt Bereichskleidung und bei direktem PatientInnenkontakt Schutzkleidungen. Die hygienische HD ist hier besonders wichtig, streng aseptisches Arbeiten steht im Mittelpunkt. Die Arbeitsabläufe des Personals orientieren sich an der Verhinderung nosokomialer Infektionen. BesucherInnen müssen beim Betreten der IBST die Hände desinfizieren und Schutzkleidung tragen. Desinfektionsmaßnahmen werden intensiver und häufiger als auf Normalpflegestationen durchgeführt.

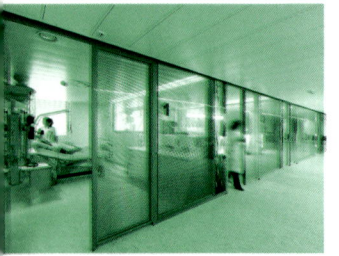

Abbildung 28

Intensivstation:
PatientInnenzimmer

Neonatologische Abteilung

Ziel ist es, **Frühgeborene** und **Risikogeburten** aufgrund der noch nicht ausgereiften Immunabwehr oder nach Geburtskomplikationen vor Infektionen zu schützen. Grundsätzlich gelten dieselben Hygieneregeln

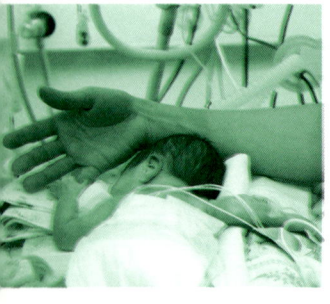

Abbildung 29

Frühgeborenes im Inkubator

wie auf anderen Intensivstationen, das Keimspektrum ist jedoch ein anderes als bei Erwachsenen. Im Mittelpunkt stehen hier Maßnahmen rund um den **Inkubator** (siehe Abb. 29), die Säuglingsnahrung und den intensiven Körperkontakt mit den Eltern.

Dialysestation

Ziel ist es, DialysepatientInnen, welche aufgrund ihrer chronischen Erkrankung und der Invasivität der Dialysebehandlung ein erhöhtes Infektionsrisiko tragen, vor Infektionen zu schützen.

Das Risiko beruht vor allem auf der **Invasivität** der unterschiedlichen *Dialyseverfahren*, der oftmaligen Punktion des *Dialyseshunts* und auf mikrobiologisch sensiblen Geräten (siehe Abb. 30). Für das Personal stehen das **Nadelstichrisiko** bei der Punktion des Shunts und der Umgang mit dem extrakorporalen Kreislauf im Vordergrund. Die wichtigsten Hygienemaßnahmen bestehen in regelmäßigen mikrobiologischen Untersuchungen der technischen Anlagen, der Durchführung der Händedesinfektion und Verwendung von Handschuhen, der HBV-Schutzimpfung für Personal und PatientInnen und in der korrekten Desinfektion und Entsorgung der potenziell infektiösen Materialien.

Endoskopische Abteilung

Ziel ist es, die Infektionsgefahren durch nicht ausreichend aufbereitete und aufbewahrte Endoskope zu reduzieren. Die *Endoskopie* wird aufgrund der technischen Weiterentwicklung (fiberoptische, temperatur- und chemieempfindliche Geräte) zunehmend häufiger für Diagnose und Therapie auch bei abwehrgeschwächten Personen eingesetzt. Vor allem endoskopische Untersuchungen von physiologisch keimfreien Bereichen, wie Gallenwege, Pankreassystem, Harnblase oder Lunge, tragen ein erhöhtes Risiko.

Das Personal trägt ein Kontaminationsrisiko durch Kontakt mit **Körpersekreten** wie Sputum, Blut, Erbrochenem oder Stuhl. Das Tragen von Schutzkleidungen ist daher besonders wichtig. Das Ausmaß der Schutzkleidung ist davon abhängig, ob es sich um einen aseptischen Eingriff handelt bzw. ob die Gefahr des Verspritzens erregerhältigen Materials besteht (siehe Abb. 31). Für die Aufbereitung sind aus hygienischer Sicht **maschinelle Desinfektionsgeräte** zu bevorzugen. Die Aufbewahrung in Schränken muss unter strengen Kriterien erfolgen.

Zentralsterilisationsabteilung

In einer zentralen Abteilung für Sterilgutversorgung wird der gesamte Arbeitsprozess von der Funktionsprüfung bis zur Verpackung von Instrumenten und Medizinprodukten durchgeführt. Meist ist eine solche Versorgungseinheit für das gesamte (oder mehrere) KH oder auch für andere Gesundheitseinrichtungen zuständig und/oder einer OP-Abteilung direkt angeschlossen. Das Risiko für PatientInnen liegt in einer möglicherweise fehlerhaften Versorgung des Sterilguts, daher wird nach strengen Normen und Richtlinien gearbeitet. Das Risiko für das

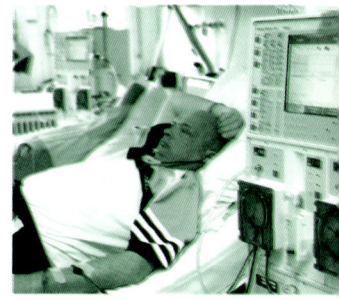

Abbildung 30

Patient mit Shuntzugang während der Dialysebehandlung

Dialyseverfahren

Blut wird zwecks Elimination harnpflichtiger Substanzen aus dem Körper geleitet

Dialyseshunt

chirurgisch festgelegter Blutgefäßzugang

Endoskopie

Ausleuchten einer Körperhöhle

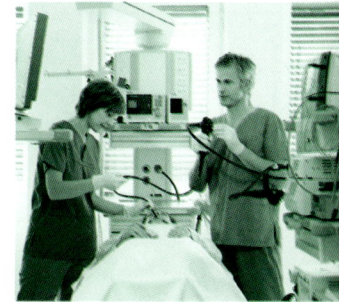

Abbildung 31

Endoskopische Untersuchung (ausreichende Schutzkleidung fehlt!)

Personal liegt in der Verletzungs- und Infektionsgefahr durch potenziell infektiöse Instrumente. In der **unreinen Zone** erfolgt die Reinigung und Desinfektion, in der **reinen Zone** die Verpackung und Sterilisation. Diese Zonen sind aufgrund genannter Risiken räumlich und personell voneinander getrennt (siehe Abb. 32 und Kapitel 13.5).

Abbildung 32

Baulich-funktioneller Aufbau einer Zentralsterilisationsabteilung

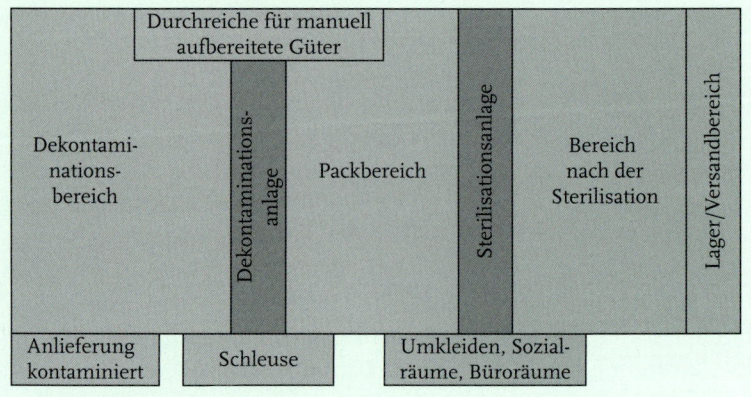

Dekontami-nations-bereich | Durchreiche für manuell aufbereitete Güter | Dekontaminationsanlage | Packbereich | Sterilisationsanlage | Bereich nach der Sterilisation | Lager/Versandbereich

Anlieferung kontaminiert | Schleuse | Umkleiden, Sozial-räume, Büroräume

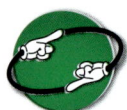

Zum Wiederholen

▸ **Bauplanung/Renovierung und Hygiene**
▸ **Legionellose**
▸ **Risikozonen im KH**

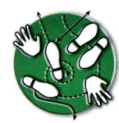

Zum Üben

1. Sie wollten schon immer zu den „Legionären" gehören? Skizzieren Sie sichere Wege zur Legionellose!

2. Mit welchen bautechnischen und personellen Maßnahmen im OP-Trakt versucht man Mikrobenverbreitung und Wundinfektionen zu verhindern?

3. Welche Personengruppen tragen welches Infektionsrisiko auf Intensivstationen, neonatologischen Abteilungen, Dialysestationen, endoskopischen Abteilungen und an der Zentralsterilisationsabteilung?

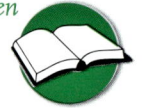

Zum Nachlesen

Bundesministerium für Gesundheit (2011): PROHYG 2.0 „Organisation und Strategie der Krankenhaushygiene".

Dixon, B. (2009): Der Pilz, der John F. Kennedy zum Präsidenten machte, und andere Geschichten aus der Welt der Mikroorganismen. Heidelberg: Spektrum Akademischer Verlag. S. 142–149.

KH-HYG-AG Wien in Zusammenarbeit mit dem Arbeitskreis für Hygiene in Gesundheitseinrichtungen des Magistrats der Stadt Wien (MA15) (2008): Hygieneplan für den Endoskopiebereich, Richtlinie Nr. 15B. 2. Auflage.

Kramer, A., Heeg, P. & Botzenhart, K. (Hrsg.) (2001): Krankenhaus- und Praxishygiene. München: Urban & Fischer.

Wiener Krankenanstaltenverbund (Hrsg.) (2004): Planungshandbuch für Krankenhäuser und Pflegeheime, 3. Ergänzung zu Band 5.

13 Reinigung – Desinfektion – Sterilisation
Schneller – höher – stärker?

Dieses Kapitel widmet sich einem der wesentlichsten Bausteine der modernen Infektionsprophylaxe – der Antiseptik. Die Umsetzung der Antiseptik erfolgt mittels Reinigungs-, Desinfektions- und Sterilisationsmaßnahmen – die Fundamente der Krankenhaushygiene. Nach der Klarstellung der Begrifflichkeiten, der Darstellung der Desinfektionsverfahren und der in Verwendung stehenden Wirkstoffe folgen die praktischen Anwendungsmöglichkeiten der Hautdesinfektion an PatientInnen und der Desinfektion von Flächen- und Medizinprodukten. Anschließend stehen für Pflegende relevante Sterilisationsprozesse im Fokus. Dieses Kapitel bietet Grundlagenwissen als Ausgangsbasis für wesentliche pflegepraktische, unterrichtsfächerübergreifende Fertigkeiten.

Zusammenfassung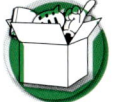

Gesundheitseinrichtungen, vorrangig KH, werden oft mit Sauberkeit und Reinlichkeit in Verbindung gebracht. Im Gegensatz dazu verbergen sich Infektionsrisiken im KH. Ist das KH nun sauber oder schmutzig? Krankenhausschmutz besteht aus Staub (z. B. Textilfasern, Gummiabrieb), organischen Partikeln (z. B. Hautschuppen, Pilzsporen) und Gebrauchsrückständen (z. B. Fingerabdrücke, Haare, Lebensmittelreste). Dieser Schmutz wiederum trägt Mikroben auf sich, welche durch Reinigung, Desinfektion und Sterilisation entfernt, reduziert, abgetötet oder inaktiviert werden können.

Zur Eliminierung dieses Schmutzes sind **Standardhygienemaßnahmen** vorgesehen, welche im **Reinigungs- und Desinfektionsplan** erkennbar werden. An jeder Abteilung/Pflegestation hat ein spezifischer Reinigungs- und Desinfektionsplan aufzuliegen. Die darin enthaltenen konkreten Anweisungen (wer, was, wie, womit und wann) müssen verbindlich eingehalten werden.

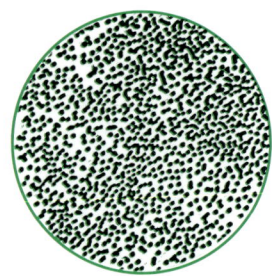

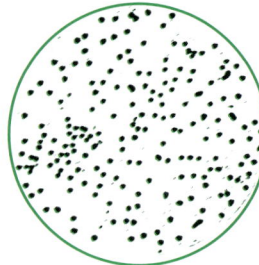

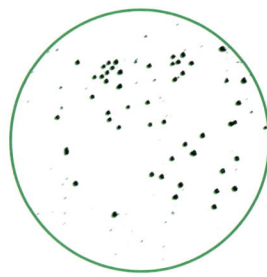

13.1 Unterscheidung von Reinigung/Desinfektion/Sterilisation

Mit der wissenschaftlichen Erkenntnis, wonach Infektionen durch intensives Desinfizieren nicht gänzlich verhinderbar sind, begann ein Umdenken in Bezug auf Reinigung, Desinfektion und Sterilisation: Nun fragte man, wann bzw. in welchem Zusammenhang diese jeweils erforderlich sind. Das Wirkungsspektrum einzelner Verfahren weist den stufenweisen Weg (siehe Abb. 33). Im Mittelpunkt steht zunächst die Überlegung, welches Verfahren zur Erreichung der Zielsetzungen geeignet ist (siehe Tab. 15).

	Reinigung „keimreduziert" $(10^1–10^2)$	Desinfektion „keimarm" $(> 10^5)$	Sterilisation „keimfrei" $(> 10^6)$
Ziele	Schmutzlösung und Schmutzbeseitigung	Unterbrechung der Infektionsgefahr	vollständige Unterbrechung der Infektionskette
Indikationen	bei apathogenen Mikroben bzw. unwahrscheinlicher Übertragung	bei (fakultativ) pathogenen Mikroben, wenn Reinigung nicht ausreicht und Sterilisation nicht möglich ist	bei invasiven Maßnahmen, wenn geringe Mikrobenmengen für eine Infektion ausreichen
Anwendungsgebiete (Bsp.)	Fußböden, Sanitärbereiche, Körperpflege	Pflegeartikel, Wäsche, Hände, Wunden etc.	Instrumente, Verbandstoffe etc.

Tabelle 15: Unterscheidung von Reinigung, Desinfektion und Sterilisation

> Der Weg von schmutzig zu sauber heißt **Reinigung.**
>
> Der Weg von infektiös zu nichtinfektiös heißt **Desinfektion.**
>
> Der Weg zur Keimfreiheit heißt **Sterilisation.**
>
> Der Weg von steril zu unsteril heißt **Kontamination.**

Abbildung 33

Schematische Darstellung der normalen Flora und der Mikrobenreduktion nach Reinigung, Desinfektion und Sterilisation

13.2 Reinigungs- und Desinfektionsverfahren

Grundsätzlich unterscheidet man physikalische und chemische Verfahren. Durch die Einwirkung von Hitze bzw. chemischen Substanzen werden Mikroben abgetötet. Das mikrobiologische **Wirkungsspektrum** eines Desinfektionsverfahrens wird Wirkungsbereichen (Resistenzstufen) zugeordnet (siehe Tab. 16).

Wirkungs-bereich	Mikrobenspektrum	Thermische Desinfektion	Chemische Desinfektion
A	Bakterien, Mykobakterien, Pilze und Pilzsporen (die Leistung liegt bei ca. 10^5, d.h. von 100.000 bleibt 1 Erreger übrig)	bei allen thermischen Verfahren mit 85°C über 1 Minute	Alkohole, Phenole, Octenidin
B	Wirkungsbereich A plus Inaktivierung von Viren (unbehüllte Viren sind resistenter)	bei allen thermischen Verfahren mit > 100°C über 10 Minuten	Formaldehyd, Chlor, PVP-Jod
C	Wirkungsbereich A und B plus Sporen des Clostridium anthracis	Auskochen und Verbrennen	–
D	Wirkungsbereich A, B und C plus Sporen des Clostridium tetani und perfringens sowie Prionen	Sterilisationsverfahren oder Verbrennen erforderlich	–

Tabelle 16
Wirkungsspektren von Desinfektionsverfahren

Physikalische Verfahren

Dazu zählen die **Filtration** (z. B. Raumluft im OP), **UV-Bestrahlung** (im KH kaum von Bedeutung, außer bei Endoskopen und Desinfektionsmaschinen) und die **thermische Desinfektion.**

Als thermische Verfahren stehen zur Verfügung:

▶ **Pasteurisieren** (kurzes Erhitzen auf 60–150°C: Ultrahocherhitzung für Milchprodukte; im KH nicht in Verwendung)

▶ **Heißwasserspülen** (im KH: maschinelle Desinfektion von Instrumenten, Bettschüsselspülautomat, Geschirr oder Wäsche mit weniger als 100°C)

▶ **Auskochen** (im KH: darf nicht mehr verwendet werden)

▶ **Verbrennen** (im KH: Abfall)

▶ **Ausglühen** (im KH: Metallinstrumente im Labor)

▶ **Dampfdesinfizieren** (im KH: vorwiegend für Textilien und Matratzen)

Je höher die Temperatur und je länger die Einwirkzeit, desto wirksamer sind thermische Verfahren.

Die Wirkung thermischer Verfahren ist sicherer als jene chemischer Verfahren.

Chemische Verfahren

Die chemische Wirkung von Desinfektionsmitteln beruht auf Zerstörung der Zellmembran, Unterbrechung der Stoffwechselvorgänge oder Gerinnung von Proteinen. Die *mikrobizide* Wirkung ist abhängig von Konzentration, Einwirkzeit und Temperatur. Die wichtigste Anforderung an ein Desinfektionsmittel liegt in einem möglichst breiten Wirkungsspektrum. In Abbildung 34 werden die Veränderungen eines Bakteriums unter bakterizidem Einfluss bis zur Abtötung sichtbar.

mikrobizid

mikrobenabtötend. Dem Überbegriff Mikrobizidität untergeordnet sind die bakterizide, bakteriostatische, sporozide, fungizide, fungistatische, tuberkulozide und viruzide Wirkung.

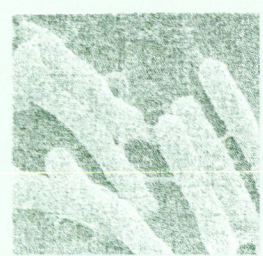 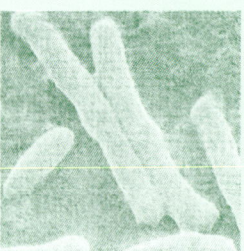 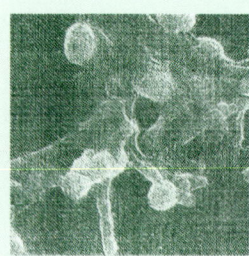 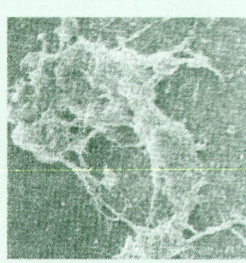

1. E. coli in normalem Nährmilieu (REM 12.000-fach vergrößert)

2. Durch den Zusatz einer bakteriziden Substanz verkleben die Zellmembranen miteinander.

3. Durch die undichte Zellmembran fließt Zytoplasma aus.

4. Am Ende des bakteriziden Prozesses verbleiben nur noch leere Zellmembranen.

Abbildung 34, 1–4

Bakterizide Wirkung, unter dem Mikroskop betrachtet

Als Anwendungsmethoden für Desinfektionsmittel stehen zur Verfügung:

- **Einreiben** (z. B. Hände)
- **Abwischen** (z. B. Flächen)
- **Einlegen** (z. B. Instrumente)
- **Verdampfen** (z. B. Raumluft)
- **Sprühen** (z. B. Flächen oder Haut)
- **Begasen** (z. B. Raumluft)

Bei der Zubereitung und im Handling mit Desinfektionsmitteln sind Schutzkleidungen zu tragen (Handschuhe, Augenschutz). Zur Verdünnung wird Leitungswasser verwendet – gut vermischen unter dem Motto: „Zuerst das Wasser, dann die Säure, sonst geschieht das Ungeheure!" (Diese Reihenfolge ist einzuhalten, um ein Verspritzen und Schaumbildung zu verhindern.) Das Desinfektionsmittelgemisch wird, wenn nicht anders angegeben, **in Raumtemperatur zubereitet**. Es dürfen nur **geprüfte Desinfektionsmittel** aus der *ÖGHMP-* oder *DGHM-*Liste verwendet werden.

ÖGHMP

= Österreichische Gesellschaft für Hygiene, Mikrobiologie und Präventivmedizin

DGHM

= Deutsche Gesellschaft für Hygiene und Mikrobiologie

Die Nachteile der chemischen Desinfektion liegen in den **Wirkungslücken** aufgrund der Abhängigkeit von Temperatur und pH-Wert, dem **Wirkungsverlust in Verbindung mit Eiweiß** (z. B. Blut – „Eiweißfehler"), im **Wirkungsverlust in Kombination mit einem weiteren Reinigungsmittel** („Seifenfehler"), im **Verbleib von Rückständen** (Materialkorrosion), der **Umweltbelastung** und in der **Gesundheitsbelastung** für das Personal.

Chemische Wirkstoffe

Im Laufe der Weiterentwicklung antiseptischer Maßnahmen wurden viele verschiedene Desinfektionsmittelwirkstoffe verwendet. Der folgende Abschnitt beschäftigt sich mit den derzeit relevantesten Wirkstoffen.

▶ **Aldehyde:** Früher wurden mit **Formaldehyde** Räume ausgesprüht, heute sind diese kaum noch in Verwendung. **Glutaraldehyd** wird heute vorwiegend zur Flächen- und Instrumentendesinfektion sowie zur Optimierung des Wirkungsspektrums mittels chemothermischer Verfahren eingesetzt. Die Nachteile liegen in der Toxizität, der Geruchsbelästigung, dem Allergierisiko und der längeren Einwirkzeit.

▶ **Alkohole: Ethanol, Isopropanol und n-Propanol** in Konzentrationen von 50–80% finden vorwiegend zur Hände- und Hautdesinfektion Anwendung. Da Alkohol rasch verdunstet, trocknen desinfizierte Flächen rasch auf. Die Nachteile liegen in der Brandgefahr, fehlenden Wirkung bei Sporen und den Wirkungslücken bei Viren.

▶ **Halogene:** Dazu zählt man v. a. Jod- und Chlorabspalter. **Chloramine** werden zur Desinfektion von Wasser, Wäsche und Sanitärflächen eingesetzt, während **PVP-Jod** zur Haut-, Schleimhaut- und Wunddesinfektion dienen. Die Vorteile von Jod liegen in einem breiten Wirkungsspektrum (auch sporozid) und lange anhaltender Wirkung, der Nachteil in der hohen Rate an Jodallergien.

▶ **Phenole:** Phenol (Carbolsäure) hat seinen Platz in der Geschichte – Joseph Lister begründete damit vor fast 150 Jahren die Antiseptik. Heute werden Diphenylderivate verwendet, welche durch Interaktion mit der Zellmembran wirken und somit für Schleimhäute, v. a. im Genitalbereich, geeignet sind. Zu den wichtigsten Vertretern zählen **Chlorhexidin** und **Octenidin.** Chlorhexidin zeigt allerdings keine Wirkung bei Sporen, HBV und anderen Viren. Octenidin hat ein breites Wirkungsspektrum mit Ausnahme von Sporen.

▶ **Oxidationsmittel: Ozon** zur Wasser- und **Persäure** zur Instrumentendesinfektion zeigen eine starke mikrobizide Wirkung. Hingegen gelten Kaliumpermanganat und Wasserstoffperoxid als obsolete Desinfektionsmittel von Wunden und Racheninfektionen.

▶ **Oberflächenaktive Substanzen:** Oberflächenaktive Stoffe wie **Tenside** oder **quaternäre Ammoniumverbindungen** (QAV) senken die Grenzflächenspannung zwischen wässrigen und nichtwässrigen Medien, dadurch wird Schmutz gelöst und weggeschwemmt. Diese wirken zunächst auch mikrobiostatisch, nach längerer Einwirkzeit auch mikrobizid, weswegen bei der Bodenreinigung dieser langsam auftrocknen soll. Sie werden häufig in Flächendesinfektionsmitteln als Wirkungsverstärker mit Aldehyden und Alkoholen kombiniert.

▶ **Metalle: Silber-, Kupfer- oder Messing-**Ionen wirken mikrobizid. Dies macht man sich bei silberbedampften Verbandstoffen, silberbeschichteten Kathetern, silberfädendurchzogener Dienstkleidung oder Messing-/Kupfer-Türgriffen zunehmend zu Nutze. Andere Metalle haben im KH keine Bedeutung mehr.

Chemothermische Verfahren

Jede Waschmaschine, jeder Geschirrspüler arbeitet nach diesem Verfahren. Im KH erfolgt die maschinelle Aufbereitung von thermolabilen Materialien wie Endoskopen bei max. 60°C unter Zumischung eines meist aldehydhältigen Desinfektionsmittels nach diesem Prinzip. Aber auch zentrale Bettenaufbereitungsanlagen, Leibschüsselautomaten oder die Desinfektion der KH-Wäsche funktionieren nach diesem Prinzip.

13.3 Praktische Anwendung der Reinigungs- und Desinfektionsverfahren

Desinfektion von Haut und Schleimhaut

Ziel ist es, beim Durchstechen oder Durchschneiden der Haut oder Schleimhaut keine Mikroben in tiefere Gewebsabschnitte zu verschleppen. Auch apathogene Mikroben der residenten Hautflora können in tiefere Hautschichten gelangen und dort lokale oder systemische Infektionen auslösen (siehe Kapitel 8.3). In talgdrüsenreichen Regionen wie Stirn, Axilla oder Brustbereich ist die Haut bis 0,3 mm tief bakteriologisch belastet. Antiseptik der Haut/SH ist erforderlich **vor Injektionen, Blutabnahmen, Punktionen, Operationen und invasiven Eingriffen** wie dem Setzen eines Harnkatheters.

Bei der präoperativen Hautdesinfektion muss die Haut mittels antiseptikagetränkter, sterilisierter Tupfer im Wischverfahren satt benetzt werden. Dabei soll kreisförmig, nur in eine Richtung und von der Mitte zum Rand gewischt werden, mehrmals wiederholend, damit eine Einwirkzeit (*EWZ*) von zumindest 3 Minuten erreicht werden kann.

EWZ

Einwirkzeit, mind. 15 Sekunden oder Alibihandlung!

Bei Punktionen und Injektionen empfiehlt sich ebenfalls die Wischmethode. Aufsprühen steht unter Verdacht, weit weniger wirksam zu sein, belastet die Atemluft und erhöht das Brandrisiko. Die minimale EWZ ist die Zeit bis zur vollständigen Verdunstung. Die korrekte EWZ ist abhängig vom verwendeten Produkt, von der Körperregion, aber auch vom Infektionsrisiko. Bei Hautpunktionen wie Blutabnahmen sind 15 Sekunden ausreichend, bei tieferen Punktionen von Gelenken oder Körperhöhlen ist mindestens 1 Minute erforderlich und beim Setzen eines zentralen Venenkatheters (ZVK) sollten 3 Minuten eingehalten werden.

Alkoholische Produkte sind die Mittel der Wahl. Jodlösungen wirken langsamer, erreichen aber eine vergleichbare Keimreduktion. Bei **Wunden und auf Schleimhäuten** sind Jodpräparate, Chlorhexidin und Octenidin zu bevorzugen, da sie keine Schmerzen verursachen. Gefärbte Antiseptika bieten die Möglichkeit, die desinfizierte OP-Region visuell sichtbar zu machen, bei Punktionen/Injektionen ist dies nicht erforderlich.

Die Notwendigkeit der Hautdesinfektion vor **subcutanen (s. c.) Injektionen** und bei der Blutzuckerbestimmung gilt als umstritten. Das Robert Koch-Institut und die Deutsche Gesellschaft für Krankenhaushygiene empfehlen bei s.c. Injektionen, sofern die Patientin oder der Patient diese nicht selbst durchführt, aus haftungsrechtlichen Gründen darauf nicht zu verzichten. Bei der Punktion mit der Lanzette zur Blutzuckerbestimmung kann auf die Hautdesinfektion verzichtet werden, da nichts injiziert wird, sondern Blut austritt und somit Hautkeime wieder an die Oberfläche befördert werden.

Der besonders wichtigen **Händedesinfektion** ist das Kapitel 14.3 gewidmet.

Auf's Brot oder in die Wunde?
Honig natürlich! Schon die alten Ägypter verwendeten Honigverbände zur Wundheilung. In den letzten Jahrzehnten waren derartige „Hausmittel" verpönt, aber seit das Problem der Antibiotikaresistenzen nicht mehr zu leugnen ist, erlebt der Honig eine Renaissance. Manukahonig heißt das Zauberwort. Forschungsergebnisse belegen das breite Wirkungsspektrum ohne jegliche Resistenzen vor allem in der Wundversorgung. (Manuka Honey Research)

Reinigung und Desinfektion im direkten Umfeld von PatientInnen
Zur Dispositionsprophylaxe von PatientInnen zählen die Verbesserung der Abwehrkräfte, die Vorbildwirkung des Personals, der Schutz vor Lärm, Strahlen und chemischen Noxen, die Gewährleistung eines behaglichen Raumklimas und einer adäquaten Raumausstattung. Reinigungs- und Desinfektionsmaßnahmen leisten dazu einen wesentlichen Beitrag.

Körperpflege: Bei der Körperpflege können durch die Hände des Personals oder über Pflegeartikel und Hilfsmittel pathogene Mikroben auf andere Körperareale verschleppt und auf Gegenstände übertragen werden. Aus hygienischer Sicht ist die **Dusche** dem **Vollbad** und der **Ganzkörperwäsche im Bett** vorzuziehen. Vor der Körperpflege ist eine **hygienische Händedesinfektion** durchzuführen, die Verwendung von **Handschuhen** ist aus hygienischer Sicht nur bei Infektiosität (z. B. Pilzinfektion) und während der Intimpflege indiziert. Eine detaillierte Darstellung des Themas erfolgt im Unterrichtsfach GuK.

Bekleidung und Bettwäsche: Gebrauchte Krankenhauswäsche gilt als potenzielle Infektionsquelle, das Risiko muss allerdings als relativ gering eingeschätzt werden. Die Bettwäsche muss nicht routinemäßig täglich gewechselt werden, das individuelle Risiko entscheidet über die Wechselfrequenz, wie z. B. das Vorhandensein einer Wunde oder invasiver Zugänge wie Harnkatheter oder Zentralvenenkatheter. Zu selten gewechselte Wäsche (z. B. Unterwäsche oder Strümpfe) kann zu einem

Bettwäsche und Bekleidung der PatientInnen muss bei Verschmutzung mit Körperflüssigkeiten unmittelbar gewechselt werden, ansonsten entscheidet der individuelle Behaglichkeitsanspruch.

Mikrobenreservoir für die Entwicklung z. B. einer Pilzinfektion werden. Die **Schmutzwäsche** ist ohne Umwege und Staubaufwirbelungen in die vorgesehenen Säcke abzuwerfen. Schmutzwäschesäcke werden im geschlossenen Zustand, **getrennt von sauberer Wäsche**, transportiert. Für das Transportpersonal wie auch für MitarbeiterInnen der Wäscherei besteht bis zum Waschvorgang eine gewisse Infektionsgefahr. Die Krankenhauswäsche wird entweder in der krankenhauseigenen **Wäscherei** oder auswärts in gewerblichen Wäschereien mittels chemothermischer Desinfektions- und Waschverfahren gewaschen. Wäschereien gelten als hygienisch sensible Bereiche, weswegen sowohl räumlich als auch personell getrennt in unreinen (Anlieferung, Trennung) und reinen (Bügeln, Verpackung) Bereichen gearbeitet wird. Der Rücktransport von sauberer Wäsche und der Abtransport von schmutziger Wäsche erfolgen ebenso getrennt.

Bettenaufbereitung: Jede Patientin/jeder Patient erhält bei der Aufnahme ein desinfiziertes Bett mit frischer Bettwäsche. Das Bett, als **zentraler Aufenthaltsort von PatientInnen**, muss einer regelmäßigen Desinfektion unterzogen werden, inklusive Matratze, Pölster und Decke. Die Häufigkeit eines Wechsels des gesamten Bettes ist vom jeweiligen Infektionsrisiko abhängig. Auch bei einer Verlegung innerhalb des KH sollte das Bett gewechselt werden.

Es stehen die Methoden der zentralen oder dezentralen Bettenaufbereitung zur Verfügung. In der **zentralen Bettenaufbereitung** wird manuell oder maschinell (analog einer Autowaschanlage) das Bettgestell chemothermisch gereinigt. Bei der dezentralen Methode erfolgt die Reinigung manuell mittels **Wischdesinfektion** täglich im PatientInnenzimmer. Bei Matratzen und deren Schonbezügen auf Normalpflegestationen ist die Wischdesinfektion der Oberfläche ausreichend. Bei Pölstern und Decken werden meist synthetische Stoffe verwendet, die einer chemothermischen Kochwäsche standhalten; diese müssen nur bei sichtbarer Verschmutzung gewaschen werden.

PatientInnenzimmer: Im Reinigungs- und Desinfektionsplan sind laufende infektionsprophylaktische Maßnahmen zur Oberflächenbehandlung angeführt. **PatientInnennahe Flächen** wie Nachtkästchen, Tisch, Lehnsessel, Telefon etc. werden täglich gereinigt. **PatientInnenferne Flächen** wie Heizkörper, Jalousien, Türen etc. sind in einer Regelmäßigkeit zu reinigen, in der keine sichtbaren Verschmutzungen entstehen können. Der Fußboden muss routinemäßig nur gereinigt werden. Das WC ist mehrmals täglich, das Waschbecken und die Dusche sind nach Gebrauch zu desinfizieren.

Kleingeräte/Gebrauchsgegenstände: Nichtinvasive Geräte wie Blutdruckmanschette, Stethoskop, Fieberthermometer, Blutzuckermessgerät, Ultraschallgel etc. erfordern eine regelmäßige Wischdesinfektion. **Medizinisch-technische Geräte** wie Infusomaten, Perfusoren oder Monitore, aber auch Computer müssen täglich wischdesinfiziert werden. **Gebrauchsgegenstände** wie Geschirr, Trinkgläser, Blumenvasen etc. werden maschinell aufbereitet.

EDV-Komponenten: Wie andere patientInnennahe Gegenstände müssen auch Computer, Visiten-Laptop, Tastatur und Maus **desinfizierbar und spritzwassergeschützt** sein und mindestens 1-mal täglich wischdesinfiziert werden. Staub im Inneren eines PCs gilt zwar als kein relevantes Hygienerisiko (Ausnahme: Risikobereiche – vgl. Kapitel 12.3), sollte jedoch 1-mal jährlich gereinigt/abgesaugt werden. In **patientInnenfernen Bereichen** wie Stationsstützpunkt, Arbeitszimmer oder OP-Stützpunkt dürfen Computer mit üblichen Normen verwendet werden.

Schlussdesinfektion: Eine Schlussdesinfektion, also die abschließende Desinfektion aller Flächen und Gegenstände des PatientInnenzimmers (nach Entlassung, Verlegung oder Tod) ist nur in Ausnahmefällen erforderlich. Eine Raumluftdesinfektion, also die Verdampfung/Vernebelung von verdünnten Formaldehydlösungen, wird nur bei wenigen Infektionskrankheiten empfohlen.

Flächendesinfektion

Bis in die 1970er-Jahre wurden in den KH mehrmals täglich großzügig der Fußboden, die Wände und alle anderen Flächen desinfiziert, doch mittlerweile ist evident, dass häufiges Desinfizieren die Rate an nosokomialen Infektionen nicht zu senken vermag. Wirksame Desinfektion ist immer ein Balanceakt zwischen dem gewünschten Effekt, den wirtschaftlichen Möglichkeiten und den wirkstoffabhängigen Nebenwirkungen. Daher sollte nur bei Vorliegen einer infektiologischen Relevanz desinfiziert werden. Zur Oberflächenbearbeitung stehen die Methoden der Nichtkontamination, Reinigung und Desinfektion zur Verfügung.

Reinigung: Mit einer korrekten Reinigung ohne Desinfektion werden bis zu 80% der Mikroben entfernt und es wird das ästhetische Gefühl von Sauberkeit erreicht. Dies ist im Eingangs-, Gang- und Treppenbereich ausreichend. In anderen Bereichen ist eine gute Reinigung auch deshalb wichtig, weil nur saubere Flächen oder Instrumente erfolgreich desinfiziert und ggf. auch sterilisiert werden können.

Routinemäßige Flächendesinfektion (mit Reinigungsleistung): Die reinigende Wischdesinfektion gilt als Standardverfahren. Alle Flächen mit häufigem Haut- und Händekontakt und Flächen für aseptische Tätigkeiten erfordern eine zumindest **1-mal tägliche Durchführung** in patientInnennahen Bereichen (siehe Abb. 35). Dabei werden Kombinationsprodukte verwendet, da die Desinfektion per se keine Reinigungsleistung beinhaltet. Dies ist beispielsweise bei der Reinigung eines Toilettenstuhls von Bedeutung.

Infektionen bedingt durch Desinfektion? Gehäuftes Auftreten von Infektionen auf einer Kinderstation. Babys starben. Warum? Die Konzentration des formaldehydhältigen Flächendesinfektionsmittels wurde wegen Schleimhautreizungen beim Reinigungspersonal, mit Erlaubnis der Hygieneverantwortlichen, von 0,5% auf 0,25% reduziert. Klebsiellen wucherten in der unterdosierten Lösung und wurden mittels Wischdesinfektion verteilt. (Reiss, I., 2000, Lancet 356: 310)

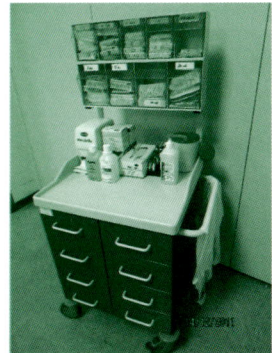

Abbildung 35
Verbandwagen – viele Produkte, viele Händekontakte

Die tägliche Wischdesinfektion im Rahmen der Reinigung gilt als Standardverfahren zur Flächendesinfektion. Handschuhe zum Selbstschutz nicht vergessen!

Als **Reinigungsverfahren** stehen zur Verfügung:

- **Trockenreinigung:** Besen und Staubsauger müssen innerhalb des Krankenhauses wegen Staubaufwirbelungen abgelehnt werden.

- **Feuchtreinigung:** Die Reinigung erfolgt idealerweise mit feuchten Einwegtüchern in der Reihenfolge Mobiliar, Dusche/Waschbecken und WC. Die Tücher sind raumbezogen und nur für wenige Stunden zu verwenden.

- **Nassreinigung:** Hierzu stehen die „Zwei-Eimer-Methode" (reiner/unreiner Eimer für eine bestimmte Fläche, danach Wasserwechsel), das *Zwei-Bezug-Verfahren* für kleinere Flächen und die **Wischmaschine** für größere Flächen zur Verfügung.

Zwei-Bezug-Verfahren

Bezüge werden nur einmalig eingetaucht und für max. 30 m² verwendet. Der zweite Bezug nimmt die überschüssige Feuchtigkeit auf. Gebrauchte Bezüge werden mit 90° C in der Waschmaschine gewaschen und wiederverwendet.

Gezielte Flächendesinfektion

Im Gegensatz zur routinemäßigen Reinigung/Desinfektion muss bei sichtbarer und/oder umfangreicher Kontamination von Flächen mit Körpersekreten eine gezielte, zusätzliche Desinfektion mit flächendesinfektionsgetränktem Einwegtuch/Zellstoff erfolgen. Im ersten Schritt wird die Ausscheidung entfernt, im zweiten Schritt mit einem frischgetränktem Tuch abermals abgewischt. Beim Auftreten spezieller oder resistenter Mikroben und bei Ausbruchssituationen werden über das Standardverfahren hinausgehende Maßnahmen erforderlich.

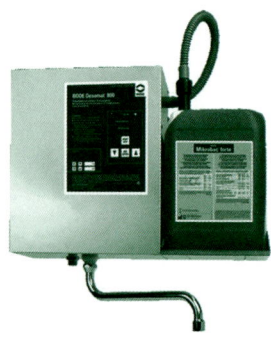

Abbildung 36

Automatischer Dosierautomat zur Beimischung von Flächendesinfektionsmitteln

Praktische Hinweise zur Verwendung von Desinfektionsmitteln:

- Bei allen Methoden der Flächendesinfektion ist das Tragen von Handschuhen erforderlich.

- Zur Dosierung stehen zwei Möglichkeiten zur Auswahl: Die **manuelle Dosierung** unterliegt einer hohen Fehlerrate. Dabei stehen die Dosierpumpe, der Messbecher oder der Dosierbeutel zur Auswahl. Die **automatische Dosierung** erfolgt über ein Zumischgerät, welches im Ver- und Entsorgungsraum meist zur Verfügung steht (siehe Abb. 36).

- Die Wischdesinfektion ist der Sprühdesinfektion vorzuziehen, da ohne mechanische Unterstützung keine sichere Wirkung zu erwarten ist und da keine unerwünschten Dämpfe in die Atemluft gelangen.

- Eine missbräuchliche Verwendung von Händedesinfektionsmitteln zur Flächendesinfektion wirkt – aufgrund der Konzentration der verwendeten Alkohole – flüchtig und leicht entzündbar!

- In Ausbruchssituationen mit z. B. Rota- oder Noroviren sind eigene Desinfektionspläne zu berücksichtigen.

Desinfektion von Ausscheidungen

Harn, Stuhl, Sputum, Erbrochenes, Wundsekrete etc. müssen als potenziell infektiös betrachtet werden! Die Entsorgung erfolgt unverzüglich ohne Kontamination mit der Umgebung. Harnflaschen & Co werden im Leibschüsselautomaten (siehe Abb. 37) chemothermisch desinfiziert.

Aufbereitung von Medizinprodukten

Kontaminierte Medizinprodukte (MP) (siehe Abb. 38) gelten als zentrale Infektionsquelle nosokomialer Infektionen. Zur Risikobewertung werden MP im Medizinproduktegesetz (MPG) in vier Kategorien unterteilt. Für die Zuteilung sind u.a. Kriterien wie der Grad der Invasivität, die Dauer der Anwendung oder die Wiederverwendbarkeit ausschlaggebend. Als **„unkritisch"** eingestuft werden z.B. Stethoskope oder Lagerungshilfsmittel, als **„semikritisch"** z.B. Dialysegeräte oder Endoskope und als **„kritische"** MP gelten z.B. Implantate, aber auch Instrumente. Daraus leiten sich die Anforderungen an Reinigung, Desinfektion und Sterilisation ab. Eine Sterilisation ist erforderlich, wenn kritische MP bei der Anwendung die Haut oder SH durchdringen und Kontakt mit Blut, Gewebe, Knochen etc. zu erwarten ist. Ist dies nicht der Fall, genügt vorzugsweise die maschinelle chemothermische Desinfektion von MP.

In Österreich dürfen Einwegprodukte nicht wiederaufbereitet werden. Bei einer Wiederaufbereitung könnten PatientInnen zu Schaden kommen, wie beispielsweise durch einen abgebrochenen Katheter oder dem Auftreten einer Sepsis. Auch häufig mehrfach verwendete *Penkanülen* zur Insulininjektion gelten als Einwegprodukt, der Hersteller haftet nur für den Einmalgebrauch. Zur Wiederaufbereitung stehen verschiedene Möglichkeiten zur Verfügung. In Abbildung 39 werden die einzelnen Arbeitsschritte des Aufbereitungskreislaufes dargestellt.

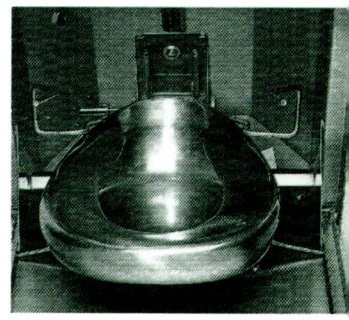

Abbildung 37
Leibschüsselautomat – chemothermisches Desinfektionsverfahren

Sterile Medizinprodukte sind zwingend erforderlich, wenn diese die Haut/SH durchdringen und in den Blutkreislauf oder in sterile Körperhöhlen gelangen.

Penkanülen
Nadeln für Insulininjektionshilfe im Kugelschreiberformat

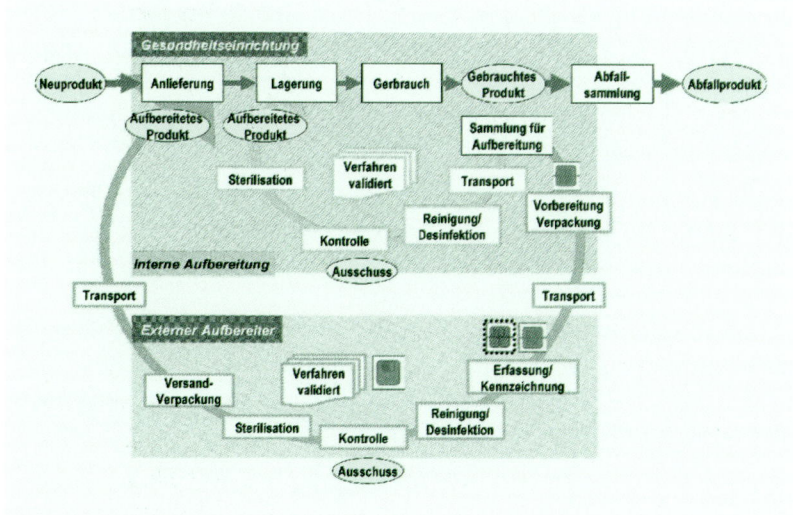

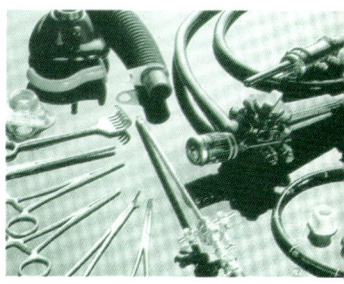

Abbildung 38 (oben)
Aufbereitungspflichtige Medizinprodukte

Abbildung 39 (links)
Medizinproduktekreislauf innerhalb und außerhalb von Gesundheitseinrichtungen

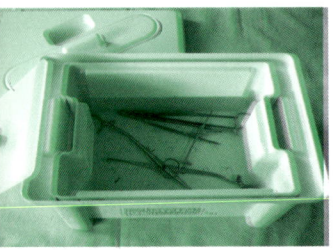

Abbildung 40

Manuelle Instrumenten-
desinfektion

Als Goldstandard bei der
Instrumentenaufbereitung
gilt die zentrale, maschinelle, chemothermische Reinigung und Desinfektion.

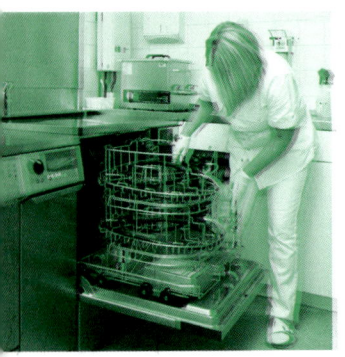

Abbildung 41

Maschinelle Aufbereitung
von Medizinprodukten

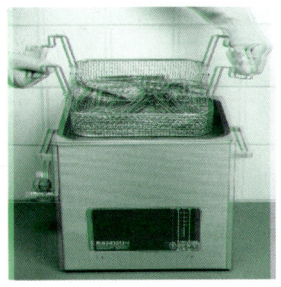

Abbildung 42

Instrumentendesinfektion
im Ultraschallbad

Die **dezentrale manuelle (chemische) Instrumentenaufbereitung** wird im stationären Bereich fallweise noch immer durchgeführt, gilt allerdings als unsichere Methode. Zur Sammlung, vor dem Transport in die Zentralsterilisation, werden Instrumente zur Vorreinigung in eine desinfizierende Lösung mit Aldehyden (Desinfektionswanne mit Sieb und Tauchdeckel) eingelegt, um Schmutzverkrustungen, die eine spätere maschinelle Desinfektion unmöglich machen würden, aufzulösen (siehe Abb. 40). Bei hartnäckigen Verkrustungen ist auch das Abbürsten in der Lösung erforderlich. Nach der geforderten EWZ werden die Instrumente unter fließendem Wasser abgespült, abgetrocknet und auf ihre Funktionsfähigkeit überprüft. Für diese Arbeitsschritte trägt das Personal Handschuhe und ggf. Gesichtsschutz. Anschließend erfolgt der Transport zur maschinellen Weiterverarbeitung.

Die **maschinelle Instrumentenaufbereitung** (siehe Abb. 41) erfolgt meist an der Zentralsterilisationsabteilung, entweder unmittelbar nach Gebrauch oder in Anschluss an eine manuelle Vorreinigung. Die Maschinenprogrammierung besteht aus den Arbeitsschritten Spülung, Reinigung, Zwischenspülung, Desinfektion und Trocknung. Die variablen Einstellungen (Wassertemperatur, EWZ, Desinfektionsmittelkonzentration) ergeben sich aus der Materialbeschaffenheit der MP.

Das **Ultraschallbad** stellt eine weitere Möglichkeit der Instrumentenaufbereitung dar (siehe Abb. 42). Die Instrumente werden in eine desinfizierende Lösung eingelegt und mittels Ultraschall rascher, chemiesparsamer und somit materialschonender vorgereinigt. Dieses Verfahren bietet sich v. a. bei Endoskopiezubehör, einzelnen OP-Mikroinstrumenten oder für häufig verwendete Verbandscheren an.

13.4 Sterilisationsverfahren

Die Verwendung sterilisierter Güter gilt als eine der tragenden Säulen der Asepsis und Verhütung von nosokomialen Infektionen. Die Durchführung der Sterilisation erfolgt bei Einwegprodukten am Produktionsort, bei Mehrwegprodukten meist an einer Zentralsterilisationsabteilung (siehe Kapitel 12.3).

Sterilität bedeutet, dass durch ein geeignetes Verfahren mindestens 1 Mio. Keime auf 1 Keim durch Abtötung oder Inaktivierung reduziert wurden.

Mit Sterilisationsverfahren werden das breiteste Mikrobenabtötungsspektrum und die größtmögliche Mikrobenreduktion erreichbar. Auskochen dagegen bringt keine Sterilität, Hepatitisviren oder Clostridiensporen werden bspw. nicht abgetötet.

Der Sterilisationserfolg ist abhängig von:

▸ **der Vorbehandlung:** Eiweißreste oder Salzkristalle können eine Schutzhülle für Mikroben bilden. Die Ausgangskeimzahl beeinflusst die Sterilisationsdauer, Güter müssen daher zuvor gereinigt, desinfiziert und getrocknet werden.

▸ **dem Durchdringungsvermögen:** Sterilisationsgüter müssen so weit als möglich in Einzelteile zerlegt, Lumina geöffnet, die Verpackung muss korrekt gewählt werden und die Beladung darf nicht zu dicht gedrängt erfolgen.

▸ **der Einwirkzeit und Temperatur:** Je höher die Temperatur, desto kürzer die EWZ.

Die Wahl des **Sterilisationsverfahrens** ist grundsätzlich abhängig von der Materialbeschaffenheit des Sterilisationsgutes. Zur Verfügung stehen

▸ **physikalische Verfahren** (mit feuchter oder trockener Hitze oder Strahlen) und

▸ **chemisch-physikalische Verfahren** (mit Ethylenoxid, Formaldehyd oder Wasserstoffperoxid).

Schon im antiken Griechenland und alten Ägypten, z. B. bei der Mumifizierung, gab es Methoden der Mikrobenabtötung, die jedoch im Laufe der Zeit in Vergessenheit gerieten. Erst im 19. Jh. wurde wieder verstärkt geforscht und 1880 von Chamberland, einem Schüler Pasteurs, der erste Dampfdruck-Sterilisator ("Autoklav") gebaut. Innerhalb weniger Jahre entwickelte sich daraus das Prinzip der Dampfsterilisation, wie wir es heute verwenden. (Drews, 2010)

13.4.1 Physikalische Sterilisationsverfahren

Dampfsterilisation
Die Sterilisation mit Wasserdampf stellt das **wichtigste Sterilisationsverfahren** dar. Dazu wird in Dampfsterilisatoren ("Autoklaven") *gesättigter, gespannter,* luftfreier Wasserdampf verwendet. Je höher der Druck und die Temperatur, desto kürzer die EWZ.

In der (Standard-)Programmierung der Sterilisatoren wirkt sich das folgendermaßen aus: **121° C/2,05 bar/20 min oder 134° C/3,04 bar/5 min.**

In Abbildung 43 wird die gesamte Programmierung ("Chargenzeit") dargestellt: Überdruckzeiten (+) wechseln sich mit Vakuumzeiten (−) während der Vorbereitungsphase (a), der Sterilisationsphase (b) und der Trocknungsphase (c) ab. Die Vorbereitungsphase dient der Entlüftung zur Verhinderung von Luftinseln und dem Aufheizen mittels Vakuumintervallen, die Sterilisationsphase entspricht der Abtötungszeit mit Sicherheitszuschlag und in der Trocknungsphase wird der Dampf, zur Verhinderung von Kondensation, abgesaugt.

Sterilisation gilt als eine der tragenden Säulen der Asepsis.

gesättigt
es handelt sich um luftfreien Dampf mit 100% relativer Feuchtigkeit

gespannt
der Dampf steht unter Druck, durch welchen die Temperatur steigt (Prinzip des Schnellkochtopfes)

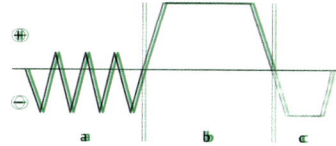

Abbildung 43

Ablaufschema der Dampfsterilisation

Die Dampfsterilisation gilt als sicherstes Verfahren zur Sterilisation und wird im KH als Standardverfahren eingesetzt. Ergänzend werden Einwegmaterialien mittels Strahlen und thermolabile Materialien mittels Niedertemperaturverfahren sterilisiert.

Die Dampfsterilisation wird bei Metallinstrumenten, Verbandmaterialien, Glas, Porzellan, Wäsche und geöffneten Flüssigkeiten verwendet. Für Öle, Fette, Puder und Kunststoffe sind andere Verfahren anzuwenden. Die Sterilisation mit trockener Hitze (Heißluftsterilisation) gilt weitestgehend als obsolet.

Strahlensterilisation

Ionisierende Strahlung, bevorzugt Gammastrahlung, wird zur Sterilisation von **industriell gefertigten Medizinprodukten**, vorwiegend **Einwegmaterialien** verwendet. Es handelt sich dabei um keine radioaktive Strahlung! Das Sterilgut wird bereits endverpackt auf einem Fließband unter der Strahlenquelle durchgeführt. Als Anwendungsbereiche gelten beispielsweise Infusionsbestecke, Injektionskanülen und -spritzen oder Handschuhe. Wegen der aufwendigen und kostspieligen Technik wird dieses Verfahren im KH nicht eingesetzt.

13.4.2 Chemisch-physikalische Sterilisationsverfahren

Bei den **chemisch-physikalischen Verfahren** stehen die Gassterilisation mit Ethylenoxid und Formaldehyd und die Plasmasterilisation, sogenannte Niedertemperaturverfahren, im Vordergrund. Aufgrund der Toxizität sollten diese Gase nur zur Anwendung kommen, wenn die Dampfsterilisation nicht möglich ist.

Sterilisation mit Ethylenoxid (EO)

EO ist ein mikrobizides Gas, welches bei Temperaturen von 50–60°C und unter verschiedenen Druckverfahren (50 mbar–7 bar) sterilisierend wirkt. Die Anwendung dieses Verfahrens darf nur durch speziell geschultes Personal erfolgen. Eine vorbereitende Reinigung und Desinfektion ist unbedingt erforderlich. EO bindet sich beispielsweise an Kunststoffe sehr gut an und benötigt daher längere Ausgasungszeiten. Anwendung findet EO vor allem bei **thermolabilen Kunststoffen**, optischen Instrumenten oder Implantaten.

Sterilisation mit Formaldehyd (NTDF)

Die genaue Bezeichnung des Verfahrens lautet „Niedertemperaturdampf mit Formaldehyd". Zur Sterilisation wird ein Gemisch aus Wasserdampf mit einem geringen Zusatz von 2% Formaldehyd, bei einer Feuchtigkeit von 60–80%, einer Temperatur von ca. 60°C und im Unterdruckverfahren verwendet. Das Sterilgut ist nach erfolgter Sterilisation sofort wieder einsetzbar. Formaldehyd selbst ist nicht brennbar und nicht explosiv, gilt jedoch als Allergieauslöser. Anwendung findet NTDF bei **thermolabilen Produkten** (wie EO).

Plasmasterilisation (NTP)

Bei der „Niedertemperaturplasmasterilisation" wird Wasserstoffperoxid (H_2O_2) durch Hochfrequenz in den Plasmazustand versetzt. Der bei ca. 50°C entstehende H_2O_2-Dampf wirkt mikrobizid. Das Verfahren hinterlässt keine Rückstände und ist nicht gesundheitsschädlich. Der Nachteil liegt in der Anwendungseinschränkung auf hochspezialisierte Medizinprodukte, welche vorgereinigt werden können, steril sein müssen und nicht invasiv eingesetzt werden. Dieses Verfahren ist erst seit 2006 in Österreich limitiert zugelassen.

13.5 Praktische Anwendung von Sterilisationsverfahren und Sterilgüter

Der Erfolg von Sterilisationsprozessen ist von vielen Faktoren, wie der Verpackung, Beladung, Entladung, dem Transport und der Lagerung, abhängig und unterliegt daher strengen Kontrollen.

Kontrolle des Sterilisationserfolges

Äußerlich sind sterile und unsterile Güter nicht zu unterscheiden. Um die einwandfreie Sterilisation sicherzustellen, bedarf es regelmäßiger Überprüfungen. EU-genormte Validierungsverfahren erstrecken sich von Gerätewartungen (analog der „KFZ-Pickerlüberprüfung") bis zur Indikatorüberprüfung auf jedem einzelnen Sterilgut:

Straßenfahrzeuge werden einmal jährlich, Sterilisatoren täglich mehrfach überprüft!

▸ **Periodische und außerordentliche Überprüfungen erfolgen mit Bioindikatoren:** Sporen (als die widerstandsfähigste Lebensform) werden in Päckchenform bei der Gassterilisation beigelegt und anschließend bebrütet.

▸ **Der laufende Betrieb jedes einzelnen Sterilisationsvorganges wird von geschultem Personal überwacht:** Erst nach der Eingabe aller notwendigen Daten startet der Sterilisator sein Programm, Prozessdaten werden automatisiert mitgeschrieben.

▸ **Laufende Überprüfungen jeder einzelnen Charge erfolgen mit Chemoindikatoren:**

　▸ Täglich vor Betriebsbeginn des Dampfsterilisators werden der **Vakuumtest** (Dichtheitstest) und der **Bowie-Dick-Test** (Luftentfernungs-/Dampfdurchdringungstest) durchgeführt.

　▸ **Indikatorkärtchen oder Plaketten** werden nach dem Entladen mit Vergleichskarten überprüft.

　▸ Mit dem Siegeszug der minimalinvasiven Endoskopiechirurgie wurden Schwächen üblicher Testverfahren hinsichtlich Entlüftungsverhalten offensichtlich. Seit einigen Jahren steht dafür zusätzlich der **Helixtest** (Hohlkörpertest) zur Verfügung.

　▸ Mit Klebebändern werden Verpackungssets außen fixiert. Eine Verfärbung der darauf enthaltenen **Indikatorstreifen** weist nur darauf hin, dass es sich im Sterilisator befunden hat (siehe Abb. 44). Diese Klebebänder können für alle Verfahren verwendet werden.

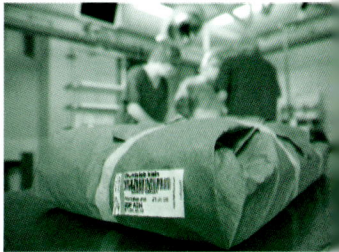

Abbildung 44

Sterilgutverpackung mit Papier und Klebeband vor der Beladung des Sterilisators

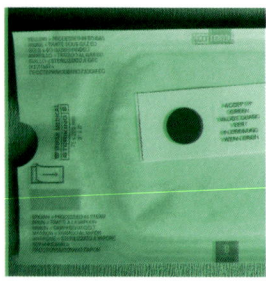

Abbildung 45
Indikatorfelder vor der
Sterilisation

Die Verpackungsarten rich-
ten sich nach Inhalt, Verfahren und Sterilisationsort.

▸ **Indikatorfelder** sind auf den Verpackungsfolien aufgedruckt oder beigelegt. Der Sterilisationserfolg ist gegeben, wenn sich das jeweilige verfahrensabhängige, primär helle Feld dunkel einfärbt (siehe Abb. 45).

▸ Indikatorstreifen mit verfahrensabhängigen Testfeldern werden mit dem Sterilgut gemeinsam in der Verpackung eingelegt.

Verpackung von Sterilisationsgut

Die Verpackung hat die Aufgabe, das Sterilisationsgut von der Entnahme aus dem Sterilisator bis zur Verwendung steril zu halten, daher muss sie vor dem Beladen des Sterilisators erfolgen. Die Verpackungen von Ein- und Mehrwegprodukten müssen zumindest mit Inhalt, Chargennummer, Sterilisationsverfahren, Sterilisationsdatum und Ablaufdatum gekennzeichnet werden. Man unterscheidet Ein- und Mehrwegverpackungen.

▸ **Container aus Edelstahl oder Aluminium** werden für die Dampfsterilisation verwendet. Sie müssen das Sterilgut fest umschließen, die Öffnungen für den Dampfdurchtritt sind mit einem Filter gegen Staub geschützt. Das Sterilgut (oder mehrteilige Sets) wird in ein Baumwolltuch eingeschlagen und in den Container eingelegt.

▸ **Folienverpackungen** bestehen aus einer Papierseite und einer durchsichtigen Kunststoffseite. Über das Papier dringen Dampf oder Gase ein, durch die Folie ist das Sterilgut sichtbar. Sie stehen in unterschiedlichen Größen als Endlosschlauch zum Abschneiden oder als Beutel zur Verfügung. Die Folie wird mit einem Schweißgerät verschlossen und auch häufig zweifach verpackt (siehe Abb. 45).

▸ **Sterilisationspapier** umhüllt das Sterilgut bei der Dampf- und EO-Sterilisation in mehreren Schichten und kann nach dem Öffnen als sterile Unterlage dienen. Es darf nur einmalig verwendet werden, da sich durch den Sterilisationsprozess die Poren des Papiers schließen (siehe Abb. 44).

Be- und Entladung des Sterilisators

Papier- und folienverpacktes Sterilgut wird in Metallkörbe geladen. Für die notwendige Luftzirkulation und Luftentfernung dürfen sie nicht über- oder unterfüllt werden (eine Handbreit passt dazwischen). Instrumente werden horizontal eingelegt. Wäsche wird zweifach tuchverpackt (zwecks steriler Entnahme) senkrecht eingestellt. Container werden waagrecht eingeschoben und benötigen nach der Entnahme eine ca. 30 minütige Abkühlzeit. Zur Verhinderung der Kondensation dürfen sie währenddessen nicht auf einen kalten Untergrund gestellt werden. Abbildung 46 zeigt die Entladung eines Dampfsterilisators.

Transport und Lagerung

In Abhängigkeit der Transportwege und der folgenden Lagerung gelten für Ein- und Mehrwegprodukte verschiedene Verpackungsrichtlinien.

▶ **Transportverpackungen** sind erforderlich, wenn Sterilgut zwischen zwei aseptischen Bereichen transportiert werden muss. Entweder handelt es sich dabei um industriell gefertigte Sterilgüter (z. B. Verbandstoffe) oder sterilisierte Mehrweggüter (z. B. Instrumente).

▶ **Sekundärverpackungen** sind für eine kontaminationsfreie Lagerung und zum Schutz der Primärverpackung erforderlich. Nach der Entnahme aus der Lagerverpackung muss Sterilgut sekundär verpackt sein, um die noch zu öffnende Primärverpackung nicht zu beschädigen.

▶ **Primärverpackungen** müssen eine aseptische Entnahme ermöglichen.

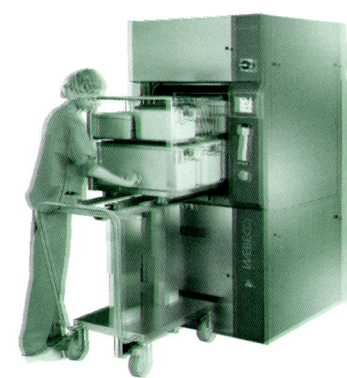

Abbildung 46

Entladung eines Dampfsterilisators

Die **geschützte Lagerung** von Sekundär- und Primärverpackungen in Schubladen und Schränken ist der offenen Lagerung in Regalen oder auf „Verbandwägen" vorzuziehen, da es eine Belastung durch Verpackungsschäden, Staub, Feuchtigkeit, Licht und Temperaturschwankungen zu vermeiden gilt. Die Verpackungsart hat einen direkten Einfluss auf die **Lagerungsdauer**:

▶ **Einfachverpackungen** in Folie oder Papier geschützt bis zu 6 Wochen

▶ **Zweifachverpackungen** in Folie oder Papier geschützt bis zu 6 Monaten, in einer zusätzlichen Lagerverpackung bis zu 3 Jahren

▶ **Containerverpackungen** bis zu 6 Monaten, in einer zusätzlichen Lagerverpackung bis zu 5 Jahren

▶ **Industriell gefertigte sterile Einwegprodukte** im Überkarton bis zum Herstellerdatum

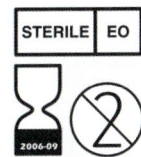

Abbildung 47

beispielhafter Auszug der Kennzeichnung von Einwegprodukten

▶ Sterilisationsverfahren

▶ Ablaufdatum

▶ Einmalgebrauch

Entnahme und Umgang mit sterilem Material

Eine Sterilgutverpackung muss eine aseptische Entnahme ermöglichen. Die Vorgehensweise der Entnahme muss gewährleisten, dass das Sterilgut auch **steril bei der Patientin/dem Patienten ankommt**:

▶ Händedesinfektion vor dem Handling mit Sterilgut

▶ Kontrolle der Intaktheit der Verpackung, des Indikators und des Verfalldatums

▶ Aseptisches oder steriles Arbeitsumfeld schaffen

▶ Während des Öffnens nicht sprechen, husten, niesen …

▶ Sachgerechte Öffnung unter Verwendung der vorgesehenen Entnahmestellen, um es entweder korrekt überreichen oder auf einer sterilen Arbeitsfläche ablegen zu können

Die Sterilgutentnahme erfolgt mittels „Non-Touch-Technik" oder „Peel-back-Technik".

Zum Wiederholen

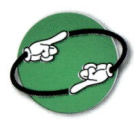

▸ Unterscheidung von Reinigung/Desinfektion/Sterilisation

▸ Wirkungsspektrum von Desinfektionsverfahren

▸ Physikalische/chemische/chemothermische Verfahren

▸ Chemische Wirkstoffe

▸ Desinfektion von Haut und Schleimhaut

▸ Reinigungsmaßnahmen im direkten Umfeld der PatientInnen

▸ Flächendesinfektion

▸ Aufbereitung von Medizinprodukten

▸ Dampfsterilisation

▸ Weitere Sterilisationsverfahren

▸ Kontrolle des Sterilisationserfolges

▸ Verpackung von Sterilgut

▸ Transport und Lagerung von Sterilgut

▸ Entnahme von und Umgang mit Sterilgut

Zum Üben

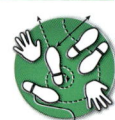

1. Welche Informationen zur Desinfektion von Haut und Schleimhaut können Sie dem Desinfektionsplan an einer chirurgischen Abteilung Ihres Krankenhauses entnehmen?

2. Ein aufmerksamer Patient beobachtet einen Tag lang Reinigungs- und Desinfektionsarbeiten auf einer Pflegestation: Welche Maßnahmen lassen sich im und außerhalb des Zimmers beobachten?

3. Fertigen Sie ein Flussdiagramm des Medizinproduktekreislaufes in Ihrem Krankenhaus. Welche Personen/Abteilungen sind dabei beteiligt?

4. Welche Sterilisationsverfahren (außer der Dampfsterilisation) werden in Ihrem Krankenhaus angewandt?

5. Überprüfen Sie alle am Verbandwagen Ihrer Schule befindlichen Sterilverpackungen nach den Kriterien der Lagerung, der Sterilisationserfolgskontrolle und der angewandten Sterilisationsverfahren.

6. Geben Sie einem Laien eine Sterilverpackung in die Hände und leiten Sie diesen zur korrekten Entnahme an.

Zum Nachlesen

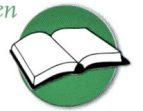

Dettenkofer, M., Wenzler, S., Amthor, S., Antes, G., Motschall, E. & Daschner, F. (2004): Does disinfection of environmental surfaces influence nosocomial infection rates? A systemic review. In: American Journal of Infection Control, Jg. 32, Heft 2, S. 84–89.

Empfehlung der Kommission für Krankenhaushygiene und Infektionsprävention am Robert Koch-Institut (2004): Anforderungen an die Hygiene bei der Reinigung und Desinfektion von Flächen. In: Bundesgesundheitsblatt – Gesundheitsforschung – Gesundheitsschutz, Vol. 47, Nr. 1, S. 51–61, http://www.rki.de/cln_011/nn_226928/DE/Content/Infekt/Krankenhaushygiene/Kommission/Downloads/Flaeche__Rili,templateId=raw,property=publicationFile.pdf/Flaeche_Rili [18.12.2011].

Kramer, A., Heeg, P. & Botzenhart, K. (Hrsg.) (2001): Krankenhaus- und Praxishygiene. München: Urban & Fischer.

Robert Koch-Institut (2006): Bedarf es einer Hautdesinfektion vor der subcutanen Insulininjektion? Notwendigkeit der Hautdesinfektion vor einer Blutzuckerkontrolle? In: http://www.rki.de/DE/Content/Infekt/Krankenhaushygiene/FAQ/Insulingabe/faq__krankenhyg__insulin__ges.html?__nnn=true [18.12.2011].

Truppe, M., Gara, S., Mühlberger, M., Ganglberger, E., Himpelmann, M., Melnitzky, S. & Scherrer, M. (2007): SUPROMED. Aufbereitung und Wiederverwendung von Einweg-Medizinprodukten unter Nachhaltigkeitsaspekten – Einführung in Österreich. In: http://www.nachhaltigwirtschaften.at/fdz_pdf/endbericht_0709_supromed.pdf [18.12.2011].

14 Händehygiene
(I Can't Get No) Disinfection?

Das meistgebrauchte medizinische Instrument sind die Hände – Dreh- und Angelpunkt der Infektionsprophylaxe in Gesundheitseinrichtungen. Auf die Bedeutung der individuellen Hygiene wurde bereits in den Vorkapiteln hingewiesen. Dieses Kapitel beleuchtet Grundsätze moderner Händehygiene und Methoden zum Schutz des Personals und der PatientInnen. Detailliert werden die Themen Händewaschen, Händedesinfektion und die Verwendung von Handschuhen bearbeitet. Abschließend wird die Tragweite händehygienischer Maßnahmen – der Zusammenhang mit nosokomialen Infektionen – dargestellt. Abgesicherte Empfehlungen zur Infektionsprävention der „Top 4" – Harnwegs-, Atemwegs-, Wund- und Gefäßkatheterinfektion – vertiefen pflegepraktisches Wissen.

Zusammenfassung

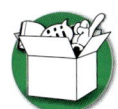

Hände berühren, streicheln, heilen, untersuchen, pflegen, säubern, operieren, fühlen ... Aber die Hände des Personals sind auch die relevantesten Überträger von Mikroben. Deswegen zählt die Händehygiene zu den wesentlichsten Maßnahmen zur Reduktion von nosokomialen Infektionen. Als notwendige Vorleistung für eine erfolgreiche Händehygiene gelten die Richtlinien zur persönlichen Hygiene in Bezug auf das Tragen von Schmuck (siehe Kapitel 1.2). Die unterschiedlichen Maßnahmen im Rahmen der Händehygiene dienen der **Abtötung der transienten Flora**, der **Reduktion der residenten Flora** und der **Entfernung von Schmutz**.

Mit der Umsetzung korrekter händehygienischer Maßnahmen besteht die Möglichkeit, die Rate nosokomialer Infektionen um bis zu 40% zu senken. Um dies zu erreichen, bedarf es grundsätzlicher Strategien zur Verhütung der Übertragung von Mikroben durch Hände (siehe Tab. 17).

Tabelle 17
Strategien der
Händehygiene

Strategie	Situationen
Nichtkontamination „Hände sauber halten"	Verwendung von Instrumenten anstatt der Finger und Tragen von Schutzhandschuhen bei wahrscheinlicher Kontamination
Elimination von Mikroben „Hände sauber machen"	Händewaschen oder Händedesinfektion vor und nach (wahrscheinlicher) Kontamination
Blockade der Mikrobenabgabe „Mikrobennachwuchs bremsen"	antiseptische Händewaschung sowie chirurgische Händedesinfektion vor und Tragen steriler Handschuhe bei chirurgischen oder invasiven Eingriffen
Tätigkeitsverzicht	Verzicht auf infektionsgefährdende Tätigkeiten bis zur Sanierung bei infizierten Wunden an den Händen

14.1 Händepflege

Händepflege ist Selbstschutz

Die Haut der Hände ist besonders stark beansprucht, insbesondere wenn Hände über einen längeren Zeitraum **Feuchtigkeit** ausgesetzt sind, flüssigkeitsdichte Handschuhe über mehrere Stunden getragen werden und Hände häufig mit **hautschädigenden Substanzen** in Kontakt kommen. Dem daraus oftmals resultierenden irritativ-toxischen Kontaktekzem muss mit einer konsequenten und systematischen Händepflege gegengesteuert werden. Der Hautschutz vor, während und nach hautbelastenden Tätigkeiten hat einen großen Stellenwert (siehe Tab. 18). Gezielter Hautschutz soll ein Eindringen von Schadstoffen vermeiden und die Hautreinigung erleichtern, denn bereits kleinste Hautrisse stellen eine Eintrittspforte für Mikroben dar.

Was?	Wie?	Wann?
Hautschutz	Hautschutzcreme zum Schutz vor wasserlöslichen Arbeitsstoffen gründlich einmassieren	vor Arbeitsbeginn und nach Pausen
Hautwaschung	Waschlotion auf feuchte Haut auftragen, aufschäumen und mit lauwarmem Wasser abspülen	vor Arbeitsbeginn, bei sichtbarer Verschmutzung, nach dem Toilettenbesuch und nach Arbeitsende
Hauttrocknung	Untersuchungen zeigen deutlich die hygienische Überlegenheit von Papiertüchern gegenüber anderen Methoden	Baumwollhandtuch, Textilrolle oder Lufttrockner führen zu einer Steigerung der Keimzahl und sind somit in Gesundheitseinrichtungen abzulehnen
Hautpflege	Feuchtigkeitsspendende Öl-Wasser-Emulsion bei normaler Haut oder Wasser-Öl-Emulsion bei trockener Haut, am besten ein individuell erprobtes Produkt verwenden	nach häufigem Händewaschen, in Pausen und nach Arbeitsende

Tabelle 18
Händepflegeplan

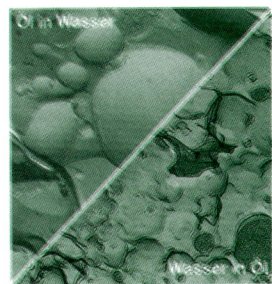

14.2   Händewaschen

Die geringe Wirksamkeit des Händewaschens (quantitative Reduktion der Hautflora von ca. 20%) begründet sich damit, dass Mikroben beim Händewaschen nur abgespült, aber nicht abgetötet werden. Die Mikroben werden in die Umgebung verteilt, nur in geringen Mengen von der Hautoberfläche entfernt und die Haut wird entfettet. Um die Wirkung des Händewaschens zu optimieren, empfiehlt sich die Berücksichtigung einiger Grundregeln:

> **Keimarme Waschlotion** verwenden, feste Seifenstücke sind nicht zulässig

> Aufschäumen und Abspülen der Waschlotion **ohne vermeidbares Herumspritzen gewährleisten**

> Waschbewegungen, die die gesamte Handfläche benetzen und zumindest *20 Sekunden* andauern

> Abstellen des Wasserlaufes nach erfolgter Händetrocknung mit einem **Papiertuch**

Bei Einhaltung dieser Verhaltensregeln wird die immer wieder propagierte und **fehleranfällige „Ellbogentechnik"** (die Bedienung der Seifen- oder Desinfektionsmittelspender mit dem Ellbogen bedingt die anschließende Waschung/Desinfektion dieser) überflüssig.

Im privaten Bereich ist Händewaschen notwendig und sinnvoll, in der beruflichen Anwendung aber meist ungeeignet!

20 Sekunden

Um die Mindestzeit einzuhalten, einfach „Happy Birthday" gedanklich mitsingen!

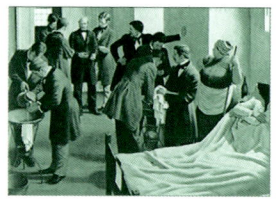

Abbildung 48a

Händehygiene anno 1850: Ignaz Semmelweis demonstriert seinen Assistenten die Händewaschung mit Chlorkalklösung vor der Untersuchung einer Schwangeren

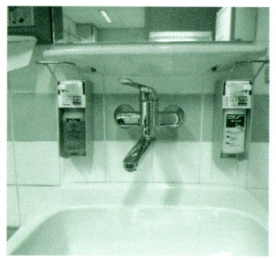

Abbildung 48b

Waschplatz: bauliche Voraussetzungen für die Händehygiene anno 2012

14.3 Händedesinfektion

Die hygienische Händedesinfektion (HD) ist seit über 160 Jahren bekannt, sie ist einfach durchzuführen und sehr wirkungsvoll – dennoch wird diese Infektionskontrollmaßnahme noch immer unterschätzt und kann als ausbaufähig betrachtet werden (siehe Abb. 48a und 48b).

Wirkungsspektrum

Gängige Händedesinfektionsmittel **basieren auf Alkoholen**, werden auch mit anderen Wirkstoffen kombiniert und wirken innerhalb weniger Sekunden (Ethanol, Propanole, Chlorhexidin, Jod). Durch die HD wird die transiente Hautflora abgetötet und die residente Hautflora etwas reduziert. Damit wird der Großteil jener Mikroben erreicht, welche die häufigsten nosokomialen Infektionen verursachen: *E. coli* (Harnwegsinfektionen), *Streptococcus pneumoniae* (Atemwegsinfektionen), *Staphylococcus aureus* (Wundinfektionen), *Staphylococcus epidermidis* (Katheterinfektionen), aber auch Hefepilze wie *Candida spp.* sowie behüllte Viren wie HBV, HCV und Influenzaviren. Ebenso besteht auch eine umfassende Wirksamkeit gegenüber antibiotikaresistenten Mikroben. Nur wenige Mikroben wie *Clostridium difficile* und *Noroviren* können nicht erreicht werden (siehe Kapitel 17.4 und 18.5).

Indikationen

In den letzten Jahren konnte ein internationaler Konsens zu den Indikationen zur HD entwickelt werden, getragen durch die Übereinstimmung der wichtigen Institutionen WHO, CDC und RKI (siehe Kapitel 2.2). Aus der WHO-Kampagne „Clean Care is Safer Care" wurde das Modell der „5 Momente der Händedesinfektion" entwickelt (siehe Abb. 49):

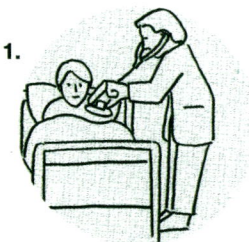

Vor PatientInnenkontakt
Begründung: PatientInnenschutz vor pathogenen Mikroben aus der Umgebung **Beispiele:** vor jeglichem Körperkontakt wie der Körperpflege, vor der Messung von Puls und Blutdruck

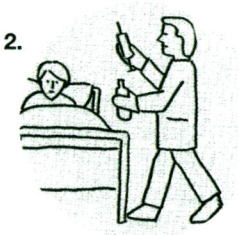

Vor aseptischen Tätigkeiten
Begründung: PatientInnenschutz vor pathogenen Mikroben aus der Umgebung und um zu verhindern, dass Mikroben aus der patientInneneigenen Hautflora in den Körper gelangen **Beispiele:** vor der Medikamentenzubereitung, vor der Wundversorgung (Verbandwechsel), vor dem Handling mit einem Harnkatheter oder Gefäßkatheter

Nach Kontakt mit potenziell infektiösen Körperflüssigkeiten
Begründung: Selbstschutz und Verhindern von Kontamination
Beispiele: nach Kontakt mit Harn, Stuhl, Entsorgen von Abfall
(Verbänden, Einlagen, Windeln), nach dem Handling mit
diversen Kathetern, nach dem Absaugen, auch wenn Handschuhe
getragen werden!

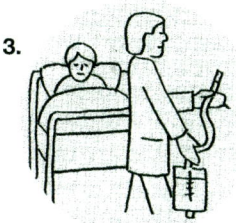

Nach PatientInnenkontakt
Begründung: Selbstschutz und Verhindern von Kontamination
Beispiele: nach direktem Kontakt wie Händeschütteln, Hilfe bei
der Körperpflege, nach der Messung von Puls und Blutdruck

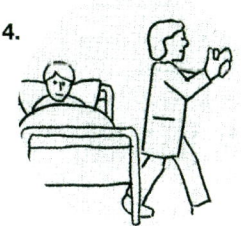

Nach Kontakt der direkten PatientInnenumgebung
Begründung: Selbstschutz und Verhindern von Kontamination
Beispiele: nach dem Bettwäschewechsel, nach Kontakt mit Nacht-
kästchen, Infusionsgeräten, Monitoren

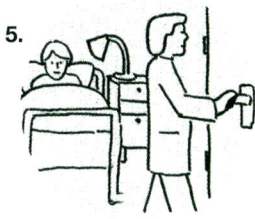

Menge-Zeit-Technik
Aus der „Dreierbeziehung" von Menge, Zeit und Technik ergibt sich
die korrekte Durchführung der HD. Eine fehlerhafte Durchführung
führt zu Benetzungslücken, v. a. in den Problemzonen. Als ausreichende Menge des Händedesinfektionsmittels gelten 3–5 ml oder 1–3 Hübe,
praxisnaher die Faustregel: **So viel in die Talsohle einer Hohlhand**
passt, entspricht der richtigen Menge. Dabei wird die jeweilige Hän-
degröße berücksichtigt. Eine korrekte HD dauert **mindestens 30 Se-**
kunden, d. h., die Hände müssen über mindestens 30 Sekunden feucht
gehalten werden. Bei einer vorzeitigen Auftrocknung kann somit auf
eine zu geringe Menge rückgeschlossen werden.

Die mittlerweile seit mehr als 30 Jahren gültige „**6-Schritte-Standard-**
Einreibemethode" entspricht dem europäischen Standard EN 1500,
welcher eine Prüfnorm für Händedesinfektionsmittel darstellt. In
aktuellen Untersuchungen hat sich diese Vorgehensweise allerdings
nicht als zuverlässig erwiesen (Kampf, 2008). Selbst „hygienevertraute
Personen" haben Schwierigkeiten, sich die Einzelschritte zu merken,
und einzelne Schritte hinterlassen **Benetzungslücken**. Eine als **„eigen-**
verantwortliche Methode" beschriebene Vorgehensweise, die sich auf
die **Problemzonen Daumen, Fingerspitzen und Nagelfalz** konzentriert,
bietet den Vorteil einer besseren **Compliance** der MitarbeiterInnen

Abbildung 49
5 Momente (Indikationen)
der Händedesinfektion

Eine effektive Hände-
desinfektion dauert
mindestens 30 Sekunden
und berücksichtigt vor allem
die Daumen, Fingerspitzen
und Nagelfalze!

und den technischen Vorteil, mit den Fingerspitzen in die noch volle Hohlhand vollständig eintauchen zu können (siehe Abb. 50). Die Methode „Kurzdesinfektion" mit einer Dauer von 15–30 Sekunden liefert schlechte Benetzungsergebnisse. Welche Technik man auch wählt, die Mindestdauer von 30 Sekunden muss eingehalten werden und die **mechanische Reibung** muss über diesen Zeitraum aufrechtbleiben.

Abbildung 50

Problemzonen der Händedesinfektion

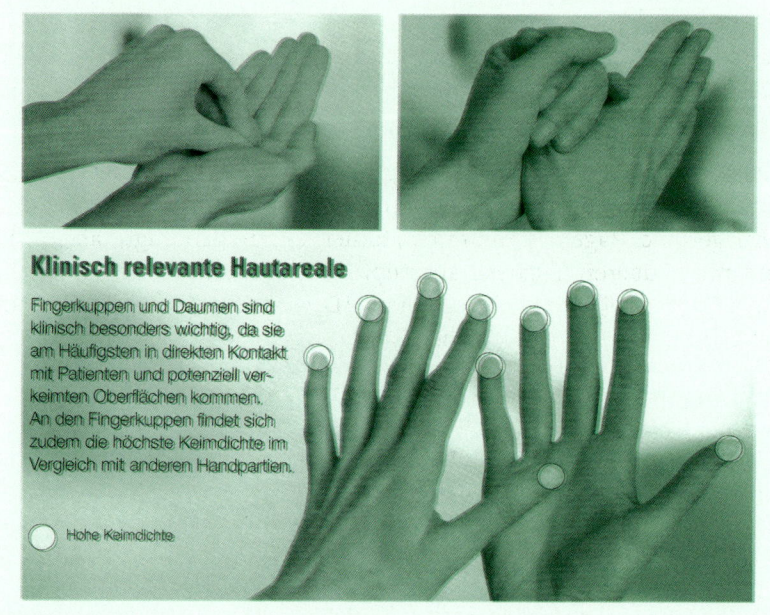

Hygienische versus chirurgische Händedesinfektion
Die Technik der HD unterscheidet sich auch nach deren Einsatzgebiet. Im OP-Bereich und bei anderen invasiven Eingriffen ist die Anwendung der chirurgischen HD erforderlich. In Tabelle 19 sind die wesentlichen Unterschiede angeführt.

Tabelle 19

Hygienische versus chirurgische Händedesinfektion

	Hygienische HD	**Chirurgische HD**
Ziel	Abtötung der transienten Hautflora	Abtötung der transienten Hautflora und Reduktion der residenten Hautflora
Ausdehnung	Hände	Hände und Unterarme
Methode	Einreibetechnik (EN 1500)	Einreibetechnik (EN 12791)
Dauer	mindestens 30 Sekunden	mindestens 90 Sekunden
Indikation	siehe „5 Momente der Händehygiene"	chirurgische/invasive Eingriffe

Seit dem Beginn der chirurgischen HD vor rund 120 Jahren hat sich deren Durchführung immer wieder verändert. Die **Waschphase** hat sich von 7 Minuten immer weiter verkürzt und wird mittlerweile als nicht mehr erforderlich betrachtet, da durch das Waschen die Hautfeuchtigkeit erhöht und die Wirksamkeit der darauffolgenden Desinfektion reduziert wird. Nur noch einmalig vor OP-Beginn erfolgt eine Händewaschung. Vom Bürsten der Hände wird mittlerweile wegen der hohen Gefahr von Mikroläsionen und der Steigerung der Keimzahl durch Ausschwemmen abgeraten.

Die **Desinfektionsphase** hat sich je nach Präparat von 5 Minuten auf weitestgehend 1,5 Minuten reduziert. Dabei werden im ersten Schritt die Hände und Unterarme bis zum Ellenbogen, im zweiten Schritt bis zum mittleren Unterarm und im dritten Schritt nur noch die Hände desinfiziert. Erst die vollständig aufgetrockneten Hände sind bereit, in sterile Handschuhe zu schlüpfen.

Vielerorts wird noch die Waschung vorgeschaltet. Die Hände werden bis zum Ellenbogen über mindestens 2 Minuten gewaschen (dabei Fingernägel und Nagelfalz mit einer sterilen Bürste gereinigt), abgespült und mit sauberen Tüchern abgetupft. Die Seifenwaschung ist nicht mehr Bestandteil jeder chirurgischen HD, sollte aber einmalig vor dem Betreten des OP-Traktes durchgeführt werden.

Kombinationsmethode Händewaschen + Händedesinfektion

Nur in Ausnahmefällen ist es notwendig, beide Techniken zu kombinieren, und zwar bei direktem Mikrobenkontakt, wie z. B. einer **punktuellen Kontamination mit Körperflüssigkeiten**. Dabei wird zunächst die Verunreinigung mit einem Papierhandtuch entfernt, die HD durchgeführt, um die Mikroben abzutöten, und anschließend werden für ein „ästhetisch-sauberes Gefühl" die Hände gewaschen. Bei einigen wenigen Mikroben ist die HD-Wirkung unzureichend, z. B. *Clostridium difficile:* Das Desinfektionsmittel tötet die vegetative Form, die Seife entfernt die sporozide Form (siehe Kapitel 6.2 und 17.4).

Verfügbarkeit von Händedesinfektionsmitteln

In einem gut ausgestatteten PatientInnenzimmer finden sich neben der Tür und im Bereich des Waschbeckens festmontierte Spender. Zusätzlich sollten mobile Spender direkt am Bett der PatientInnen sowie auf Pflege- und Verbandwägen montiert sein. Allein die Verfügbarkeit dieser Spender erhöht bereits die Compliance bei der HD. Als Ziel wird ein Spender pro zwei Betten angestrebt. „Kittelflaschen" stellen eine sinnvolle Erweiterung bzw. einen Ersatz für bestimmte Einsatzgebiete in der Hauskrankenpflege, im Rettungsdienst oder an psychiatrischen oder pädiatrischen Abteilungen dar.

> Je kürzer der Weg zwischen dem HD-Mittel und der Patientin bzw. dem Patienten, desto besser!

Händedesinfektion und Compliance

Trotz Schnelligkeit und Einfachheit in der Handhabung wird die HD beim medizinischen Personal nur in der Hälfte der erforderlichen Situationen durchgeführt! Eine unterlassene HD ist kein Kavaliersdelikt, sondern es besteht die berufliche und moralische Pflicht, die HD durchzuführen. Risikofaktoren für **mangelnde Compliance** sind zu

> Das Tragen von Handschuhen ersetzt NICHT die Händedesinfektion!

häufiges Tragen von Handschuhen, die Berufsgruppen ÄrztInnen und PflegehelferInnen und das männliche Geschlecht. Als die häufigsten Gründe für mangelnde Compliance gelten hohe Arbeitsdichte, Stress, Zeitmangel, Vergesslichkeit, mangelnde Verfügbarkeit von HD-Mitteln, Angst vor Hautschäden, Zweifel an der Effektivität, vermeintliche Sicherheit durch das Tragen von Handschuhen, unklare Hygienevorschriften, laxer Leitungsstil mit unzureichender Verhaltenskontrolle, schlechte Vorbilder, fehlende Infektionsstatistik und Wissensdefizite. In der aktuellen Kampagne „Aktion Saubere Hände" im deutschsprachigen Raum wurden Strategien entwickelt, die genannten Risikofaktoren zu reduzieren. Erste positive Zwischenergebnisse können sich sehen lassen: So konnte der HD-Mittelverbrauch beachtlich gesteigert werden, es wurden laufende MitarbeiterInnenschulungen durchgeführt, Erinnerungshilfen wie Poster angebracht, Führungskräfte in die Verantwortung miteinbezogen, Infektionsstatistiken veröffentlicht und es wurde direktes Feedback der Anwender kultiviert.

Händedesinfektion – Auswirkungen auf die Haut

Entgegen seinem Ruf ist das irritative Potenzial von alkoholischen Händedesinfektionsmitteln sehr gering. Handelsübliche Präparate sind in der Regel besser verträglich als waschaktive Substanzen in Waschlotionen/Flüssigseifen, da ihnen **hautpflegende Zusatzstoffe zur Rückfettung** beigefügt werden. Auch hat die Auswahl der alkoholischen Grundlage eine Auswirkung auf die Verträglichkeit: **Ethanol** wird besser vertragen als **Propanolprodukte**. Allergien gegenüber Inhaltsstoffen (Parfümierung) aus Händedesinfektionsmitteln sind sehr selten. „Brennen" die Hände beim Einreiben mit HD-Mitteln, muss dies als Warnsignal für eine vorgeschädigte Haut und nicht als unmittelbare Folge der HD gesehen werden. Die regelmäßige (fälschliche) Verwendung von Hautdesinfektionsmitteln für die Hände (Verwechslung mit HD-Mitteln) führt ebenso zu den oben genannten Hautirritationen.

14.4   Verwendung von Handschuhen

Die Verwendung von Handschuhen ist praktizierter **MitarbeiterInnenschutz** und kann bei korrektem Einsatz auch PatientInnen schützen („Non-Touch-Technik"). Medizinische Handschuhe werden nach dem Medizinproduktegesetz (MPG) getestet, allerdings nicht als persönliche Schutzkleidung eingestuft, und dienen daher nur zur **Risikominimierung**. Chemikalien und die Art und Dauer der Verwendung schränken die Barrierefähigkeit von Handschuhen deutlich ein. Nur ein indizierter Handschuh ist sinnvoll, andernfalls wirkt er durch Druck- und Schwitzurtikaria hautschädigend und allergiefördernd. Handschuhe sollten nur auf sauberer, trockener Haut, so lange wie nötig, so kurz wie möglich getragen werden. In Tabelle 20 werden die am häufigsten verwendeten Handschuhtypen und deren Anwendung gegenübergestellt.

Handschuhtyp	Anwendungsgebiet	Besonderheiten
Handschuhverzicht	so oft als möglich, wenn keine Gefahr für PatientInnen und Personal besteht	✎ ohne Handschuhe besteht eine erhöhte Sensibilität für notwendige/ sichere Kontakte ❦ fehlende Routine
Naturlatex-Einweghandschuh: unsteril, puderfrei	zum Kontaminationsschutz bei vorhersehbarem und wahrscheinlichem Erregerkontakt: z. B. Handling mit Sekreten und Exkreten, Stuhl, Harn, Blut usw., infektiösen Materialien, chemischen Substanzen;	✎ zeichnet sich durch eine hohe Reißfestigkeit und hohe Elastizität aus ❦ Gefahr Latexallergie! Nicht beständig gegenüber Desinfektionsmitteln
Synthetischer-Latex- Einweghandschuh (aus Nitril, Neopren, Isopren): unsteril, puderfrei		✎ gute Hautverträglichkeit, geeignet zur Prophylaxe bzw. bei bestehender Latexallergie, beständig gegenüber Desinfektions- und Reinigungsmitteln ❦ geringere Elastizität als bei Naturlatex, höherer Preis
Vinyl(PVC)-Einweghandschuh: unsteril, puderfrei		✎ hypoallergen, höhere Stabilität gegenüber jodhältigen Lösungen ❦ eingeschränkte Reißfestigkeit/ Dehnbarkeit
	konkrete Tätigkeiten: Intimpflege, Mundpflege, Verbandwechsel, endotracheale Absaugung, Wundversorgung und Harnkatheterpflege	
Polyethylen(PE)-Einweghandschuh: unsteril, puderfrei	patientInnenferne Reinigungsarbeiten	✎ günstiger Preis ❦ sehr schlechte Reißfestigkeit/ Dehnbarkeit/Dichtheit, Einheitsgröße
Operations-Einweghandschuh: steril, puderfrei, aus Natur- oder synthet. Latex	operative, invasiv-diagnostische und pflegerische Eingriffe	✎ längere Ärmelstulpen, welche über die Ärmel des OP-Mantels reichen, paarweise verpackt ❦ Gefahr Latexallergie
Copolymer-Einweghandschuh: steril, puderfrei	Tätigkeiten, die steriles Arbeiten erfordern, z. B. endotracheale Absaugung, Blasenkatheterismus	✎ Alternative zu Latexhandschuhen (Allergieschutz), einzeln oder paarweise verpackt
Zytostatika-Schutzhandschuh	Zubereitung von Zytostatika	ausschließlich in der Apotheke oder an onkologischen Abteilungen verfügbar
Haushaltshandschuhe (aus Gummi, Neopren): wiederverwendbar	Reinigungs- und Desinfektionsarbeiten	nach Gebrauch waschen, personenbezogener Einsatz
Zwirnhandschuh: wiederverwendbar	patientInnenferne Tätigkeiten, z. B. im Küchenbereich	nach Gebrauch waschen

Tabelle 20

Handschuhtypen und deren Verwendung

Im Krankenhausalltag ergeben sich **immer wiederkehrende Problemstellungen bzw. Diskussionen.** Folgende Aspekte sind beim Tragen von Handschuhen im Pflegealltag zu berücksichtigen:

- **Nicht erforderlich** ist das Tragen von Handschuhen beim Kontakt mit Gegenständen, die üblicherweise ohne Schutz berührt werden, wie z. B. Türgriffe, Schlüssel, Telefon, Tastaturen, Lichtschalter, Nachtkasten, Dokumente, Brillen, saubere Bettwäsche etc.

- **Im Rahmen der Körperpflege** befinden sich die Hände oftmals über mehrere Stunden in einem feuchten Milieu (Wasser). Zum Schutz der Haut ist das Tragen von Handschuhen empfehlenswert, allerdings nicht länger als 2 Stunden, da dabei derselbe Feuchtigkeitseffekt entsteht.

- **Zum Bettwäschewechsel,** sofern keine sichtbaren Verschmutzungen vorhanden, existiert mit einzelnen Ausnahmen – z. B. bei PatientInnen mit CDAD – keine explizite Empfehlung.

- **In Bezug auf das Herrichten von Medikamenten,** wie z. B. Auflösen von Antibiotika, finden sich in der Literatur keine fundierten Hinweise für die Notwendigkeit zum Tragen von Handschuhen.

- **Einwegprodukte wie medizinische Handschuhe** sind nicht für eine Desinfektion geeignet. Grundsätzlich kann, je nach Material, die Keimzahl auf Handschuhen mit Desinfektionsmitteln reduziert werden. Es sollte allerdings die Ausnahme bleiben, z. B. bei Blutabnahmen (mit der Einschränkung, dass keine multiresistenten Keime vorhanden sind und keine sichtbare Kontamination mit Blut besteht).

- **Nach dem Ausziehen** der Handschuhe ist immer eine Händedesinfektion durchzuführen. Mikroperforationen und der Okklusionseffekt bedingen ein schnelleres Keimwachstum auf der Haut als ohne Handschuhe.

- **Gepuderte Handschuhe** sollten so weit als möglich vermieden werden. Einerseits binden sie Latexproteine und gelten so als Risikofaktor für eine Latexallergie, andererseits birgt der alkalische pH-Wert des gepuderten Handschuhes die Gefahr eines Ekzemes.

- **Undichte Stellen** werden bei 2–8% aller neuen ungebrauchten Handschuhe nachgewiesen! Nur jede fünfte Handschuhperforation wird erkannt (http://www.aktion-sauberehaende.de). Handschuhe doppelt übereinander zu tragen, hilft zwar, das Risiko von Mikroperforationen zu minimieren, wie Untersuchungen zeigen, an der Problematik der Okklusion ändert sich nichts (Kralj et al., 2004).

- **Für Risiko-OPs** stehen auch Doppelhandschuhe („Indikatorhandschuhe") zur Verfügung. Bei Eintritt von Flüssigkeiten zwischen dem inneren (meist grünen) und dem äußeren Handschuh entsteht ein deutlich sichtbarer Fleck. Perforationen des Außenhandschuhs können so frühzeitig erkannt werden.

Anziehen steriler Handschuhe

Beim Gebrauch von sterilen Handschuhen muss die Technik sicherstellen, dass beim Anziehen keinesfalls die Außenseite berührt wird. Dabei stehen zwei Grundtechniken zur Verfügung:

▸ Technik für Anwendung **außerhalb des OP-Bereiches ohne Assistenz** (Abb. 51: Bildfolge A–D)

▸ Technik für Anwendung **innerhalb des OP-Bereiches mit Assistenz** (ohne Bild)

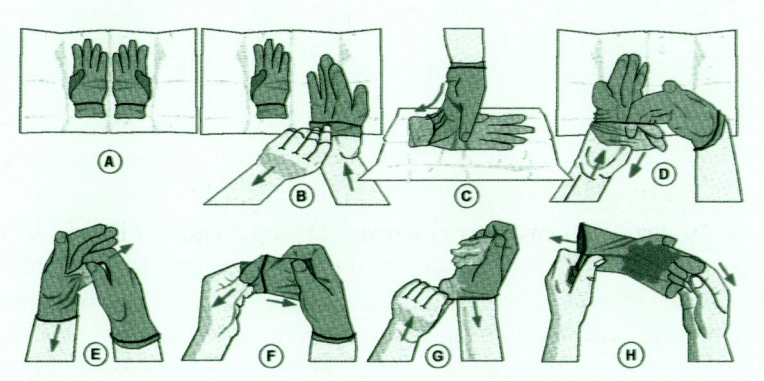

Abbildung 51

Anziehen steriler Handschuhe und Ausziehen kontaminierter Handschuhe

Beim Ausziehen muss darauf geachtet werden, dass die kontaminierte Außenseite nicht mit der Haut in Berührung kommt (siehe Abb. 51: Bildfolge E–H).

Latexallergie

Der häufige Handschuhgebrauch im medizinischen Bereich führt zu einem Problem – zur Latexallergie. Je nach Exposition (Häufigkeit und Handschuhtyp) geht man davon aus, dass 3–15% des Personals im Laufe der Berufslaufbahn davon betroffen sein wird (Heese et al., 1995; Stichert, 2010). Eine Latexallergie ist als Reaktion des menschlichen Körpers auf **Naturlatexproteine** zu verstehen.

▸ Beim **Soforttyp (Typ I)** tritt die Symptomatik bestehend aus Quaddeln, Rötung und Juckreiz unmittelbar, d.h. innerhalb weniger Minuten auf.

▸ Beim **Spättyp (Typ IV)** treten ähnliche Symptome erst nach 6–48 Stunden auf.

Neben dem direkten Kontakt mit Latexproteinen können sich diese auch an das **Handschuhpuder** binden und so beim An- und Ausziehen in die Raumluft gelangen, wodurch auch allergische Reaktionen der Augen und Atemwege ausgelöst werden können.

Von einer Latexallergie **streng zu unterscheiden** sind allergische Reaktionen auf chemische Stoffe, welche in der Herstellung von Latexartikeln eingesetzt werden, und die irritative Dermatitis, hervorgerufen durch Reinigungsmittel, häufiges Händewaschen oder durch Puder.

Die definitive Diagnostik besteht aus einer allergologischen und klinischen Anamnese, dem Pricktest (Hauttest) und dem IgE-RAST (Bluttest). Präventionsmaßnahmen bestehen in der Reduktion des Handschuhgebrauchs auf das notwendige Minimum und der Verwendung von puder-, allergen- und latexfreien Handschuhen.

Puderfreie, latexfreie Handschuhe verwenden!

Hinweis

Mit einem positiven allergologischen Testergebnis und der Konsultation der Betriebsärztin bzw. des Betriebsarztes haben MitarbeiterInnen den Anspruch auf die Bereitstellung latexfreier Handschuhe.

14.5 Exkurs: Infektionsprävention bei den „Top 4 nosocomial Infections"

Betrachtet man die zur Vermeidung der häufigsten nosokomialen Infektionen (NI) zur Verfügung stehenden Maßnahmen, wird die Notwendigkeit der Händehygiene noch offensichtlicher – HD gilt als DIE Basis- oder Standardmaßnahme. Im folgenden Abschnitt werden weiterführende spezielle Maßnahmen im Zusammenhang **mit Harnwegs-, Atemwegs-, Wund- und Gefäßkatheterinfektion** fokussiert. Dabei werden Vorkenntnisse aus den Unterrichtsfächern Physiologie und GuK mit Hygiene vernetzt, um damit „Werkzeuge" für weiterführende Lernschritte im Rahmen der GuK zu liefern.

Händedesinfektion gilt als wesentlicher Aspekt der Vermeidung von Harnwegs-, Atemwegs-, Wund- und Gefäßkatheterinfektion! Empfehlungen des RKI oder der CDC dienen der Orientierungshilfe zur Vermeidung der häufigsten nosokomialen Infektionen.

Wissenschaftliche Empfehlungen
Aufgabe der weltweit renommiertesten Institute auf dem Gebiet der Infektionsprävention, des deutschen **Robert Koch-Institutes** (RKI) und der **Centers for Disease Control and Prevention** (CDC) in den USA, ist es, allgemein gültige Empfehlungen auszuarbeiten und diese nach streng wissenschaftlichen Kriterien **kategorisierend zu bewerten**.

RKI-Kategorien (2010):

IA: Empfehlung basierend auf *Systematic Reviews* und hochwertigen *RCTs*

IB: Empfehlung basierend auf hochwertigen klinischen und epidemiologischen Studien

II: Empfehlungen basierend auf hinweisenden Studien

III: keine Empfehlung, widersprüchliche Hinweise

IV: rechtliche Vorgaben

Systematic Review
die kritische Interpretation und Zusammenfassung möglichst aller Informationen zu einem bestimmten Thema (Übersicht)

RCT
= Randomized Controlled Trial; „Goldstandard", bestes Studiendesign in der medizinischen Forschung

In Tabelle 21 werden jene hygienischen Maßnahmen und Pflegetechniken angeführt, die vom RKI mit „IA" oder „IB" eingestuft wurden, d. h. als nach derzeitigem Wissensstand **wissenschaftlich hochqualitativ abgesichert mit einer allgemeinen Gültigkeit.** Die Betonung dieser Tatsache ist insofern bemerkenswert, als im Bereich der Infektionsprävention viele auf Traditionen und hierarchischen Strukturen basierende Richtlinien existieren. In Ausnahmefällen werden zur Veranschaulichung auch niedriger kategorisierte Empfehlungen angeführt.

NI	Präventive Hygienemaßnahmen/Pflegetechniken
Harnwegsinfektion (Katheter) 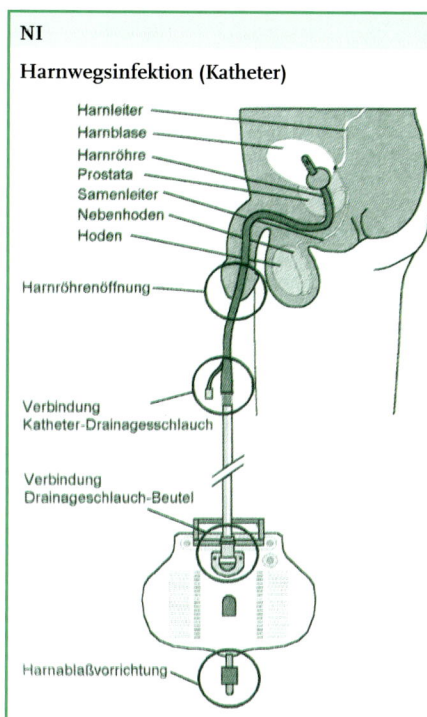 Harnleiter Harnblase Harnröhre Prostata Samenleiter Nebenhoden Hoden Harnröhrenöffnung Verbindung Katheter-Drainageschlauch Verbindung Drainageschlauch-Beutel Harnablaßvorrichtung *Abbildung 52* geschlossenes Harnableitungssystem, Eintrittspforten Untersuchungsmaterial: Mittelstrahlharn/Uricult® **90% aller HWI** stehen im Zusammenhang mit transurethralen Harnkathetern! Die **Gefahren** bestehen in „aufsteigenden Infektionen" des Harntraktes – von der Prostatitis bis zur Urosepsis. Dauerkatheter so kurz als möglich belassen! **Alternativen:** kein Katheter, Einmalkatheterisierung, suprapubische Blasendrainage	▶ Katheterisierungen dürfen nur durch **geschultes Personal** erfolgen (IB) ▶ Bei geplanter **Liegedauer** von > 5 Tagen eine transurethrale, darüber hinausgehend eine suprapubische Blasendrainage anwenden (IB) ▶ **Kathetermaterialien:** bei kurzfristiger Liegedauer Latex (II), längerfristig Silikon (IB), antimikrobielle Silberbeschichtung (III) ▶ **Katheterstärke** dem Harnröhrendurchmesser anpassen (IB) ▶ **Hygienische HD** vor und nach Manipulationen am Katheter oder Ableitungssystem (IB) ▶ **Aseptische Katheterisierung** mit sterilen Handschuhen, sterilem Instrumentarium und Schleimhautdesinfektion (IB) ▶ Verwendung von **geschlossenen Harnableitungssystemen**, Vermeidung von Diskonnektionen (IA), bei Diskonnektion vorher Wischdesinfektion (IB) ▶ **Blasenspülungen** nicht zur Infektionsprophylaxe anwenden (IB) ▶ **Harnabfluss** sicherstellen, Ableitungssystem unter Blasenniveau ohne Bodenkontakt fixieren (IB) ▶ Rechtzeitige **Entleerung** des Auffangbehälters mit Handschuhen (IB) ▶ **Katheterklemmen** zwecks Blasentrainings unterlassen (IB) ▶ Tägliche **Intimpflege** mit Wasser und Seife ohne Desinfektionsmittel, Zug am Katheter vermeiden (IB) ▶ **Verkrustungen** am Harnröhrenausgang mit SH-Desinfektionsmittel wischdesinfizieren (II) ▶ Harnableitungssysteme **nicht regelmäßig**, nur symptomorientiert **wechseln** (IB)

Atemwegsinfektion (Pneumonie)

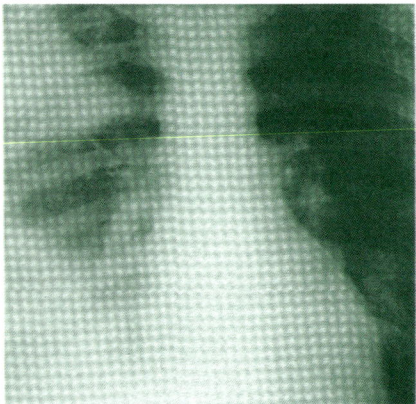

Abbildung 53
Pneumonie rechter Lungenflügel

Untersuchungsmaterial:
Sputum, bronchoalveoläre Lavage

Hohes Risiko bei Bewusstseinsstörung, Immobilität, Schluckstörungen, nach abdominellen und thorakalen Eingriffen und Beatmung

Mikrobeneintritt durch Aspiration und Inhalation

Häufiger tödlicher Verlauf als bei anderen NI!

▶ **Ernährungszufuhr** der Darmtätigkeit anpassen, Sondenlage vor jeder Nahrungszufuhr kontrollieren, Sonde so rasch als möglich entfernen (IB)
▶ **Oberkörperhochlagerung** von 30–45°, sofern keine Kontraindikationen bestehen, frühzeitige Mobilisation (IB)
▶ **HD** vor und nach jedem Kontakt mit Schleimhäuten, respiratorischen Sekreten und kontaminierten Gegenständen (IA), Handschuhe tragen bei jedem Kontakt mit Schleimhäuten, respiratorischen Sekreten und kontaminierten Gegenständen (IV)
▶ **Sauerstoffbefeuchtung/Insufflation:** Zubehörwechsel alle 48 Stunden (IB)
▶ **Medikamentenvernebler:** HD vor Manipulationen, täglicher Systemwechsel, vor jedem PatientInnenwechsel zusätzlich desinfizieren, befüllen nur aus Einzelampullen (IA)
▶ **Raumluftbefeuchtung/Ultraschallvernebler:** nur patientInnenbezogen und mit sterilen Flüssigkeiten betreiben, Systemwechsel alle 48 Stunden (auch bei Einwegbehälter) (IB)
▶ **Präoperative Reduktion endogener Risiken bei bestehenden Atemwegserkrankungen:** Atemgymnastik, Beendigung des Rauchens, Optimierung des Ernährungszustandes (IB)
▶ **Perioperative Reduktion der Aspirationsrisiken** während der Narkose (IA-IB)
▶ **Postoperatives endotracheales Absaugen bei Nichtintubierten** nur in Ausnahmefällen notwendig, exogene Kontamination der Atemwege vermeiden: HD vor der Absaugung (IA), kontaminationsfreie Verwendung steriler Absaugkatheter (IA), Mehrfachverwendung eines Katheters pro Absaugvorgang möglich, Spülung mit sterilem Wasser (IA), Verwendung von Einmalhandschuhen (IB-IV)
▶ Postoperative Anleitung zum **Abhusten und tiefen Atmen** und Atemgymnastik (IB), Schmerztherapie zur Vermeidung OP-bedingter Schonatmung (IB)
Die **beatmungsassoziierte Pneumonie** stellt im Intensivbereich die häufigste NI dar. Darauf näher einzugehen würde den Rahmen dieses Lehrbuches sprengen.

Wundinfektion (postoperativ)

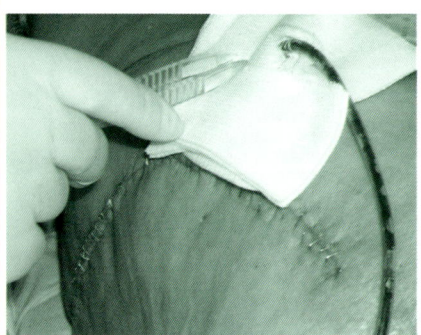

Abbildung 54
Aseptische Wunde, postoperativ

Untersuchungsmaterial: Wundabstrich

Verursacher: v.a. Mikroben der Haut- und Darmflora

Häufigster Zeitpunkt: zw. 3.–8. Post-OP-Tag

Aseptischer Verbandwechsel erforderlich!

▶ **Präoperative Verweildauer** im KH so kurz wie möglich halten (II)
▶ **Übliche Körperhygiene** am Abend vor dem OP-Tag (IB)
▶ Präoperative **Haarentfernung** wegen Mikroläsionen möglichst vermeiden (IA)
▶ Präoperative **gründliche Hautantiseptik im OP**, sterile **Abdeckung des OP-Gebietes** unter aseptischen Bedingungen (IB)
▶ **Bereichskleidung, Haar- und Mundschutz** sind von allen Personen im gesamten OP-Bereich zu tragen (IB). Das OP-Team führt zusätzlich eine **chirurgische HD** durch (IA) und trägt einen **sterilen Mantel** und **sterile Handschuhe** (IB).
▶ **Aseptische OP-Technik** unter Verwendung **steriler Medizinprodukte** anwenden (IA)
▶ Den **primären Wundverband** bei nicht sezernierender Wunde für 24–48 Stunden belassen (IB)
▶ Bei **primärer Wundheilung** ohne Drainage besteht nach 24 Stunden keine exogene Gefährdung (II).
▶ **Sofortiger Verbandwechsel** (VW) bei Durchfeuchtung, Durchblutung, Verschmutzung, Lageverschiebung oder Anzeichen einer Infektion (IB) unter aseptischen Bedingungen (IB)
▶ Die **unterschiedliche Wischrichtung** bei der Versorgung septischer und aseptischer Wunden muss als **nicht mehr zeitgemäßes Ritual** bezeichnet werden, dazu existieren keine evidenzbasierten Untersuchungen.
▶ **Drainagen** möglichst frühzeitig entfernen, keine routinemäßigen Wechsel, Manipulationen aseptisch durchführen, Drainage nicht über Wundniveau anheben (IB)

Katheterinfektion (Gefäßkatheter)

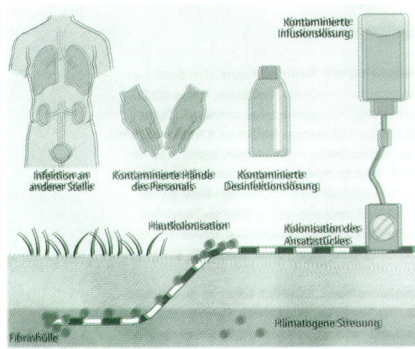

Abbildung 55
Kontaminationsquellen intravasaler Katheter

Untersuchungsmaterial: Blutkultur, Katheterspitze

Der ZVK gilt als häufigster Verursacher.

Infektion durch intra- und/oder extraluminale Kolonisation bedingt

Gefahr: Bakteriämie/Sepsis

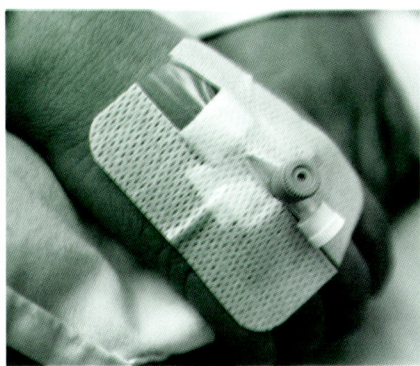

Abbildung 56:
PVK-Einstichstelle unter Folienverband

PVK nach spät. 96 Stunden entfernen, Indikation für Gefäßkatheter täglich überprüfen

Zentraler Venenkatheter (ZVK)

► **Kathetermaterialien:** Silikon und Polyurethan sind zu favorisieren (IA), antimikrobiell (silber-)beschichtete Katheter werden kontrovers diskutiert, können nicht allgemein empfohlen werden (III).
► **Single-Lumenkatheter** sind gegenüber Mehrfachlumenkathetern zu bevorzugen (IB).
► Aus infektionspräventiver Sicht ist die **v. subclavia als Punktionsstelle** zu empfehlen (IB).
► Zum **Setzen eines ZVK** gelten OP-Bedingungen: HD, Schutzkleidung, Abdeckung Punktionsstelle, steriles Instrumentarium (IA).
► **Verbandwechsel:** unter aseptischen Bedingungen, Gazeverbände täglich bis zweitäglich und wasserdampfdurchlässige Folienverbände spätestens nach 7 Tagen wechseln, sofortiger VW bei Verschmutzung, Ablösung, Durchfeuchtung oder Infektverdacht (IB); Hautantiseptik der Einstichstelle wird nicht eindeutig empfohlen (II)
► Routinemäßiger **Wechsel** von ZVK wird nicht empfohlen (IA)
► **Häufiges** Diskonnektieren und andere Manipulationen am ZVK sind so weit als möglich zu vermeiden (IB), HD vor jeder Manipulation erforderlich (IB)

Periphere Venenverweilkanüle (PVK)

► PVK möglichst am **Handrücken oder Unterarm** anlegen, Ellenbeuge vermeiden (IB)
► Zum **Setzen eines PVK** hygienische HD durchführen (IA), danach nicht mehr palpieren (IB), Handschuhe zum Selbstschutz verwenden (IV)
► **Verbandstoff:** Die Verwendung von Gaze- oder Folienverbandstoffen ist möglich (IA).
► **Verbandwechsel:** nur bei Verschmutzung, Ablösung, Durchfeuchtung oder Infektverdacht erforderlich, tägliche Inspektion (bei Gazeverband durch Palpation), VW unter aseptischen Bedingungen (IB); Einstichstelle steril mit 0,9% NaCl reinigen (IB), keine Empfehlung zur Desinfektion (III)
► PVK können **so lange als benötigt** liegen bleiben, jedoch sofortige Entfernung bei Anzeichen auf Phlebitis (IB); die CDC empfehlen die Entfernung spätestens nach 96 Stunden.

Neben den erwähnten PVK und ZVK kommen als Verursacher von Gefäßkatheterinfektionen ebenfalls in Betracht: **arterielle und Pulmonalarterienkatheter** (bei IntensivpatientInnen), **Dialysekatheter** und **implantierte Katheter** (v. a. bei onkologischen PatientInnen)

Tabelle 21

Vom RKI mit „IA" oder „IB" eingestufte hygienische Präventionsmaßnahmen

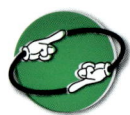
Zum Üben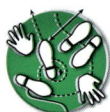

1. Warum ist Händewaschen im medizinischen Bereich der Händedesinfektion unterlegen?

2. Erinnern Sie sich an eine Situation als BesucherIn oder PraktikantIn im KH: Welche der 5 Momente der Händedesinfektion konnten Sie beobachten?

3. Wie kann sich der intensive Gebrauch von HD-Mitteln auf die Haut auswirken und wie der Handschuhgebrauch?

4. Im Krankenhausalltag wird regelmäßig über das notwendige Ausmaß der Verwendung von Schutzhandschuhen diskutiert. Wie lauten die Empfehlungen des RKI zur Verwendung von Handschuhen zur Vermeidung der häufigsten nosokomialen Infektionen?

5. Erklären Sie Vor- und Nachteile diverser Handschuhmaterialien. In welchen Situationen müssen sterile Handschuhe getragen werden?

6. Vergleichen Sie Maßnahmen zur Vermeidung von Harnwegs-, Atemwegs-, Wund- und Gefäßkatheterinfektion aus anderen Unterrichtsgegenständen mit den Empfehlungen des RKI. Werden Unterschiede erkennbar?

Zum Nachlesen

Aktion Saubere Hände, Initiative des Aktionsbündnis Patienten-sicherheit, der Gesellschaft für Qualitätsmanagement in der Gesundheitsversorgung e. V. und des Nationalen Referenzzen-trums für die Surveillance von nosokomialen Infektionen. In: http://www.aktion-sauberehaende.de/ [19.12.2011].

Centers for Disease Control and Prevention (2002): Guideline for Hand Hygiene in Health-Care Settings. In: Morbidity and Mortali-ty Weekly Report, Recommendations and Reports, Vol. 51, Nr. RR-16, http://www.cdc.gov/mmwr/PDF/rr/rr5116.pdf [19.12.2011].

Centers for Disease Control and Prevention (2002/2010): Guide-lines for the Prevention of Intravascular Catheter-Related Infec-tions. In: Morbidity and Mortality Weekly Report, Recommen-dations and Reports, Vol. 51, Nr. RR-10 and Final Issue Review, http://www.cdc.gov/hicpac/pdf/BSI_guideline_IssuesMay17fi-nal.pdf [19.12.2011].

Handl, G. (2007): Das Fleisch ist willig, nur der Geist ist schwach. Ist die Wirkung der Händedesinfektion von unserer Compliance abhängig? Antwortsuche per EBN. In: Procare, 5/2007, S. 16–17.

Hirschmann, H. (2008): STATE OF THE ART: Wundreinigung und Wundantiseptik: Ist es notwendig, unterschiedliche Wischrichtun-gen bei septischen und aseptischen Wunden zu fordern? In: Kran-kenhaushygiene + Infektionsverhütung, Jg. 32, Heft 3, S. 86–87.

Kampf, G., Reichel, M., Feil, Y., Eggerstedt, S. & Kaulfers, P.-M. (2008): Influence of rub-in technique on required application time and hand coverage in hygienic hand disinfection. In: BMC Infectious Diseases 2008, 8: 149, http://www.biomedcentral. com/1471-2334/8/149 [15.1.2011].

Kommission für Krankenhaushygiene und Infektionsprävention am Robert Koch-Institut (1999): Empfehlungen zur Prävention und Kontrolle Katheter-assoziierter Harnwegsinfektionen. In: Bundesgesundheitsblatt – Gesundheitsforschung – Gesund-heitsschutz, Vol. 42, Nr. 10, S. 806–809, http://www.rki.de/ cln_234/nn_201414/DE/Content/Infekt/Krankenhaushygie-ne/Kommission/Downloads/Harnw__Rili,templateId=raw,pro perty=publicationFile.pdf/Harnw_Rili.pdf [20.12.2011].

Kommission für Krankenhaushygiene und Infektionsprävention am Robert Koch-Institut (2000): Empfehlungen Händehygiene. In: Bundesgesundheitsblatt – Gesundheitsforschung – Ge-sundheitsschutz, Vol. 43, Nr. 3, S. 230–233, http://www.rki.de/ cln_160/nn_201414/DE/Content/Infekt/Krankenhaushygiene/ Kommission/Downloads/Haendehyg__Rili,templateId=raw,pr operty=publicationFile.pdf/Haendehyg_Rili.pdf [20.12.2011].

Kommission für Krankenhaushygiene und Infektionsprävention am Robert Koch-Institut (2000): Prävention der nosokomialen Pneumonie. In: Bundesgesundheitsblatt – Gesundheitsforschung – Gesundheitsschutz Vol. 43, Nr. 4, S. 302–309, http://www.rki.de/cln_234/nn_201414/DE/Content/Infekt/Krankenhaushygiene/Kommission/Downloads/Pneumo__Rili,templateId=raw,property=publicationFile.pdf/Pneumo_Rili.pdf [2.11.2011].

Kommission für Krankenhaushygiene und Infektionsprävention am Robert Koch-Institut (2002): Prävention Gefäßkatheter-assoziierter Infektionen. Empfehlung. In: Bundesgesundheitsblatt – Gesundheitsforschung – Gesundheitsschutz, Vol. 45, Nr. 11, S. 907–924, http://www.rki.de/cln_116/nn_201414/DE/Content/Infekt/Krankenhaushygiene/Kommission/Downloads/Gefaesskat__Rili,templateId=raw,property=publicationFile.pdf/Gefaesskat_Rili.pdf [2.11.2011].

Kommission für Krankenhaushygiene und Infektionsprävention am Robert Koch-Institut (2007): Prävention postoperativer Infektionen im Operationsgebiet. In: Bundesgesundheitsblatt – Gesundheitsforschung – Gesundheitsschutz, Vol. 50, Nr. 3, S. 377–393, http://www.rki.de/cln_151/nn_201414/DE/Content/Infekt/Krankenhaushygiene/Kommission/Downloads/Empf__postopWI,templateId=raw,property=publicationFile.pdf/Empf_postopWI.pdf [2.11.2011].

Reichardt, Ch., Bunte-Schönberger, K. & Linden, P. van der (2010): 100 Fragen zur hygienischen Händedesinfektion. Hannover: Brigitte Kunz Verlag.

Suger-Wiedeck & H. Pitten, F.-A. (2008): Händedesinfektion und Händehygiene. Empfehlung des Arbeitskreises der Krankenhaus- und Praxishygiene der AWMF für Einrichtungen des Gesundheitswesens zur Formulierung von Regeln zur Händehygiene. In: HygMed, 33. Jg., Heft 7–8, S. 300–313.

15   Von der Schutzkleidung bis zur Isolierung
Keimbarriere oder Ritual?

Zusammenfassung

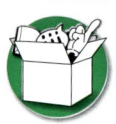

Im Krankenhaus werden Berufs-, Bereichs- und Schutzkleidungen verwendet. Nach den Schutzhandschuhen widmet sich dieses Kapitel weiteren Schutzkleidungen und Isolierungsmaßnahmen und geht der Frage nach, welche Personengruppen davon profitieren. Anhand der exemplarischen Infektionskrankheiten Tuberkulose und Meningitis werden Richtlinien zu Isolierungsmaßnahmen dargestellt und die Begriffe Expositionsprophylaxe, Postexpositionsprophylaxe, Immunprophylaxe und Meldepflicht erläutert.

15.1 Bereichskleidungen

Bereichskleidung entspricht in ihrer **Funktion der Dienstkleidung**. Sie wird vor dem Betreten von **hygienisch sensiblen Bereichen** wie OP-Trakt oder Intensivstation (IBST) angezogen. Erkennbar wird die Bereichskleidung anhand ihrer farblichen Codierung (meist grün, blau oder orange). Ob der OP-Trakt mit der Bereichskleidung verlassen werden darf, wird derzeit kontrovers diskutiert, tendenziell besteht meist noch ein Verbot. Beim Verlassen sensibler Bereiche sollte jedenfalls über der Bereichskleidung ein Schutzmantel getragen werden, welcher im Kontaminationsbereich (Brust, Bauch, Arme) geschlossen zu sein hat. Regelungen, wonach die Bereichskleidung beim Betreten anderer Abteilungen, des Personalrestaurants etc. nicht getragen werden darf, lassen sich mit Argumenten der Infektionsprävention nicht begründen. Bereichskleidungen werden zunehmend restriktiver eingesetzt, da deren hygienische Berechtigung (Ausnahme OP) wissenschaftlich kaum abgesichert ist.

> Schutzkleidungen und Isolationsmaßnahmen schützen MitarbeiterInnen, PatientInnen und BesucherInnen und verhindern eine epidemische Verbreitung hochinfektiöser Erkrankungen.

15.2 Schutzkleidungen

Schutzkleidung wird „über" der Dienstkleidung getragen und verhindert in erster Linie deren Kontamination und eine anschließende Mikrobenverschleppung. Sie dient folglich dem **Personalschutz**, minimiert aber auch das Risiko einer **Kreuzinfektion** und schützt somit auch PatientInnen. Schutzkleidungen werden immer zusätzlich zur Berufs- oder Bereichskleidung getragen, wenn mit dem Verspritzen von Blut, Sekret, anderen Körperflüssigkeiten oder chemischen Substanzen zu rechnen ist. Schutzkleidung kann unter bestimmten Umständen auch bei der Wundversorgung bzw. bei Verbandwechsel, Katheterisierung etc. zum Schutz des Patienten erforderlich sein. Zur Schutzkleidung zählen: Gesichtsmasken, Brillen, Hauben, Mäntel, Schürzen und Bereichsschuhe (siehe Abb. 57).

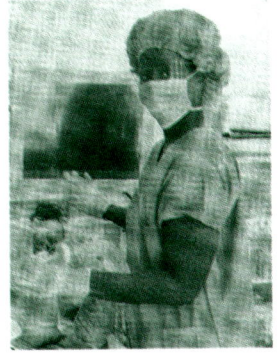

Abbildung 57
Bereichs- und Schutzkleidungen (nicht nur im OP)

Haarschutz
Haarschutz wird vorwiegend im **OP-Trakt** und bei **invasiven Eingriffen** getragen, primär zum PatientInnenschutz, aber auch zum Selbstschutz beim Verspritzen von erregerhältigem Material. Hierzu werden unterschiedlichste Hauben- oder Helmmodelle angeboten. Der Haarschutz muss jedenfalls alle Kopf- und Barthaare abdecken, vor allem der Stirnbereich muss aufgrund der besonders hohen Keimzahl abgedeckt sein.

Mund-Nasen-Schutz
Mund-Nasen-Schutz im **OP** und bei **invasiven Eingriffen** dient primär dem Personalschutz, sekundär dem PatientInnenschutz, wie Untersuchungen zeigen (Romney 2001). Mund-Nasen-Schutz ist in verschiedenen Schutzklassen verfügbar (siehe Tab. 22). Außerhalb des OPs erfolgt der Einsatz vor allem im Rahmen von Isolierungsmaßnahmen

zum Schutz vor **aerogen übertragbaren Infektionen** oder bei **Schutziso-
lierungen**. Nicht nur gegen Mikroben, auch beim Entweichen von Gasen im Rahmen der **Instrumentendesinfektion** schützen Masken vor
einer Reizung der Augen und Atemwege.

Tabelle 22
Schutzklassen von Mund-
Nasen-Schutz

FFP 1 „Kontaminationsschutzmaske"	Filterleistung 78%	wird im medizinischen Bereich kaum eingesetzt (Staubmaske)
FFP 2 „Standardmaske"	Filterleistung 92%	Einsatz im OP bzw. zur Infektionsprävention vorwiegend bei bakteriellen Erregern
FFP 3 „Atemschutzmaske"	Filterleistung 98%	Einsatz bei viralen Infektionen oder hoher Infektionsgefahr, z. B. offener TBC

Maske während der
Arbeit nicht mit den
Händen berühren!

Schutzmasken werden mit und ohne Expirationsventil oder in Kombination mit einem Augenschild angeboten. Um den Dichtsitz einer
Maske zu überprüfen, empfiehlt es sich, kräftig auszuatmen, ev. müssen der Nasenbügel oder die Haltebänder enger gestellt werden. **Nase**,
Mund und **Bart** müssen vollständig abgedeckt sein. Die Maske darf
während der Arbeit nicht berührt werden, ein Wechsel ist bei Durchfeuchtung und sichtbarer Kontamination erforderlich. Die Tragedauer
liegt in Abhängigkeit der Schutzstufe bei 2–8 Stunden. Beim Verlassen
des Tätigkeitsfeldes muss die Maske vollständig abgenommen und danach eine hygienische HD durchgeführt werden.

Augenschutz

Augenschutz ist vor allem bei Tätigkeiten, bei denen mit einem Verspritzen von erregerhältigem Material (z. B. bei **HIV**, **HBV** oder **HCV**)
zu rechnen ist, oder im Umgang mit Reinigungs- und Desinfektions-
konzentraten zu tragen. Für die Augen stehen entweder kombinierte
Augenschutzmasken, Schutzbrillen oder ein Gesamtgesichtsschutz
zur Verfügung.

Schutzmantel

Dabei wird zwischen einem **sterilen Mantel** im OP oder bei invasiven Eingriffen (z. B. Setzen eines ZVK) und einem **sauberen Schutzmantel** außerhalb des OP unterschieden. Saubere (gewaschene) Schutzmäntel stehen als **Ein- oder Mehrwegartikel** zur Verfügung und bieten aufgrund der
langen Ärmel mit Bündchen einen zusätzlichen Schutz (siehe Abb. 58).
Sie werden bei Arbeiten, bei denen mit einer Verschmutzung oder
Kontamination gerechnet werden muss, getragen, wie z.B im Rahmen
von **Isolierungsmaßnahmen** von PatientInnen mit MRSA oder infektiösen Durchfallerkrankungen, nach Knochenmarktransplantationen
und beim Handling von Frühgeburten außerhalb des Inkubators. Der
Schutzmantel darf nur direkt am und nur für ein und dieselbe Patien-
tin/für ein und denselben Patienten getragen werden, kann aber von
mehreren Personen hintereinander verwendet werden. Das Ritual verlangt, den Schutzmantel nach Verwendung mit der Außenseite nach

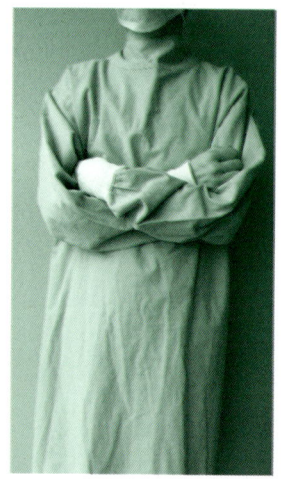

Abbildung 58
Schutzmantel

innen aufzuhängen, damit die nächste Trägerin/der nächste Träger ohne Kontamination hineinschlupfen kann, um so eine weitere Keimverschleppung zu vermeiden. Ein Wechsel sollte bei Verschmutzung, aber zumindest 1-mal täglich erfolgen oder der Schutzmantel sofort nach Gebrauch entsorgt oder gewaschen werden.

PE-Schürze

PE-Schürzen (Einwegartikel) werden bei Arbeiten getragen, bei denen mit direkter Durchfeuchtung, Verschmutzung oder Kontamination mit erregerhältigem Material der Dienstkleidung gerechnet werden muss, z. B. im Umgang mit infektiösen Materialien und Ausscheidungen oder während der Körperpflege (siehe Abb. 59). Plastikschürzen dürfen nur bei ein und demselben Patienten/ein und derselben Patientin verwendet werden. Die Entsorgung erfolgt in den Restmüll, danach ist eine hygienische HD erforderlich.

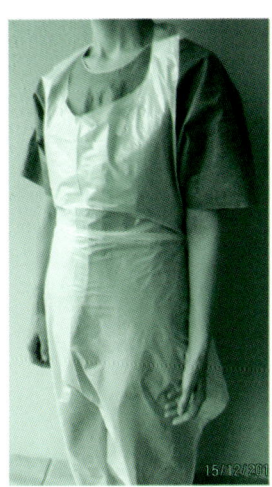

Abbildung 59

Plastik(PE)-Schürze

Bereichsschuhe

In bestimmten Bereichen müssen Bereichsschuhe („Clogs") getragen werden, um ein **Einschleppen von Mikroben** aus der Umgebung und **Verletzungen zu verhindern** (z. B. im OP-Trakt), und wenn mit **Durchfeuchtung des Schuhwerks** zu rechnen ist (z. B. in Sterilisationsabteilungen oder in Küchen oder beim Duschen von PatientInnen). Diese müssen chemisch-thermisch desinfizierbar sein. Das Tragen von Einweg-Überziehschuhen in patientInnennahen Bereichen ist in aller Regel nicht zu empfehlen, da mit dem Griff zum Schuh zusätzliches Erregerpotenzial auf die Hände gelangt.

15.3 Isolierungsmaßnahmen

Die Isolierung von infektiösen PatientInnen stellt wohl die älteste Maßnahme zur wirksamen Verhinderung der Ausbreitung von Infektionskrankheiten dar **(Expositionsprophylaxe)**.

Grundsätzlich wird zwischen Quellenisolierung und Schutzisolierung unterschieden.

Die Isolierung umfasst die räumliche Trennung, die kontrollierte Ver- und Entsorgung und spezifische Schutzmaßnahmen in Abhängigkeit von der jeweiligen Infektionskrankheit.

Quellenisolierung

Bei Verdacht oder einer bestätigten isolierungspflichtigen Infektionskrankheit wird die Infektionsquelle isoliert. Das **maßgebliche Mikrobenpotenzial liegt bei der Patientin/beim Patienten**, so dass die Isolierung dazu dient, das Personal, die MitpatientInnen und BesucherInnen vor einer Ansteckung zu schützen. Dabei wird wiederum zwischen **Kontakt- und strenger Isolierung** unterschieden (siehe Tab. 23).

Maßnahme	Kontaktisolierung	Strenge Isolierung
Ziel	Verhinderung der Übertragung durch Hände, Kleidung, Instrumente und Arbeitsflächen	Verhinderung des direkten und indirekten (aerogenen) Übertragungsweges
Beispielhafte Infektionskrankheiten	z. B. Kopfläuse, MRSA im Blut	z. B. Influenza, ESBL, Röteln, Varizellen, Masern, bakterielle Meningitis
In Abhängigkeit des Infektionsstatus	TBC, Noroviren, MRSA im Blut	offene TBC, Noroviren, MRSA in den Atemwegen
Einzelzimmer	wünschenswert, Kohorting (Zusammenlegung mehrerer PatientInnen mit denselben Mikroben) ist möglich	erforderlich (optimalerweise mit Schleuse)
Mund-Nasen-Schutz, Haarschutz, Schutzmantel	nicht notwendig	notwendig, das An- und Ausziehen und die Entsorgung erfolgen im Schleusenbereich
Handschuhe	bei allen Tätigkeiten am Infektions-/Besiedlungsort notwendig	immer notwendig
Händedesinfektion	immer notwendig, auch vor und nach Handschuhgebrauch	
Eigene Toilette	bei fäkal-oral übertragbaren Infektionen eine eigene Toilette bereitstellen (falls nicht im Einzelzimmer vorhanden)	
Einmalschürze	bei allen Tätigkeiten am Infektions-/Besiedlungsort notwendig	
Pflegeutensilien	Gebrauchsgegenstände nur patientInnenbezogen verwenden, z. B. Stethoskop, Blutdruckmanschette, Thermometer verbleiben während der gesamten Isolierungszeit im Zimmer	
Instrumente	ohne Zwischenlagerung im Zimmer in den Transportbehälter geben	
Wäsche	den Wäschesack ohne Zwischenlagerung abtransportieren	
Abfälle	Entsorgung direkt im Zimmer/Schleuse, getrennt von nichtisolierten PatientInnen, ohne Zwischenlagerung	
Informationen für PatientInnen und BesucherInnen	PatientInnen dürfen das Zimmer nicht verlassen, den Zutritt für eine möglichst geringe Anzahl an Personal und BesucherInnen organisieren	
Dokumentationsmappen	Dokumentationsmaterial nicht in das Isolierungszimmer mitnehmen	
Informationen für Personal	Einzelmaßnahmen immer entsprechend dem jeweils gültigen Hygieneplan durchführen	
Reinigung, Desinfektion	engmaschige Desinfektionsmaßnahmen und strenge Abschlussdesinfektion entsprechend des Hygieneplanes immer erforderlich	
Raumluftfilterung	Nur bei hochgradig gefährdeten PatientInnen besteht die Notwendigkeit einer Sterilbetteinheit, z. B. bei Verbrennung oder bei hochinfektiösen Mikroben, wie z. B. Lassa- oder Ebolafieber.	

Tabelle 23

Isolierungsmaßnahmen bei Kontaktisolierung und strenger Isolierung

Schutzisolierung

Die Schutzisolierung wird bei abwehrgeschwächten PatientInnen durchgeführt. Diese dient dem **Schutz der Abwehrgeschwächten vor Mikroben aus ihrer Umgebung**, z. B. bei Leukämie, Verbrennungen, Organtransplantationen oder bei Frühgeburten mittels Inkubator. Der Schutz kann erreicht werden durch:

▸ Reduktion der Mikroben aus der Umgebung (siehe Maßnahmen aus Tab. 23),

▸ Reduktion der körpereigenen Mikroben (z. B. durch desinfizierende Körperwaschungen oder Darmdekontamination mit Antiinfektiva),

▸ Reduktion der Mikroben durch infektionsprophylaktische Maßnahmen (z. B. Atemgymnastik).

Im folgenden Abschnitt werden exemplarisch zwei isolierungspflichtige Infektionskrankheiten näher vorgestellt: Tuberkulose und Meningitis.

15.4 Exkurs: Tuberkulose (TBC)

Literaturnobelpreis für Tuberkulose?
Keine andere Infektion hat einen vergleichbaren Einfluss auf Kunst und Literatur. Künstler wie Molière, Schiller, Kafka, Orwell oder Bernhard verarbeiteten die Konfrontation mit der chronischen Krankheit und dem frühen (eigenen) Tod auf eindrucksvolle Weise. Auch die Oper (La Traviata), Bücher (Der Zauberberg) und Kinofilme (Moulin Rouge) thematisieren Tuberkulose.

Etwa jeder/jede dritte (!) BewohnerIn unseres Planeten ist mit dem **Mycobacterium-tuberculosis-Komplex** infiziert. Jährlich sterben rund 3 Mio. Menschen an TBC. Je mangelhafter die **Ernährung**, niedriger die **Hygienestandards** und größer die **Populationsdichte**, desto höher das Erkrankungsrisiko. In Österreich wurden 2010 insgesamt 478 Fälle registriert, vorwiegend unter EinwanderInnen aus Osteuropa. TBC unterscheidet sich von anderen Infektionskrankheiten dahingehend, als eine **Infektion nicht mit einer Erkrankung gleichzusetzen** ist und es **verschiedene Stadien aktiver und inaktiver Formen** gibt (siehe Abb. 60). Der Infektionsverlauf ist abhängig von der aktuellen Abwehrlage und kann neben der Lunge auch viele andere Organe betreffen. Abgekapselte Herde können sich auch Jahrzehnte später reaktivieren. In den allermeisten Fällen handelt es sich um „offene Lungentuberkulose" (meint die offene Verbindung zwischen TBC-Herd und der „Außenwelt").

Bei **Verdacht auf Erkrankung** werden ein Thoraxröntgen, eine mikrobiologische Erregerdiagnostik meist aus PCR und Sputumkultur (Färbemethode nach Ziehl-Neelsen) und ein Tuberkulintest (Tinetest oder Mendel-Mantoux-Test/MMT) durchgeführt (siehe auch Kapitel 9.3). Sputum, Bronchialsekret und Speichel sind bei der **„offenen TBC"** als infektiös zu betrachten. Bei Erkrankung anderer Organe sind deren Sekrete (z. B. Harn oder Liquor) ebenso infektiös. Die **aerogene Übertragung** erfolgt beim Sprechen, Husten oder Niesen. Eine **Übertragung** über kontaminierte Gegenstände ist fast unmöglich. Die Dauer der Infektiosität ist von der Wirksamkeit der AB-Therapie abhängig. Die **Isolierungspflicht** besteht, bis an drei Tagen das Mykobakterium mittels Sputumproben nicht mehr nachweisbar ist. Bei Erkrankung und Tod besteht nach dem Tuberkulosegesetz Meldepflicht. PatientInnen mit „offener TBC" bedürfen einer strengen Isolierung. Manifeste Infektionen werden mit einer Kombination verschiedener AB behandelt. Eine Reinfektion ist möglich. Die internationale

Eine „offene TBC" gilt als infektiös und isolierungspflichtig. Ein positiver Mendel-Mantoux-Test bestätigt nur eine stattgefundene Infektion und ist nicht mit einer aktuellen TBC-Erkrankung gleichzusetzen.

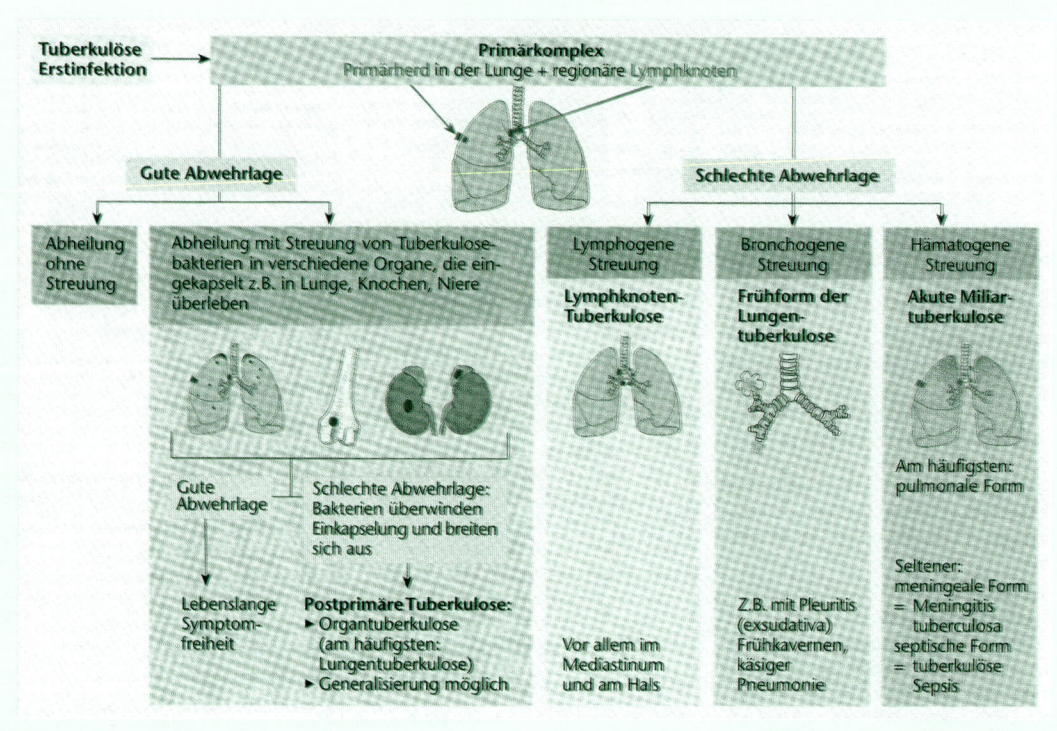

Abbildung 60

Mögliche Verlaufsformen
der Tuberkulose

Resistenzproblematik TBC-wirksamer AB ist in Österreich sehr gering. Der vorhandene Tuberkuloseimpfstoff (BCG) wird aufgrund seiner sehr begrenzten Wirksamkeit nicht mehr eingesetzt. An der Entwicklung eines neuen Universalimpfstoffes wird gearbeitet.

Hinweis

Kontakt mit Tuberkulosepatientin/-patienten?

Alle Kontaktpersonen (Angehörige, Personal, MitpatientInnen) eines Menschen mit „offener TBC" werden zum Ausschluss einer Infektion zu einer oder mehreren Umgebungsuntersuchungen der Gesundheitsbehörde eingeladen. Diese sind von der Dauer, Häufigkeit und Intensität des Kontaktes abhängig. Bei pflegerischen Kontakten wird meist der Mendel-Mantoux-Test durchgeführt. Ist das MMT-Ergebnis positiv, wird ein Lungenröntgen angeschlossen, ist es negativ, wird eine Wiederholung des MMT nach 2–3 Monaten empfohlen. In Abhängigkeit des Wiederholungsergebnisses und der Immunlage wird die Durchführung eines Lungenröntgens empfohlen. Ist der MMT positiv, wird die US-Empfehlung, eine prophylaktische Therapie durchzuführen, zunehmend auch in Europa empfohlen.

15.5 Exkurs: Bakterielle Meningitis

> *„Innerhalb weniger Stunden verschlechterte sich der Zustand von Leonie. Das fiebernde fast dreijährige Kind starb Dienstag, noch ehe es in ein Spital eingeliefert werden konnte."* (Kurier, 26.2.2010)
>
> *„Raffael wurde mit hohem Fieber von den Eltern in das Krankenhaus gebracht und dort untersucht. Die Ärzte fanden nichts Auffälliges und schickten das Kind wieder nach Hause. Wenige Stunden später war R. tot."* (Kurier, 13.1.2010)
>
> *„Panik beim Schikurs – ein 16-Jähriger schwer erkrankt. Könnte 45 weitere SchikursschülerInnen angesteckt haben."* (Österreich, 6.1.2009)

Eine bakterielle (eitrige) Meningitis ist eine **akut verlaufende Infektionskrankheit**, welche immer als **Notfall** zu betrachten ist. Als Erreger treten vorwiegend *Hämophilus influenzae, S. pneumoniae* und *Neisseria meningitidis* auf. Letztere finden sich ausschließlich beim Menschen mit einer altersabhängigen physiologischen nasopharyngealen Kolonisationsrate von ca. 10%. Seltener sind Viren (Frühsommer-Meningoenzephalitis/FSME), Pilze oder Parasiten die Ursache. Die Übertragung erfolgt aerogen und über Schleimhautkontakt, begünstigt durch „enge Sozialkontakte". Daraus folgt ein erhöhtes Risiko für **Säuglinge, Kleinkinder** und **Teenager**, mit einer zeitlichen Häufung während der **Wintermonate**. Die Erkrankung **beginnt meist schlagartig**. Im Vordergrund stehen hohes Fieber, Erbrechen, Kopfschmerzen und neurologische Symptome wie Nackensteifigkeit oder Bewusstseinsstörungen. Die lokale Infektion kann in eine Sepsis mit Durchblutungsstörungen und Organmanifestation oder in eine fulminant verlaufende Sepsis mit hoher Letalität übergehen. Eine frühzeitige mikrobiologische Diagnostik, gewonnen aus **Liquor und Blut**, und ein schneller Behandlungsbeginn mit AB (bereits bei begründetem Verdacht) ist erfolgsentscheidend.

Folgende **prophylaktische Maßnahmen** können bei einer bakteriellen Meningitis unterschieden werden:

> ▶ **Expositionsprophylaxe:** Die **Einzelisolierung** ist immer erforderlich, zumindest bis 24 Stunden nach Beginn der adäquaten AB-Therapie, danach ist mit keiner Infektiosität zu rechnen. Die Verwendung von **Schutzhandschuhen, Einmalschürze** und **Mund-Nasen-Schutzmaske** ist bei allen medizinischen, pflegerischen und reinigenden Tätigkeiten erforderlich. Nach dem Ablegen der Schutzkleidungen ist wie immer eine Händedesinfektion notwendig. Pflege-, Behandlungs- und Diagnoseutensilien müssen patientInnenbezogen verwendet und unmittelbar im Isolierungszimmer entsorgt werden. Die Flächendesinfektion erfolgt entsprechend dem Hygiene- und Desinfektionsmittelplan. Eine Raumluftdesinfektion ist nicht erforderlich.

Jugendliche stellen eine wesentliche Risikogruppe für die bakterielle Meningitis dar. Zur Behandlung stehen exposition-, postexpositions- und immunprophylaktische Maßnahmen zur Verfügung.

- ▶ **Postexpositionsprophylaxe:** Die einmalige AB-Gabe ist für jene gedacht, die mit der erkrankten Person engen Kontakt hatten, idealerweise innerhalb der ersten 24 Stunden. Damit soll eine weitere Verbreitung verhindert werden.

- ▶ **Immunprophylaxe:** *Hämophilus influenzae* und *Pneumokokken* kommen nur bei Ungeimpften als Verursacher in Betracht. *Meningokokken* treten vor allem in den Serogruppen A, B, C und Y auf. Gegen den bei uns am häufigsten vorkommenden Typ B steht kein Impfstoff zur Verfügung, verfügbar sind ein Kombinationsimpfstoff und Meningokokken-C-Impfstoff, welcher seit 2012 im österreichischen Impfplan enthalten ist. Eine Impfung wird auch empfohlen bei Reisen in den „Meningitisgürtel" – Brasilien, Zentralafrika, China, aber auch für Pflege- und Laborpersonal (siehe Kapitel 8.7).

- ▶ Dispositionsprophylaxe: wird hier vollständigkeitshalber erwähnt, hat bei der bakteriellen Meningitis keine besondere Bedeutung, ergänzt expositionsprophylaktische Maßnahmen.

In Österreich gilt die **Meldepflicht** bei Erkrankung und Todesfall bei invasiver Meningokokkenerkrankung. Zur Abklärung epidemiologischer Zusammenhänge sollten auch Materialien zur Serotypisierung an das entsprechende nationale Referenzlabor gesendet werden.

Zum Wiederholen

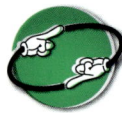

- ▸ Bereichskleidung
- ▸ Schutzkleidungen
- ▸ Quellenisolierung/Schutzisolierung
- ▸ Kontaktisolierung/strenge Isolierung
- ▸ Tuberkulose
- ▸ Bakterielle Meningitis

Zum Üben

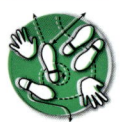

1. Welche Anwendungsrichtlinien zur Mund-Nasen-Schutzmaske, Schutzschürze und dem Schutzmantel sind erforderlich, damit deren gewünschte Wirkung erzielt werden kann?

2. An Ihrer Praktikumsstelle wird bei einer Patientin die Diagnose „offene TBC" gestellt. Welche Konsequenzen hinsichtlich Schutzmaßnahmen hat dies für Personal, BesucherInnen bzw. für die Patientin selbst?

3. Erklären Sie die Unterschiede zwischen Therapie, Dispositionsprophylaxe, Expositionsprophylaxe, Postexpositionsprophylaxe und Immunprophylaxe.

Centers for Disease Control and Prevention (2007): Guideline for Isolation Precautions: Preventing Transmission of Infectious Agents in Healthcare Settings, http://www.cdc.gov/hicpac/pdf/isolation/Isolation2007.pdf [19.12.2011].

Deutsche Gesellschaft für Krankenhaushygiene e.V. Sektion Hygiene in der ambulanten und stationären Kranken- und Altenpflege/Rehabilitation (2008): Kleidung und Schutzausrüstung für Pflegeberufe aus hygienischer Sicht. In: http://www.dgkh.de/pdfdata/sektionen/kleidung2008.pdf [19.12.2011].

Hirschmann, H. (2010): Darf die OP-Bereichskleidung auch außerhalb des OP-Funktionsbereiches getragen werden? Inkl. Kommentar der Herausgeber. In: Krankenhaushygiene + Infektionsverhütung, 32. Jg., S. 9–11.

Landessanitätsdirektion Wien (Hrsg.) (2011): Leitlinie Tuberkulose Umgebungsuntersuchung.

Medizinische Universität Wien, Klinische Abteilung für Krankenhaushygiene am AKH Wien (2008): Hygienerichtlinie Isolierungsmaßnahmen bei Infektionen. In: http://www.meduni-wien.ac.at/orgs/fileadmin/krankenhaushygiene/HygMappe/Richtlinien/071_isolierungsmassnahme.pdf [19.12.2011].

Zum Nachlesen

16 Infektionsprävention für MitarbeiterInnen
Zu viel gefürchtet ist auch gestorben?

Zusammenfassung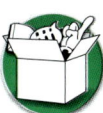

Dieses Kapitel widmet sich den (Infektions-)Gefahrenpotenzialen für MitarbeiterInnen. Im Vordergrund stehen die blutübertragbaren „nosokomialen Berufskrankheiten" Hepatitis B, Hepatitis C und HIV. Den Schwerpunkt bilden Präventionsmaßnahmen zur Vorbeugung von Nadelstichverletzungen und die korrekte Entsorgung medizinischer Abfälle. MitarbeiterInnenschutz ist keine Einbahnstraße – MitarbeiterInnen und Träger von Gesundheitseinrichtungen müssen die Herausforderungen gemeinsam bewältigen.

16.1 ArbeitnehmerInnenschutz

MitarbeiterInnen im Gesundheitswesen sind bei ihrer Tätigkeit neben chemischen und physikalischen Einwirkungen auch der Gefahr von Infektionskrankheiten ausgesetzt. Die Prävention berufsbedingter Infektionskrankheiten in der pflegerischen und medizinischen Versorgung steht im Mittelpunkt des ArbeitnehmerInnenschutzes. Das **Arbeitneh-**

Berufsunfälle in Gesundheitsberufen treten wesentlich häufiger auf als in anderen Sparten

T-O-P-Schutzkonzept
Rangfolge: Technisch–Organisatorisch–Persönlich

merInnenschutzgesetz (ASchG) verpflichtet die ArbeitgeberInnen, für alle Aspekte Sorge zu tragen, welche die Sicherheit der Beschäftigten betreffen. Sowohl die finanzielle als auch die rechtliche Verantwortung wird eindeutig den **ArbeitgeberInnen** übertragen. **MitarbeiterInnen** werden darin verpflichtet, die betreffenden Regeln und Maßnahmen einzuhalten. ArbeitnehmerInnenschutz benötigt demzufolge ausgewogene Maßnahmen auf beiden Seiten (siehe Tab. 24).

Tabelle 24

ArbeitnehmerInnenschutz als Balanceakt

Verhältnisprävention – Ziel: Veränderung der Rahmenbedingungen am Arbeitsplatz	Verhaltensprävention – Ziel: Veränderungen des individuellen Gesundheitsverhaltens der MitarbeiterInnen
Einhaltung der Bauvorschriften (siehe Kapitel 12.1)	Impfungen (siehe Kapitel 8.7)
sichere Geräte (siehe Kapitel 13.3)	persönliche Schutzausrüstung (siehe Kapitel 15.2)
sichere Arbeitsabläufe (siehe Kapitel 11)	postexpositionelle Prophylaxen (siehe Kapitel 16.3)
adäquate Informationsweitergabe (siehe Kapitel 11)	Informations-Update (siehe Kapitel 11)

Pflegepersonal ist vielen berufsbedingten Risikosituationen ausgesetzt. Im Mittelpunkt stehen Infektionsgefahren von Verletzungen durch spitze oder scharfe Gegenstände. Blut und andere Körperflüssigkeiten sind grundsätzlich als potenziell infektiös zu betrachten.

Das EU-weit gültige **Schutzstufenkonzept** für alle MitarbeiterInnen in Einrichtungen des Gesundheitswesens (von der Zahnarztpraxis bis zum Krankenhaus) ist auch für Personal von Fremdfirmen, das an infektionsrelevanten Tätigkeiten beteiligt ist, vorgesehen. Dabei werden Tätigkeiten nach ihrem Risiko priorisiert. Die Präventionsmaßnahmen sollten immer in der Rangfolge baulich/technisch/organisatorisch/persönlich umgesetzt werden (siehe Tab. 25 und Abb. 62).

Stufe	Tätigkeiten	Schutzmaßnahmen	Infektionen
1	**Infektionsrisiko sehr gering**, z. B. Lagerung klinisch unauffälliger Personen	Einhaltung des Mindeststandards, z. B. Garderobe, eigene Personaltoilette	
2	**Infektionsrisiko besteht** aufgrund regelmäßigen Kontakts mit Körperflüssigkeiten, z. B. patientInnennah – Wundversorgung, patientInnenfern – Abfallentsorgung	Zusätzlich zu Stufe 1 in Abhängigkeit des Erregers, z. B. Schutzkleidungen, Sicherheitsprodukte	Hepatitis, HIV, TBC, Salmonellen, Influenza
3	**Infektionsrisiko hoch** bzw. der Verdacht auf aerogen übertragbare Erkrankungen	Zusätzlich zu Stufe 2 in Abhängigkeit des Erregers, z. B. räumliche Isolierung, Atemschutzmasken	offene TBC, bakterielle Meningitis
4	**Infektionsrisiko sehr hoch**, sowohl im direkten Kontakt als auch z. B. bei Desinfektionsmaßnahmen. Eine wirksame Prävention und Therapie ist nicht möglich.	Zusätzlich zu Stufe 3 in Abhängigkeit des Erregers, z. B. Unterbringung in einer Isolierstation, raumlufttechnische Anlage	Ebolafieber, Lassafieber

Tabelle 25

Schutzstufenkonzept für MitarbeiterInnen im Gesundheitswesen

16.2 (Infektions-)Gefahr HIV, Hepatitis B und Hepatitis C

Blutübertragbare Infektionen stellen die größte Gefahr für MitarbeiterInnen dar. Neben der Verhütung von Rubeolen und Varizellen in der Pädiatrie sowie der Prävention der Tuberkulose steht die Verhütung blutübertragbarer Infektionen, wie **Hepatitis B (HBV)**,

Hepatitis C (HCV) und **HIV,** im Vordergrund. Obwohl die Häufigkeit von Personal betreffenden Infektionen in den letzten Jahrzehnten rückläufig ist (1983 waren im Wiener Krankenanstaltenverbund 26% des Pflegepersonals Hepatitis B positiv! – Lorant et al., 1983), sind noch immer viele Tätigkeiten mit Infektionsgefahren verbunden. Laut Daten der Allgemeinen Unfallversicherungsanstalt (AUVA) wurden im Zeitraum 1991–2008 aufgrund einer ursächlichen Infektionskrankheit insgesamt 175 **Berufskrankheiten** anerkannt, „Spitzenreiter" dabei: HCV. In Tabelle 26 erfolgt eine Gegenüberstellung dieser Infektionskrankheiten, mit den Schwerpunkten **berufsbedingte und private Risikosituationen und Präventionsmaßnahmen.**

Tabelle 26
Gegenüberstellung von Hepatitis B, Hepatitis C und HIV

	HBV	HCV	HIV
Vorkommen	weltweit > 350 Mio. chronisch Infizierte, – Österreich ca. 42.000	weltweit > 170 Mio. chronisch Infizierte, Österreich ca. 15.000–40.000	weltweit > 38 Mio. Infizierte, Österreich ca. 9.000–15.000
Infektionsquelle	Blut, Sperma, Vaginalsekret, Speichel, Muttermilch, Wundsekrete	Blut, selten andere Körpersekrete	Blut, Sperma, Liquor (hochinfektiös), Vaginalsekret und Muttermilch weniger infektiös
Infektionsweg	direkt durch Kontakt mit Körpersekreten, sexuell und Mutter–Kind; indirekt durch kontaminierte Spritzen, Instrumente und Blutprodukte	direkt durch Kontakt mit Blut, selten sexuell und Mutter–Kind; indirekt durch kontaminierte Spritzen, Instrumente und Blutprodukte	direkt durch Kontakt mit Körpersekreten, sexuell und Mutter–Kind; indirekt durch kontaminierte Spritzen, Instrumente und Blutprodukte
Infektiosität	ständig	ständig bis periodisch (abhängig von Viruslast)	ständig bis periodisch (abhängig von Viruslast)
Risikosituationen	Geschlechtsverkehr, Needle-Sharing bei i. v. Drogenkonsum, Tätowierungen, Piercing, Dialyse, Mehrfachtransfusionen, berufsbedingte invasive Tätigkeiten	Needle-Sharing bei i. v. Drogenkonsum, Dialyse, Hämophilie, Mehrfachtransfusionen, berufsbedingte invasive Tätigkeiten	Geschlechtsverkehr, Needle-Sharing bei i. v. Drogenkonsum, Mehrfachtransfusionen, berufsbedingte invasive Tätigkeiten
Infektionsverlauf	nach Akutphase Genesung oder Chronifizierung	meist symptomlos	3 Stadien: Primärinfektion – Latenzphase – AIDS; oftmals jahrelange Symptomfreiheit
Chronifizierung	ja (ca. 10%): chronisch krank oder „gesunde TrägerInnen"	ja (ca. 70%)	ja (100%)
Impfung	ja (Single- oder Kombinationsimpfstoff mit HAV)	nein	nein
Prävention	Kondome, sog. „Spritzentausch" für Suchtkranke, Blutprodukttestung, sterile Instrumente, Schutzkleidungen, Sicherheitsprodukte	sog. „Spritzentausch" für Suchtkranke, Blutprodukttestung, sterile Instrumente, Schutzkleidungen, Sicherheitsprodukte	Kondome, sog. „Spritzentausch" für Suchtkranke, Blutprodukttestung, sterile Instrumente, Schutzkleidungen, Sicherheitsprodukte
PEP	ja	nein	ja
Folgeerkrankungen	Leberzirrhose, Leber-Ca	Leberzirrhose, Leber-Ca	AIDS (Toxoplasmose, TBC, PCP, Zytomegalie, Kaposi-Sarkom, Zervix-Ca ...)
Therapie	ja	ja	ja

16.3 (Infektions-)Gefahr Stich- und Schnittverletzungen

Durch Nadelstichverletzungen (NSV) bedingte Infektionen wie vor allem HBV, HCV und HIV stellen ein ernsthaftes Gesundheitsrisiko für Gesundheitsberufe dar. Die Gefahr wird vielfach unterschätzt.

Der AUVA wurden im Jahr 2008 aus dem Gesundheits- und Sozialwesen 1.414 Nadelstichverletzungen gemeldet, die **Dunkelziffer** liegt allerdings wahrscheinlich bei bis zu 50.000(!) Stichverletzungen. In den allermeisten Berufen werden Sicherheitsbestimmungen sehr streng umgesetzt (z. B. Helmpflicht, Sicherheitsschuhe) und kontrolliert, im Gesundheitswesen müssen MitarbeiterInnen vielfach noch immer mit unsicheren Produkten arbeiten. Es wird mit 0,8 Stichverletzungen pro MitarbeiterIn und Jahr gerechnet!

Viele NSV werden nicht gemeldet, weil die Verletzung **bagatellisiert** wird („nur ein kleiner Stich"), viele fühlen sich durch die Pflichtimpfung gegen HBV ausreichend geschützt, oftmals werden aber auch Zeitmangel und Vergesslichkeit angeführt.

Aus bisher gewonnenen Daten lässt sich klar erkennen, dass NSV am häufigsten durch **Injektionskanülen** verursacht werden, gefolgt von Blutentnahmebestecken und periphervenösen Zugangssystemen und schließlich anderen spitzen oder scharfen Gegenständen wie Skalpellen.

Diplomiertes Pflegepersonal ist von NSV am häufigsten betroffen, gefolgt von ärztlichem Personal, Pflegehilfsdiensten, Reinigungspersonal und medizinisch-technischem Personal. Am häufigsten kommt es zu NSV **im PatientInnenzimmer**. Mit großem Abstand folgen OP, Intensivstation und Labor.

NSV entstehen u. a. in folgenden Situationen:

zweihändiges Recapping

Wiederaufsetzen der Kanülenschutzhülle mit beiden Händen (ab 2013 gesetzlich verboten)

▶ Bei Stress (v. a. nachts, in Notfallsituationen, bei räumlicher Enge, bei bekannt infektiösen PatientInnen)

▶ Bei fehlerhaftem Umgang mit spitzen und scharfen Instrumenten (v. a. *zweihändiges Recapping*, unsichere/sorglose Arbeitsweise)

▶ Bei unsachgemäßer Entsorgung (v. a. unzulässige, unvorschriftsmäßige, zu wenige und überfüllte Entsorgungsbehälter)

▶ Bei Fremdverschulden (v. a. bei unruhigen PatientInnen, unaufmerksamer Instrumentenübergabe)

▶ Bei technologiebedingten Gefahrensituationen (Injizieren von Blut in Blutkulturflaschen, Injizieren von Liquor in Kulturflaschen)

▶ Bei BerufsanfängerInnen und Ungeübten

Wie hoch ist das **Risiko einer NSV-bedingten Infektion**? Für die Übertragung einer Infektion ist eine nicht sichtbare Menge Blut ausreichend, welche weniger als 50(!) Viren enthält. Faktoren wie **Immunstatus** der verletzten Person, **Virusbelastung** der Patientin/des Patienten, **Verletzungstiefe**, **Blutvolumen**, **Haut- oder Schleimhautkontakt**, **Zeitintervall** zwischen Verletzung und Reinigung der Wunde, Nutzung **postprophylaktischer Maßnahmen**, aber vor allem die **Infektiosität des Virus** (HBV ca. 30%, HCV ca. 3%, HIV ca. 0,3%) beeinflussen das Risiko.

NSV – was tun?

> Nach jedem Nadelstich bzw. jeder Verletzung sollten Sofortmaßnahmen unverzüglich (in Sekunden) eingeleitet werden (siehe Abb. 61).

Kernaussage

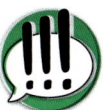

| Stich- oder Schnittverletzung ——— Kontamination von geschädigter Haut oder Mundhöhle oder geschädigtem Auge | Blutfluss fördern durch Druck auf das umgebende Gewebe über mind. 1 min | Intensive antiseptische Spülung bzw. Anlegen eines antiseptischen Wirkstoffdepots ——— Intensive Spülung mit dem nächsterreichbaren, geeigneten Antiseptikum (Haut) bzw. Wasser (Auge, Mundhöhle) | Kontaktierung der Betriebsärztin/des Betriebsarztes: Entscheid über Postexpositionsprophylaxe, Hepatitisserologie und Unfalldokumentation |

Als **Erstmaßnahme** bei einer **Schnittverletzung** soll gegebenenfalls der Blutfluss durch Spreizen der Wunde verstärkt werden (wird für Laien nicht empfohlen), danach die Wunde mit einem viruziden Antiseptikum gespült werden. **Bei Exposition geschädigter oder entzündlich veränderter Haut** muss zunächst das potenziell infektiöse Material mit einem alkoholgetränkten Tupfer entfernt werden. Anschließend unter fließendem Wasser gründlich abspülen, mit Wasser und Flüssigseife waschen, mit einem Einmalhandtuch abtrocknen und reichlich alkoholhältiges Hautdesinfektionsmittel mindestens 30 Sekunden einwirken lassen. **Bei Kontamination des Auges** dieses sofort mit Wasser, physiologischer Kochsalzlösung oder einer verdünnten PVP-Jodlösung spülen. **Bei Aufnahme in die Mundhöhle** das aufgenommene Material sofort und vollständig ausspucken. Danach die Mundhöhle mit einem Schleimhautantiseptikum mehrmals ausspülen.

Die nächsten Schritte bestehen zunächst in der Recherche der **PatientInnenbefunde** auf HBV, HCV und HIV und der Kontaktaufnahme mit der **Betriebsärztin/dem Betriebsarzt**. Eine schriftliche **Unfallmeldung** ist unbedingt erforderlich, damit im Falle einer daraus resultierenden Berufsunfähigkeit rechtliche Ansprüche auf z. B. Berufsunfähigkeitspension u. Ä. gestellt werden kann. Alle folgenden Maßnahmen sind je nach Art der Verletzung und Krankheitszustand der Patientin/des Patienten individuell abzustimmen (z. B. HIV-Schnelltest). **Blutabnahmen** (Hepatitis- und HIV-Serologie) sind jedenfalls sofort, nach 2 Wochen, 3 Monaten und 6 Monaten erforderlich.

► **HBV-PEP: Die postexpositionelle Prophylaxe bei HBV ist nur erforderlich, wenn** die betroffene Person gegen HBV nicht geimpft ist und der Impfschutz nicht ausreichend abgesichert werden kann

Abbildung 61
Sofortmaßnahmen bei Stich- und Schnittverletzungen

Anti-HBs

Antikörpernachweis der
Hepatitis-B-Diagnostik

**Zeitspanne der Transmis-
sion ab Aufnahme von HIV**
▶ **2 Stunden** bis zur Anlage-
rung an die Wirkzelle
▶ **12 Stunden** bis zur ersten
Virus-RNA-Übertragung
▶ **72 Stunden** bis zur
T-Zellenproduktion

(*Anti-HBs*). Liegt der Anti-HBs-Wert < 100 mIE/ml, wird eine sofortige Boosterimpfung empfohlen. Ist die betroffene Person nicht
oder unvollständig geimpft, wurde der Impferfolg nie kontrolliert
bzw. liegt die letzte Impfung länger als 10 Jahre zurück, wird zusätzlich eine serologische Testung empfohlen. Sollte die Anti-HBs-
Bestimmung nicht innerhalb von 48 Stunden möglich sein, ist die
zusätzliche Gabe eines HBV-Immunglobulins (passive Immunisierung) so rasch wie möglich indiziert (siehe Kapitel 8.5–8.7).

▶ **HCV-PEP: Ist nicht möglich!** Die gesicherte Diagnostizierung
mittels PCR-Untersuchung (siehe Kapitel 9.3) ist 2 Wochen nach
dem Unfall möglich. Bei gesicherter Infektion kann frühzeitig
mit einer Therapie begonnen werden.

▶ **HIV-PEP:** Die postexpositionelle Prophylaxe bei HIV ist eine medikamentöse Therapie, die eine Infektion mit dem HI-Virus verhindern soll. Dabei wird gleich nach der Risikosituation eine Kombination antiretroviral wirksamer Medikamente für vier Wochen
eingenommen. Die Medikamenteneinnahme sollte in den ersten
Stunden nach dem Risiko beginnen. Wenn 48 Stunden vergangen
sind, ist eine prophylaktische Wirkung nicht mehr zu erwarten.
Es empfiehlt sich, die Organisation der PEP-Präparate für den
Anlassfall im Vorfeld zu regeln und schriftlich festzuhalten (bei
Nichtpräsenz der Betriebsärztin/des Betriebsarztes, z. B. während
der Nacht). Generell ist die PEP für Unfälle im beruflichen Bereich
vorgesehen, wenn die Kontaktperson gesichert HIV-positiv ist/
war. Hier wird die PEP bis zum Vorliegen weiterer Befunde (PCR)
empfohlen. Es hat sich aber auch die Praxis entwickelt, diese im
Privatbereich, z. B. beim Platzen eines Kondoms bei diskordanten
Paaren, einzusetzen. HIV-PEP sollte nicht empfohlen werden bei
fraglichen HIV-Expositionen ohne bzw. mit geringem Risiko, wie
z. B. bei Kontakt mit infektiösem Material mit intakter Haut.

Mit technischen, organisatorischen, personenbezogenen und arbeits-
medizinischen Maßnahmen wird versucht, blutübertragbare Infektionen zu verhindern (siehe Abb. 62).

Prophylaktische Maßnahmen und Sicherheitsprodukte
Die wichtigste prophylaktische Maßnahme besteht in der **Meidung des
Kontakts mit potenziell infektiösem Material.** Da dies in vielen Fällen
nicht konsequent umgesetzt werden kann, kommen infektionsprophy-
laktischen und organisatorischen Maßnahmen eine großen Bedeutung
zu. Hierbei sind vorrangig die **Hepatitis-B-Schutzimpfung** (siehe Kapitel 8.7), die **korrekte Entsorgung** von gefährlichen Instrumenten in
durchstichsicheren Behältern, die Vermeidung des **beidhändigen Re-
cappings**, das **Vermeiden von „Nachstopfen"** in Müllsäcken, das Tragen
von **persönlicher Schutzkleidung**, die Verwendung von bruchsicheren
Transportbehältern für Blutprodukte und die Implementierung von **Si-
cherheitsprodukten** im Arbeitsalltag zu nennen.

**Arbeitsmedizinische
Maßnahmen**
HBV-Impfung, postexpositionelle
Maßnahmen gegen HBV/HIV

**Personenbezogene
Maßnahmen**
Dabei steht die Verwendung
von Schutzkleidungen im
Vordergrund.

Organisatorische Maßnahmen
Jede Institution im Gesundheitswesen hat
ein Konzept bestehend aus Hygieneplänen zu
erarbeiten und regelmäßige Schulungen für
MitarbeiterInnen anzubieten.

Baulich/technische Maßnahmen
Diese haben grundsätzlich Priorität! Beispiele: mikrobiologische
Sicherheitswerkbänke im Labor oder die Verwendung von Sicherheits-
produkten für Pflege und Medizin, Abfallentsorgung

Abbildung 62

Hierarchiepyramide der
Maßnahmen zur Vermei-
dung blutübertragbarer
Infektionen

Sichere Instrumente bieten Schutz, indem beispielsweise nach Gebrauch einer Kanüle sich diese in eine Schutzhülle zurückzieht, sich über die Kanülenspitze eine Schutzhülse schiebt, Lanzette und Skalpell in ein Gehäuse zurückgeschoben werden kann oder Abfallboxen für verletzungsgefährdenden Abfall mit einer druckempfindlichen Bodenplatte ausgestattet sind, welche beim Versuch, „noch etwas hineinzustopfen", akustisch alarmieren. Grundsätzlich kann gesagt werden, dass Sicherheitsprodukte die Inzidenz von NSV wirkungsvoller reduzieren als Schulungen von Arbeitsabläufen. Zunehmend mehr Krankenhäuser setzen derartige Produkte flächendeckend ein. In den USA gelten seit 2000 und in Deutschland seit 2003 gesetzliche Richtlinien, welche die ArbeitgeberInnen auffordern, herkömmliche Produkte gegen Sicherheitsprodukte auszutauschen (siehe Abb. 63).

In Österreich muss bis Mai 2013 die EU-Richtlinie RiLi 2010/32/EU(2) gesetzlich verankert werden, welche ein Verbot konventioneller Nadelsysteme zur Konsequenz haben müsste.

Abbildung 63 (1–5)

Sicherheitsprodukte zur
Vermeidung von Nadel-
stichverletzungen

Sicherheitsbehälter: durchstichsicher, bruchsicher, verschließbar, inklusive druckempfindlicher Bodenplatte mit akustischem Alarm bei Überfüllung

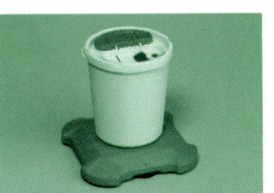

Butterflykanüle, bei der nach der Punktion ein Knopfdruck-Mechanismus betätigt werden kann, bei dem die Nadel direkt aus der Vene in eine Nadelkammer zurückgezogen wird (einhändig aktives Sicherheitssystem)

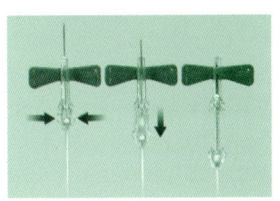

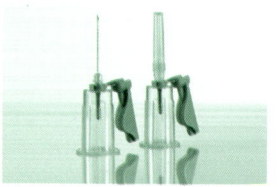

Blutabnahmekanülen, bei denen eine Kappe über die gebrauchte Nadel geklappt werden kann (einhändig aktives Sicherheitssystem)

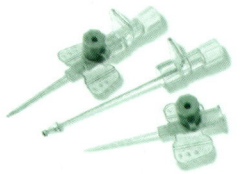

Periphervenöse Katheter (PVK) mit geschlossenem Kanülenschutz (passives Sicherheitssystem)

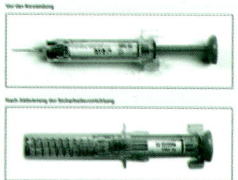

Fertigspritzen (und Injektionskanülen) mit vorschiebbarer Schutzhülle (aktives Sicherheitssystem)

Abgesehen von Verletzungen kann eine Infektion auch über scheinbar unverletzte Haut (kleinste Verletzungen, Ekzeme) und auch über die Schleimhaut (Spritzer erregerhältiger Flüssigkeiten) erfolgen. Zum Schutz der Hände sind daher bei Tätigkeiten, die die Gefahr einer Kontamination mit Blut oder Körpersekreten mit sich bringen, unbedingt **Handschuhe** zu tragen. Bei einer Stichverletzung werden beim Durchdringen der Nadel durch den Handschuh **bis zu 50% des infektiösen Materials abgestreift**, sodass die Menge des inokulierten Materials verringert wird. Zur Vermeidung von Kontaminationen der Augen- und Mundschleimhaut sind bei risikoträchtigen Tätigkeiten (z. B. oral-tracheale Absaugung) bei RisikopatientInnen Mundschutz und Schutzbrille zu verwenden.

16.4 (Infektions-)Gefahr medizinische Abfälle

Bei der Entsorgung von Abfällen aus Krankenhäusern, Apotheken, Arztpraxen, Alters- und Pflegeheimen oder der Betreuung zu Hause ist sowohl eine Gefährdung für an der Entsorgung beteiligte ArbeitnehmerInnen als auch für die Bevölkerung auszuschließen. Notwendige technische, organisatorische und personenbezogene Maßnahmen sind im **Bundesabfallwirtschaftsplan** geregelt und nach der ÖNORM 2104 S normiert. Diese Richtlinie kann in einzelnen Bundesländern in einigen Aspekten wie etwa der Farbe der Müllsäcke variieren. Der/die **Abfallbeauftragte** gilt als AnsprechpartnerIn jedes Krankenhauses in Fragen der Umsetzung des Entsorgungsplanes.

Medizinische Abfälle werden in vier Hauptgruppen unterteilt:

▶ **Gruppe 1:** Abfälle, die weder innerhalb noch außerhalb des medizinischen Bereichs eine Gefahr darstellen (hausmüllartige Abfälle, welche v.a. aus den Verwaltungs-, Schul- und Wohnbereichen stammen, wiederverwertbare Altstoffe wie Papier, Glas, Metall etc.)

▶ **Gruppe 2:** Abfälle, die nur innerhalb des medizinischen Bereichs eine Infektions- oder Verletzungsgefahr darstellen können, jedoch nicht wie gefährliche Abfälle entsorgt werden müssen. Diese Gruppe wird weiters unterteilt in „Abfälle ohne Verletzungsgefahr", „Abfälle mit Verletzungsgefahr" und „Nassabfälle" (siehe Tab. 27).

▶ **Gruppe 3:** Abfälle, die innerhalb und außerhalb des medizinischen Bereichs eine Gefahr darstellen und daher in beiden Bereichen einer besonderen Behandlung bedürfen, sog. „gefährlicher Abfall" (siehe Tab. 27)

▶ **Gruppe 4:** Sonstige im medizinischen Bereich anfallende Abfälle; hinzugerechnet werden: Altmedikamente, Fieberthermometer, Batterien, Desinfektionsmittel, Küchenabfälle, Elektronikabfälle, aber auch Körperteile und Organabfälle

Hauptgruppe	Gruppe 2		Gruppe 3
Bezeichnung	„Abfälle ohne Verletzungsgefahr"	„Abfälle mit Verletzungsgefahr"	„gefährlicher Abfall"
Einstufung	kein Gefahrengut	kein Gefahrengut	Gefahrengut
Sammelbehälter	„oranger Sack"	„gelbe Box"	„schwarze Tonne"
Abfallbeispiele	alle Einwegprodukte, auch bei blutiger und eitriger Kontamination, wie Handschuhe, Tupfer, Spritzen ohne Kanülen, entleerte Urinsammelsysteme, Infusionsbestecke (Dorn in Rollklemme), Wundverbände, Inkontinenzprodukte, Einmalwäsche etc.; auch bei Hepatitis-, HIV- und MRSA-kontaminiertem Abfall	Kanülen, Lanzetten, Nadeln, Ampullen, Ampullenreste etc. und sonstige spitze und scharfe Gegenstände	Abfall, der mit Erregern meldepflichtiger Erkrankungen kontaminiert ist, z.B. offene Tuberkulose, Cholera, Typhus; nicht inaktivierte mikrobiologische Kulturen, Nassabfälle wie Dialysekapillaren, Absaugbeutel, Blutkonserven etc. und Körperteile, Zytostatikaabfälle
Hinweise	Verletzungsgefährdender Abfall darf (wenn die durchstichsichere Box dicht verschlossen ist) in den Müllsack entsorgt werden.	unmittelbar nach Gebrauch in die Box geben, nicht nachstopfen und max. zu 80% befüllen!	Hepatitis-, MRSA- oder HIV-behaftete Abfälle sind NICHT für die schwarze Tonne vorgesehen!

Mikrobiologische Untersuchungen des Abfalls aus dem medizinischen Bereich zeigen ein vielleicht überraschendes Bild: Krankenhausabfall enthält nicht mehr Mikroben als Abfälle anderer Herkunftsbereiche wie etwa Haushaltsmüll. Bei einer ordnungsgemäßen Entsorgung bestehen somit keine besonderen Gefahrensituationen. Eine chemische Abfalldesinfektion ist nur in Ausnahmefällen erforderlich. Der Abtransport erfolgt spätestens nach einer Woche als Gefahrenguttransport. Medizinische Abfälle der Gruppen 1, 2 und 3 werden grundsätzlich einer **Verbrennung zugeführt**, nicht verbrennbare Stoffe wie z.B. Quecksilberreste oder Laborchemikalien chemisch-physikalisch entsorgt.

Tabelle 27
Abfallgruppen mit Infektions- und Verletzungsgefahr

16.5 (Infektions-)Gefahr Durchfallerkrankungen

Nosokomiale Durchfallerkrankungen haben in den letzten Jahren an Bedeutung gewonnen. Dabei kommen MitarbeiterInnen sowohl als Infektionsquelle, Infektionsüberträger und letztlich als Erkrankte in Betracht. Eine **Gefahr für MitarbeiterInnen** geht vor allem von Rota- und Noroviren aus – für eine Infektion reicht eine geringe Virendosis aus und im Gegensatz zu anderen infektiösen Durchfallerkrankungen können Rota- und Noroviren auch aerogen übertragen werden (siehe Kapitel 18.5). Besondere Vorsicht ist bei Kontakt mit PatientInnen geboten, welche neben dem Durchfall auch Symptome wie Fieber, Atemwegsbeschwerden oder Hautveränderungen zeigen. Aktuell fokussiert der ArbeitnehmerInnenschutz zusätzlich die Infektionen mit *Clostridium difficile* (siehe Kapitel 17.4).

Durchfall nach Urlaubsreise? Händedesinfektion und Stuhluntersuchung empfehlenswert!

Umgekehrt droht im Regelfall von einer MitarbeiterIn mit Diarrhoe keine **Gefahr für PatientInnen**, sofern die **Händehygiene nach dem Toilettenbesuch** korrekt durchgeführt wird. Frühgeborene oder Immunsupprimierte reagieren sehr empfindlich auf darmpathogene Mikroben. Bei MitarbeiterInnen, welche nach einem **Krankenstand oder Urlaub** (v. a. aus südlicheren Ländern) zurückkehren und die unter Durchfall litten oder noch immer leiden, ist es dringend ratsam, eine Stuhluntersuchung durchzuführen. Damit soll die Möglichkeit der unerkannten Mikrobenausscheidung unterbunden werden. Treten innerhalb weniger Tage bei mehr als drei Personen, sowohl unter PatientInnen und MitarbeiterInnen, Durchfälle auf, sollte umgehend das **Hygieneteam** verständigt werden.

16.6 (Infektions-)Gefahr Bissverletzungen

Vorsicht bei Bissen von gewaltbereiten PatientInnen!

Die Gefahr von Bissverletzungen besteht vor allem durch **Tiere/Haustiere im Tätigkeitsfeld der mobilen Pflege**, aber auch bei **gewaltbereiten PatientInnen**. Bei Bissen „von Mensch zu Mensch" besteht die Infektionsgefahr für **HBV, HIV** oder **Syphilis**. Durch Tierbisse (v. a. Hunde) verursachte Verletzungen müssen umgehend ärztlich versorgt werden, da die Tiefe und das Ausmaß der Gewebsbeteiligung oftmals nicht abzuschätzen sind. Diagnostisch kommen ca. 125 Mikroben in Betracht, meist handelt es sich um eine **Mischinfektion** aus ca. 5 verschiedenen Mikroben. Bei wild lebenden Tieren besteht zusätzlich die Gefahr einer **Tollwutinfektion**. Schon der Hautkontakt mit Speichel oder Tränenflüssigkeit des Tieres kann ansteckend sein. Das tollwutverdächtige Tier muss zweimalig einer tierärztlichen Untersuchung unterzogen werden. Dabei hat die erste Untersuchung zum Ausschluss der Tollwuterkrankung am Tag des Bisses bei einem praktizierenden Tierarzt zu erfolgen, die zweite Untersuchung am zehnten Tag nach dem Biss.

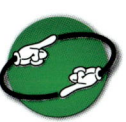

Zum Wiederholen

▸ **ArbeitnehmerInnenschutz**

▸ **Risiko Hepatitis B**

▸ **Risiko Hepatitis C**

▸ **Risiko HIV**

▸ **Stich- und Schnittverletzungen**

▸ **Medizinische Abfälle**

▸ **Durchfallerkrankungen**

▸ **Bissverletzungen**

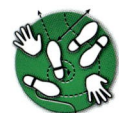

Zum Üben

1. Versetzen Sie sich in ein alltägliches Szenario: Ein stressiger Arbeitstag, sie müssen in der Früh noch 11 PatientInnen versorgen. Patient L. erhält seine Thromboseprophylaxe s.c. verabreicht, währenddessen fällt Ihnen auf, dass Sie die Abfallbox am Stationsstützpunkt stehen haben lassen. Wie gehen Sie weiter vor?

2. Fortsetzung aus Szenario 1: Leider haben Sie sich mit der Injektionsnadel in den Finger gestochen. Welche Sofortmaßnahmen setzen Sie und welche Schritte folgen diesen?

3. Fortsetzung aus Szenario 2: Sie haben Glück – Ihr Fehler hatte keine Infektion zur Folge. Sie wollen Ihren Fehler nicht wiederholen. Welche Präventionsmaßnahmen stehen Ihnen zur Verfügung, um eine blutübertragbare Infektion zu vermeiden?

Zum Nachlesen

Bundesministerium für Arbeit, Soziales und Konsumentenschutz (2010): Information zur Richtlinie 2010/32/EU zur Vermeidung von Verletzungen durch scharfe/spitze Instrumente, GZ: BMASK-464.201/0013-VII/6/2010 (E-Mail-Information).

Bundesministerium für Land- und Forstwirtschaft, Umwelt und Wasserwirtschaft (2011): Bundesabfallwirtschaftsplan 2011, Teil 1, Medizinische Abfälle. In: http://www.bundesabfallwirtschaftsplan.at [19.10.2011].

Deutsche AIDS-Gesellschaft (DAIG e.V.) und Österreichische AIDS-Gesellschaft (ÖAG) (2009): Gemeinsame Empfehlung zur Postexpositionellen Prophylaxe der HIV-Infektion. In: Deutsche Medizinische Wochenschrift, Nr. 134, S. 16–33.

Handl, G. (2007): Nadelstichverletzungen. Zusammenfassung einer aktuellen Meta-Analyse. In: Pflegenetz 02/07, S. 28–30.

Wicker, S. & Rabenau, H. (2007): Nadelstichverletzungen bei Mitarbeitern im Gesundheitswesen: Berufsrisiko oder vermeidbare Infektionsgefährdung? Ergebnisse der Frankfurter Nadelstichstudie. In: Krankenhaushygiene + Infektionsverhütung, Vol. 29, Nr. 3, S. 86–90.

17 Infektionen durch multiresistente Bakterien
ESBL, CDAD, MRSA – tatütata!

Zusammen-
fassung

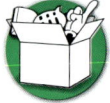

MfG – mit freundlichen Grüßen! Zunehmend häufiger begrüßen uns multiresistente Bakterien, Antibiotika sind gegen sie weitestgehend wirkungslos. Es ist an der Zeit, sich mit ihnen auseinanderzusetzen. In diesem Kapitel werden zunächst die Ursachen und Folgen der zunehmenden Resistenzentwicklungen analysiert. Anschließend werden exemplarisch die durch MRSA, ESBL und CDAD verursachten Infektionen und deren Auswirkungen für die pflegerische Versorgung unter die Lupe genommen.

17.1 Resistenzproblematik

Zunehmende Resistenzen gegenüber Antibiotika schränken die Behandlungsmöglichkeiten ein.

Von der Revolution zur Resistenz: Antibiotika (AB) verlieren stetig ihre Wirksamkeit. Infektionen durch resistente Bakterien waren bisher hauptsächlich ein Problem stationärer Gesundheitseinrichtungen. Heute finden sich derartige Resistenzen zunehmend häufiger auch im extramuralen Bereich. Ein Beispiel hierfür ist das Auftreten des sogenannten „MRSA", charakterisiert hauptsächlich durch die Unempfindlichkeit gegen ß-Laktam-Antibiotika (z. B. Penicilline). Dieses Bakterium führt mittlerweile auch bei Gesunden, außerhalb von Krankenhäusern und Pflegeheimen, zu hartnäckigen Infektionen („C-MRSA" – siehe Kapitel 19.4).

Als Ursachen gelten:

80% der Antibiotika werden zu Hause eingenommen – oftmals leider falsch!

- ▶ Der **hohe AB-Verbrauch** in der Human- und Veterinärmedizin und der Landwirtschaft/Tierzucht
- ▶ Der **Selektionsdruck**, erzeugt durch die unangemessene Verwendung von AB. Der Zusammenhang zwischen AB-Verbrauch und AB-Resistenzen ist eindeutig erwiesen.
- ▶ Die Übertragung von Mensch zu Mensch, sei es direkt oder indirekt
- ▶ Die erstaunliche **Adaptionsfähigkeit der Mikroben:** Durch ihre Lernfähigkeit bzw. mittels neuer Mechanismen entziehen sie sich der AB-Wirkung.
- ▶ Die **Globalisierung**, der Reiseverkehr und die Migration verändern die bestehende Sachlage stetig.

Mit zukünftigen Auswirkungen/Folgen:

- ▶ **Längere Krankenhausaufenthalte** bzw. rezidivierende Infektionen zu Hause
- ▶ **Höhere Kosten** für das Gesundheitssystem durch die Verwendung zusätzlicher und teurer Behandlungsmethoden und Medikamente

▶ **Wenige neue AB** in Entwicklung, da die Pharmabranche ihre Forschungsaktivitäten hin zu Medikamenten für chronische Erkrankungen verlagert

Als Lösungsansätze sind anerkannt:

▶ Ein strenger, zielgerichteter klinischer AB-Einsatz (siehe Tab. 28)

▶ Eine intensivere Auseinandersetzung mit der Resistenzsituation

Entweder AB-Therapie oder AB-Prophylaxe aber KEINE AB-Abschirmung!

„Die 12 Gebote der Resistenzkontrolle"	
Impfe!	
Entferne Katheter!	Verhüte Infektionen!
Ziele auf Erreger!	
Frage ExpertInnen! "Antibiotic Stewardship"	Diagnostiziere effizient!
Kontrolliere Antibiotika-Gebrauch!	
Beachte lokale Epidemiologie!	
Behandle Infektionen, nicht Kontaminationen!	Verwende Antibiotika klug!
Behandle Infektionen, nicht Kolonisationen!	
Vermeide Breitbandantibiotika!	
Beende die Therapie zeitig!	
Isoliere den Erreger!	Vermeide Transmission!
Vermeide Übertragung!	

Tabelle 28
„Die 12 Gebote der Resistenzkontrolle"

Die österreichische Resistenzsituation ist trotz höchst bedenklicher Entwicklungen nicht dramatisch. Vergleichbare Länder haben deutlich größere Probleme. Viele Probleme sind dennoch „hausgemacht". Es ist eine der **zentralen Aufgaben für Hygieneteams** in Krankenhäusern, die lokale Resistenzlage und das Mikrobenspektrum zu beachten (siehe Kapitel 11.2). Informationen aus internationalen *„Surveillance-Netzwerken"* können die eigenen Daten ergänzen und zu einem größeren Bild (analog einem Puzzle) führen (siehe Kapitel 2.2).

Surveillance-Netzwerke

Nationale Referenzzentralen sind mit internationalen Organisationen (z. B. EARSS) zwecks epidemiologischer Überwachung von Infektionskrankheiten vernetzt.

17.2 Exkurs: MRSA

„search and destroy" – Die Niederlande konnten die Ausbreitung von MRSA massiv reduzieren – sie reagieren rasch und strikt. Der Verdacht genügt. So werden beispielsweise PatientInnen, die aus einer ausländischen Klinik kommen (z. B. nach einem Skiunfall, der in einem österreichischen KH behandelt wurde), sofort getestet und bis zum negativen Testergebnis isoliert. Diese Strategie konzentriert sich also nicht nur auf infizierte, sondern auch auf kolonisierte PatientInnen (und berücksichtigt auch das Krankenhauspersonal).

Infektionen mit MRSA, ESBL und CDAD stellen eine große Herausforderung für die Krankenhaushygiene dar.

MRSA ist die Abkürzung für **methicillinresistenter Staphylococcus aureus**, inzwischen häufig auch als *„multiresistenter Staphylococcus aureus"* bezeichnet. Infektionen mit MRSA gelten als zentrales Problem der Krankenhaushygiene. Er besiedelt, wie auch nichtresistente Stämme, die Haut und Nasenschleimhaut bei ca. 25% der Bevölkerung. Häufig handelt es sich um Personen, die vorher in einem Krankenhaus behandelt wurden oder dort arbeiten und somit als Überträger fungieren. Insbesondere für MitarbeiterInnen ist dies von Bedeutung.

Die **Übertragung** erfolgt durch direkten Kontakt (Hände) oder indirekt über kontaminierte Gegenstände (z. B. Handtücher, Katheter u. v. m.). Zu einem symptomatischen Infektionsverlauf kommt es nach einigen Tagen, nach einigen Monaten oder aber überhaupt nicht. MRSA verursacht Infektionen wie andere Staphylokokken auch – Abszesse, Wundinfektionen, Pneumonien (siehe Kapitel 14.5).

MRSA – nicht gefährlich, jedoch schwierig zu behandeln!

MRSA ist auch **nicht gefährlicher**, jedoch sehr viel **schwieriger medikamentös behandelbar**. Diagnostiziert wird MRSA letztendlich mittels **Antibiogramm** (siehe Kapitel 9.3). Als Testmaterial stehen **Abstriche** aus Nase, Rachen, Achseln, Leiste und Wunde bzw. Körperflüssigkeiten, wie z. B. Trachealsekret, zur Verfügung. Liegt eine **Infektion** vor, ist eine antibiogrammabhängige, spezielle antibiotische Behandlung erforderlich. Liegt eine **Kolonisation** vor („gesunde TrägerInnen"), werden die Bakterien entfernt (= **Sanierung**). Je nach Ort der Besiedelung und Häufigkeit des Auftretens kommen unterschiedliche Maßnahmen zum Einsatz: Wird MRSA beispielsweise nur im Blut nachgewiesen, ist kein Mundschutz erforderlich.

Als Sanierungsmaßnahmen sind anerkannt:

- ▸ **Screening bei verdächtigen PatientInnen** (Abstriche)
- ▸ **Screening von MitpatientInnen** (Abstriche)
- ▸ **Screening von MitarbeiterInnen** (Nasenabstrich bei gehäuftem Auftreten)
- ▸ **Isolierungsmaßnahmen** (strenge Isolierung – je nach baulichen Möglichkeiten)
- ▸ **Basishygienemaßnahmen** wie z. B. Händehygiene, Schutzkleidungen, Flächendesinfektion
- ▸ **Erweiterte Hygienemaßnahmen** wie kutane, orale und nasale Dekontamination. In Langzeitpflegeeinrichtungen müssen die genannten Maßnahmen dem reduzierten Infektionsrisiko angepasst werden.
- ▸ Hygienemaßnahmen beim **Transport** der Patientin/des Patienten (Untersuchung, Rettung etc.)
- ▸ **Besuchsregelung**
- ▸ Spezielle, getrennte **Entsorgung** von Wäsche, Geschirr, Müll

Der Sanierungserfolg wird mittels Abstrichen kontrolliert. Erhält man drei negative Abstriche (im Abstand von je 3 Tagen), können die Isolierungsmaßnahmen aufgehoben werden. Die **wissenschaftliche Evidenz** für das MRSA-Management steht allerdings auf „schwachen Beinen" – im Sinne von: *heiß umfehdet, wild umstritten, liegst der Krankenhaushygiene du inmitten ...*

17.3 Exkurs: ESBL

Neben Staphylokokken stellen auch **Enterobakterien** (Darmbakterien wie z. B. *E. coli, Klebsiella, Enterobacter*) mit zunehmender Resistenz gegenüber Antibiotika hohe Anforderungen an die Hygiene. Während sich die MRSA-Raten europaweit einzupendeln scheinen, prognostizieren Experten für antibiotikaresistente gramnegative Bakterien einen rasanten Anstieg.

ESBL. Werden diese Enterobakterien auch gegen weitere Antibiotika resistent, entstehen Multiresistenzen, die bei nosokomialen Infektionen mittlerweile eine bedeutende Rolle spielen. Auch hier sind die bekannten Risikogruppen betroffen. Zu den häufigsten Infektionen zählen **Harnwegsinfektionen, intraabdominelle Infektionen, Pneumonien** und **katheterassoziierte Infektionen**. ESBL wird über direkten oder indirekten Kontakt mit **Stuhl**, infizierten **Wunden** oder **Sekreten** sowie über **kontaminierte Flächen** und **Gegenstände** übertragen. Gramnegative Bakterien lieben feucht-kühle Bedingungen und sind darin über mehrere Monate lebensfähig. Bei Besiedelung der Atemwege kommt zusätzlich die **aerogene Übertragung** in Betracht. In Abhängigkeit vom Resistenzausmaß und dem Grad der Infektionsgefährdung einer Patientin/eines Patienten werden die Hygienemaßnahmen abgestimmt:

- ▶ Die **Händedesinfektion** stellt die wichtigste Präventionsmaßnahme dar.

- ▶ **Schutzkleidungen** wie Handschuhe und Schutzmantel gelten bei katheterisierten PatientInnen mit Harnwegsinfektion als ausreichend. Bei Pneumonien sind zusätzlich Haar-, Mund- und Nasenschutz indiziert.

- ▶ Die **räumliche Isolierung** ist wünschenswert, bei offenen Wunden oder bei Durchfällen erforderlich.

17.4 Exkurs: CDAD

Bei CDAD **(Clostridium-difficile-assoziierte Diarrhoe)** handelt es sich um eine typische nosokomiale Infektion. Den anaeroben Sporenbildner *Clostridium difficile* kennzeichnen besonders umweltresistente Sporen und Toxinbildung. Die **Toxine** verursachen Symptome wie **massiven Durchfall**, Schmerzen, Fieber bis zu **schweren Darmentzündungen**

ESBL

= Extended Spectrum Beta-Lactamase; bezeichnet die Fähigkeit von (über 200!) Enterobakterien, das Enzym Beta-Lactamase zu produzieren, welche wiederum Beta-Lactam-Antibiotika (z. B. Penicillin) zerstören

---

Innerhalb Österreichs existieren große regionale Unterschiede, z. B. ist Tirol besonders stark betroffen (EARSS, 2009).

und Multiorganversagen. Früher nur als antibiotikaassoziiert angesehen, muss heute auch die Übertragung auf PatientInnen ohne AB-Therapie und **MitarbeiterInnen** beobachtet werden (siehe Kapitel 16.5). Die fäkal-orale Übertragung erfolgt über **Lebensmittel** oder Gegenständen wie Toilette, Bettschüssel u. a. Seit 2010 gilt die **Meldepflicht** nach dem Epidemiegesetz.

Empfohlene Hygienemaßnahmen:

> **Einzelisolierung** bei schweren Durchfällen ist unbedingt erforderlich.

> **Schutzmantel/Schürze bzw. Handschuhe** sind grundsätzlich bei jedem PatientInnenkontakt und Kontakt zu erregerhältigem Material zu tragen.

> **Händedesinfektion MIT anschließendem Händewaschen** erforderlich: Das Desinfektionsmittel tötet die vegetative Form, die Seife entfernt die sporozide Form.

> **Sporozide Flächendesinfektion** und patientInnenbezogener Einsatz von Stethoskop, Thermometer etc. sind unbedingt notwendig.

Händedesinfektion MIT anschließendem Händewaschen erforderlich!

Zum Wiederholen

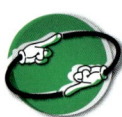

> **Resistenzproblematik**

> **MRSA**

> **ESBL**

> **CDAD**

Zum Üben

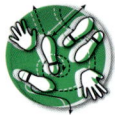

1. „Die 12 Gebote der Resistenzkontrolle" sind vorwiegend an Ärztinnen und Ärzte gerichtet – bei welchen Geboten ist die Mitarbeit des Pflegepersonals unerlässlich?

2. Vergleichen Sie die Infektionen mit MRSA, ESBL und CDAD: Worin liegen die Unterschiede in den Hygienemaßnahmen?

Zum Nachlesen

European Antimicrobial Resistance Surveillance System (EARSS), http://rivm.nl/earss/ [20.12.2011].

Kappstein, I. (2010): Nosokomiale Infektionen. Prävention, Antimikrobielle Therapie, Labordiagnostik. 4. Auflage. Stuttgart: Thieme.

Kern, W. V. (2010): Was gibt es Neues in den Leitlinien zur Clostridium difficile-Infektion? In: Krankenhaushygiene up2date, Nr. 5, S. 213–220.

Korczak, D. & Schöffmann, Ch. (2010): Medizinische Wirksamkeit und Kosteneffektivität von Präventions- und Kontrollmaßnahmen gegen (MRSA-)Infektionen im Krankenhaus. Hrsg. vom Deutschen Institut für Medizinische Dokumentation und Information, Schriftenreihe Health Technology Assessment, Bd. 100.

RKI-Ratgeber Infektionskrankheiten: Staphylokokken-Erkrankungen, insbesondere Infektionen durch MRSA. Robert Koch-Institut, Berlin (Stand: 09.02.2007).

Baum, H. von, Dettenkofer, M., Heeg, P., Schröppel, K. & Wendt, C. (2010): Konsensusempfehlung Baden-Württemberg: Umgang mit Patienten mit hochresistenten Enterobakterien inklusive ESBL-Bildnern. In: HygMed, Nr. 35, S. 40–45.

Weber, C. (2009): Management des methicillinresistenten Staphylokokkus aureus: Mythen, Fakten und Auswirkungen auf die klinische Praxis. In: Krankenhaushygiene up2date, Nr. 4, S. 169–179.

Wille, B. (2010): Erreger von A–Z. Extended-spectrum-ß-Lactamase bildende Bakterien (ESBL). In: Krankenhaushygiene + Infektionsverhütung, Vol. 32, Nr. 2, S. 46–47.

18 Infektionsrisikopotenziale in Langzeitpflegeeinrichtungen
Bewohnst du noch oder lebst du hier?

„Meine Mutter war von vermummten Schwestern umgeben – zu ihrem eigenen Schutz."

Zusammen-fassung

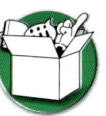

Warum sind ältere Menschen infektionsanfälliger? Existiert im Altersheim ein anderes Mikrobenspektrum? Sind Haustiere aus hygienischer Sicht denkbar? Dieses Kapitel erläutert die Notwendigkeit von infektionspräventiven Maßnahmen im Setting von Langzeitpflegeeinrichtungen und stellt die Unterschiede bzw. Zusammenhänge zur Krankenhaushygiene dar. Den in den letzten Jahren an Bedeutung gewonnenen infektiösen Durchfallerkrankungen und deren Hygienemanagement ist der letzte Abschnitt dieses Kapitels gewidmet.

18.1 Infektionsproblematik – differenzierte Betrachtung

Ältere Menschen wurden mittlerweile mehrfach als besonders infektionsgefährdet dargestellt. Die Abwehrkraft sinkt, chronische Erkrankungen und Tumorleiden sind weit verbreitet, Immobilität, Inaktivität, chronische Wunden oder funktionelle Beeinträchtigungen, wie z. B. Schluckstörungen, erhöhen das Risiko weiter.

Langzeitpflegeeinrichtungen wie Geriatriezentrum, Seniorenheim, Altersheim, Betreutes Wohnen etc. stellen den häuslichen Lebensraum für ältere Menschen dar. Daher muss in betreuten Wohnbereichen, anders als im Krankenhaus, die Verhältnismäßigkeit zwischen einer zu ziehen-

Der Anspruch an moderne Langzeitpflegeeinrichtungen lautet: mehr Infektionsprophylaxe, weniger Krankenhausatmosphäre.

Bei einer überwiegend sozialen Betreuung gelten dieselben Hygienerichtlinien wie in Privathaushalten.

den Einschränkung der Bewegungsfreiheit und dem Schutz der MitbewohnerInnen situationsabhängig abgewogen werden. Grundsätzlich ist das Ausmaß der infektionspräventiven Maßnahmen vom Lebensbereich in derartigen Langzeitpflegeeinrichtungen abhängig. Lebt der ältere Mensch in seiner eigenen Pflegewohnung (z. B. Betreutes Wohnen, Seniorenheim), also benötigt er **überwiegend soziale Betreuung**, gelten die allgemein üblichen hygienischen Vorschriften wie auch in Privathaushalten. Handelt es sich um den Pflegebereich, also um BewohnerInnen von Pflegestationen („Pflegeheim"), die **kontinuierlich und überwiegend Pflege- und Behandlungsbedarf** benötigen, so gelten hygienische Maßnahmen ähnlich wie in einem Krankenhaus. Der zunehmend lauter werdende Ruf nach organisierter Hygiene ist auch dadurch erklärbar, als BewohnerInnen solcher Einrichtungen einen zunehmend hohen Grad an Pflegebedürftigkeit und medizinischer Betreuung aufweisen.

18.2 Tierhaltung

Die Haltung von Tieren kann Gesundheit und Wohlbefinden fördern. Tiertherapie wird zunehmend in Langzeitpflegeeinrichtungen angeboten. Als tierische Mitbewohner und/oder Besucher eignen sich besonders Katzen, Hunde, Vögel, Hasen, Ratten und Meerschweinchen. Als etwas problematischer, aber nicht unmöglich gelten Schildkröten und andere Reptilien aufgrund ihrer humanpathogenen Mikroben. Ob und welche Tiere erlaubt sind, entscheidet letztlich die Organisationsleitung. Aus infektionspräventiver Sicht ist unter Einhaltung folgender Grundregeln nichts gegen Tiere im Wohnbereich älterer Menschen einzuwenden:

▸ Das Tier muss regelmäßig **tierärztlich untersucht**, geimpft und entwurmt werden.

▸ Die artgerechte, **hygienische Tierhaltung** muss gewährleistet sein.

▸ Gefahren wie **Stürze**, **Bisse** oder **allergische Reaktionen** der BewohnerInnen müssen ausgeschlossen werden.

▸ Für **stark abwehrgeschwächte** Personen sind Zugangsbeschränkungen auszusprechen.

Kernaussage

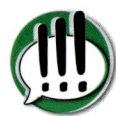

Zoonosen, zwischen Tier und Mensch übertragene Infektionskrankheiten, werden durch den direkten Kontakt mit Tieren, den Konsum von Lebensmitteln vorwiegend tierischer Herkunft sowie durch indirekte Kontakte übertragen. Die Bekämpfung von infizierten Tierbeständen ist schwierig, weil diese meist gesund sind, aber den Menschen durch den Verzehr von tierischen Produkten bzw. den direkten Kontakt mit deren Ausscheidungen erkranken lassen. Zu den besonders gefährdeten Personengruppen zählen auch hier ältere Menschen.

Aus infektionspräventiver Sicht gilt besondere Aufmerksamkeit hinsichtlich gastrointestinaler Infektionen im Zusammenhang mit der Nahrungsmittel- bzw. Küchenhygiene, Influenzaepidemien, Mykosen, Harnwegsinfektionen und des Vorkommens von multiresistenten Mikroben.

18.3 Atemwegsinfektionen

Ältere Menschen in Langzeitpflegeeinrichtungen erleiden **Pneumonien** doppelt so häufig wie ältere Menschen, die in Privathaushalten leben. Der ältere Mensch ist aufgrund der eingeschränkten Lungenfunktionsleistung und Reinigungskraft gefährdeter, vor allem anfälliger für **Influenzaausbrüche**, welche häufig tödlich verlaufen. Schutzimpfungen sind ein wichtiger Bestandteil der Infektionsprävention. **Impfaktionen** für BewohnerInnen in Langzeitpflegeeinrichtungen gegen die saisonale Influenza haben sich als äußerst effektive Maßnahme herausgestellt. Für MitarbeiterInnen gelten grundsätzlich dieselben Richtlinien wie im KH, mit Ausnahme der Influenzaimpfung: Für das Personal in Langzeitpflegeeinrichtungen ist der Nutzen wissenschaftlich abgesichert (siehe Kapitel 8.7).

18.4 Multiresistente Bakterien

MRSA, ESBL usw. werden zunehmend häufiger auch in Langzeitpflegeeinrichtungen diagnostiziert. Das Auftreten von MRSA ist als Folge des Vorkommens und der Zunahme dieses Bakteriums in Krankenhäusern anzusehen. Es gibt einen engen Zusammenhang zwischen MRSA-Besiedelung von BewohnerInnen und zurückliegenden KH-Aufenthalten. Eine Übertragung innerhalb eines Heimes, also z. B. unter ZimmernachbarInnen (Ausnahme: Epidemie), ist eher selten anzutreffen. Umgekehrt können auch BewohnerInnen resistente Mikroben in das KH einschleppen. Handelt es sich um überwiegend pflegerisch/ medizinisch betreute BewohnerInnen, gelten dieselben Richtlinien wie im KH, bei einer überwiegend sozialen Betreuung gelten dieselben Richtlinien wie für Privathaushalte.

18.5 Exkurs: Noroviren & Co – infektiöse Durchfallerkrankungen

Durchfallerkrankungen sind in Langzeitpflege häufig anzutreffen. Da die Schutzfunktion der Magensäure durch die altersbedingte Erhöhung des pH-Wertes reduziert ist, steigt auch das Risiko für **lebensmittelbedingte gastrointestinale Infektionen**. Deshalb ist die besondere Beachtung notwendiger Hygienemaßnahmen in der Verarbeitung und Lagerung von Nahrungsmitteln sowie bei der Aufbewahrung von Speisen erforderlich. Nosokomiale Durchfallerkrankungen haben in den letzten Jahren an Bedeutung gewonnen. Infektiöse Durchfallerkrankungen stehen an der Spitze meldepflichtiger Erkrankungen. **Viren dominieren** als Verursacher von Durchfallerkrankungen: *Rotaviren, Noroviren, Hepatitis-A-Viren und Adenoviren.* Die häufigsten bakteriellen Verursacher wie *Campylobacter* oder *Salmonellen* entstammen meist kontaminierten Lebensmitteln (siehe Kapitel 20.2) oder sind antibiotikaassoziiert, wie im Fall von CDAD (siehe Kapitel 17.4). **Die Übertragung** erfolgt über direkten oder indirekten Kontakt. Stuhlkontaminierte Gegenstände wie Bettschüssel, Bett oder Bettwäsche und die Hände des Personals und der PatientInnen sind dafür hauptverantwortlich. Vor allem Rota- und Noroviren gelten wegen ihrer zusätzlichen aerogenen Übertragbarkeit und geringen Infektionsdosis als nosokomiale Infektionen.

Kernaussage

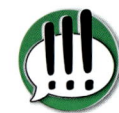

> Auch in Langzeitpflegeeinrichtungen sind gezielte Maßnahmen zur Infektionsvermeidung bei Ausbruchssituationen von Noroviren, Influenza oder MRSA erforderlich.

Norovirus-bedingte Durchfälle

Noroviren sind „Global-Player" – weltweit verbreitet und Verursacher von schwer beherrschbaren **Ausbrüchen**. Die Virusausscheidung findet Stunden vor dem Krankheitsausbruch und bis zu zwei Wochen nach dem Abklingen der Symptome statt. Typisch sind heftige, selbstlimitierende **Brechdurchfälle** mit einer saisonalen Häufung im Herbst und Winter. Die hohe Viruskonzentration im Stuhl und Erbrochenen führt zusätzlich über **Aerosolbildung** zu einer *hohen Kontagiosität*. Im Vordergrund stehen ausbruchseindämmende Maßnahmen:

hohe Kontagiosität

hohes Ansteckungspotenzial: Weniger als 100 Noroviren sind in der Lage, einen Ausbruch auszulösen!

- ▶ Der **Händehygiene** kommt die bedeutsamste Rolle zu. Aufgrund der hohen **Desinfektionsmittelresistenz** wird ein zumindest 90% äthanolhältiges Desinfektionsmittel benötigt.

- ▶ **Schutzkleidungen** wie Handschuhe, Mund-Nasen-Schutz, Mantel oder Schürze sind unbedingt erforderlich.

- ▶ **Einzelisolierung oder Kohortierung** mit eigener Toilette wäre wünschenswert.

- ▶ Strengste Hygienestandards sind bei der **Essensausgabe** bzw. beim Hantieren mit Speisen notwendig. Lebensmittel dürfen nicht offen gelagert werden (z. B. Frühstücksbuffet).

- ▶ **Kontakte** wie Händeschütteln, Besuche (v. a. von Kindern), Transferierungen und Transporte sind auf das Mindestmaß zu beschränken.

- ▶ Mehrmals täglich ist eine **Flächendesinfektion** mit Einmaltüchern erforderlich, die Abschlussreinigung und Schlussdesinfektion darf frühestens 72 Stunden nach Abklingen der Durchfälle erfolgen.

▶ Eine **Aufnahmesperre** empfiehlt sich bei einer nicht beherrschbaren Ausbruchssituation trotz aller Kontrollmaßnahmen und/oder bei logistischen Problemen wie ausbruchsbedingter Personalreduktion.

Rotavirus-bedingte Durchfälle

Rotaviren betreffen insbesondere Säuglinge, Kleinkinder und BewohnerInnen von Langzeitpflegeeinrichtungen. Symptome wie sehr starker, wässriger Durchfall und Erbrechen stehen im Vordergrund, welche mit Flüssigkeits- und Elektrolytersatz therapiert werden. Es gelten ähnlich strenge Hygienerichtlinien im Ausbruchsfall wie bei Noroviren. Zur Infektionsprävention steht seit einigen Jahren eine Schutzimpfung, empfohlen im österreichischen Impfplan, zur Verfügung.

Hepatitis-A-bedingte Durchfälle

Diese erfolgen meist über kontaminierte Lebensmittel, v. a. durch Meeresfrüchte oder verunreinigtes Wasser. Als „Urlaubssouvenir" eingeschleppt, kommt es in den Sommerferien zu einer saisonalen Häufung. Die bereits vor Krankheitsausbruch stattfindende Virusausscheidung bedingt eine rasche Verbreitung. Im Gegensatz zu Erwachsenen verläuft bei Kindern die Infektion milde, heilt immer aus, ohne chronische Verläufe. Zur Prophylaxe steht ein Impfstoff zur Verfügung.

CDAD-bedingte Durchfälle wurden in Kapitel 17.4 ausgeführt.

▶ **Tierhaltung**

▶ **Atemwegsinfektionen**

▶ **Multiresistente Bakterien**

▶ **Gastrointestinale Infektionen**

▶ **Noroviren**

Zum Wiederholen

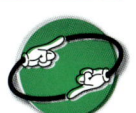

1. Warum sind ältere Menschen infektionsanfälliger?
2. Wie können gastrointestinale Infektionen bei BewohnerInnen in Langzeitpflegeeinrichtungen verhindert werden?
3. Was macht Noroviren so besonders kontagiös? Welche Maßnahmen sind in einer Ausbruchssituation zu treffen?

Zum Üben

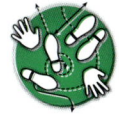

AGES – Österreichische Agentur für Gesundheit und Ernährungssicherheit in Zusammenarbeit mit dem BMGF (2006): Vorgehen bei Gastroenteritisausbrüchen durch Norovirus in Krankenhäusern und Einrichtungen der stationären Pflege.

Zum Nachlesen

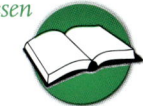

Bergen, P. (2003): Hygiene in Altenpflegeeinrichtungen. München: Urban & Fischer.

Kommission für Krankenhaushygiene und Infektionsprävention am Robert Koch-Institut (2005): Infektionsprävention in Heimen. In: Bundesgesundheitsblatt – Gesundheitsforschung – Gesundheitsschutz , Vol. 48, Nr. 9, S. 1061–1080, http://www.rki.de/cln_117/nn_201414/DE/Content/Infekt/Krankenhaushygiene/Kommission/Downloads/Heimp__Rili,templateId=raw,property=publicationFile.pdf/Heimp_Rili.pdf [20.12.2011].

Robert Koch-Institut (2008): RKI-Ratgeber für Ärzte. Noroviren. In: http://www.rki.de/cln_117/nn_196878/DE/Content/Infekt/EpidBull/Merkblaetter/Ratgeber__Noroviren.html, Stand Juli 2008 [20.12.2011].

Wolff, M. (2010): Virale Infektionen im Gastrointestinaltrakt. In: Krankenhaushygiene + Infektionsverhütung, Vol. 32, Nr. 1, S. 4–8.

19   Hygiene in der mobilen Betreuung zu Hause
My Home is my Mikrobenzoo?

Zusammen-
fassung

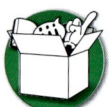

In vielen Haushalten sind im Kühlschrank mehr Mikroben zu finden als auf der Toilette. Diese mikrobiologische Tatsache wird bedeutsam, wenn in diesem Haushalt ein kranker oder abwehrgeschwächter Mensch wohnt. Dieses Kapitel stellt die Unterschiede bzw. Zusammenhänge zur Krankenhaushygiene dar und erläutert die Besonderheiten der Infektionsprävention bei zu Hause lebenden KlientInnen.

Der „dehnbare" Begriff Sauberkeit wurde bereits im einleitenden Kapitel 1.1 ausführlich behandelt. Möchte man von einer sauberen Wohnung sprechen, sollte man beim Geschirrtuch beginnen und nicht auf der Toilette. Das Hygiene Council untersuchte Haushalte mit durchwegs überraschenden Ergebnissen: Die höchsten Kontaminationen wurden gefunden auf dem Küchenschwamm (1), dem Abfalleimer (2), dem Kühlschrank (3), der Computertastatur (4), dem Küchenwasserhahn (5), dem Waschbeckenabfluss (6), im Schmutzwäschekorb (7), den Silikonfugen im Badezimmer (8), der Hauskatze (9) und erst auf Platz 10 folgte die Toilette (siehe Abb. 64).

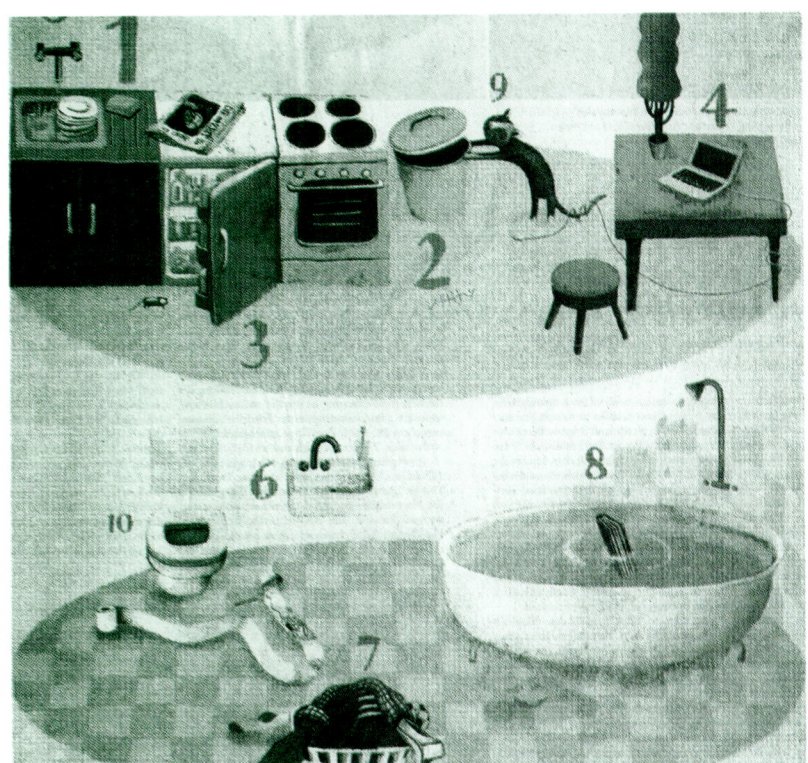

Abbildung 64

Top 10 der Hygiene-Problemzonen in Haushalten

19.1 Infektionsprävention zu Hause

Im Gegensatz zum Krankenhaus oder zu Langzeitpflegeeinrichtungen sind die von MitarbeiterInnen von mobilen Pflege- und Betreuungsorganisationen durchzuführenden Hygienemaßnahmen anders zu bewerten:

- ▶ Viele **krankenhausspezifische Gefahrenquellen fallen weg** (siehe Kapitel 10).
- ▶ **Infektiöser und psychischer Hospitalismus kommen verhältnismäßig selten vor.**
- ▶ Die **Resistenz** kranker Menschen wird durch den Verbleib daheim gestärkt (= Dispositionsprophylaxe).
- ▶ Die Infektionsgefahr, ausgehend von **MitpatientInnen**, ist nicht vorhanden.

PatientInnenbezogene Risikofaktoren wie Alter, Unterernährung oder Adipositas, Schluckstörungen etc. bleiben dagegen bestehen. Auch sind zu Hause alle endogenen Infektionsquellen (z. B. Darm) weiterhin vorhanden und relevant. Durch die immer **frühzeitigere Entlassung** aus dem Krankenhaus ergibt sich zwangsläufig das Auftreten von nosokomialen Infektionen erst zu Hause. Während es zu nosokomialen Infektionen im KH gut dokumentierte empirische Daten gibt, existieren diese Häufigkeitsstatistiken im ambulanten Bereich kaum. Untersu-

Hawthorne-Effekt

Handelnde Personen
ändern bzw. korrigieren
ihr Verhalten, wenn sie
beobachtet werden
(im ambulanten Bereich
sehr stark ausgeprägt).

chungen in den USA haben gezeigt, dass der sogenannte *„Hawthorne-Effekt"* im ambulanten Bereich sehr stark ausgeprägt ist (Bundesarbeitsgemeinschaft Freie Wohlfahrt, 2010). Aus diesem Grunde empfehlen ExpertInnen, auch die in der mobilen Betreuung auftretenden Infektionen kontinuierlich zu erfassen. Die **Infektionsprävention** und die **Beobachtung von Infektionszeichen** stellen somit wesentliche Aufgaben der mobilen Pflege dar. In Untersuchungen unter deutschen Hauskrankenpflegeorganisationen wurden **Hygienemängel** bei der Umsetzung hygienischer Vorgaben identifiziert: Defizite bei der Händehygiene, Kleidungshygiene und Abfallentsorgung, es fehlt an qualifizierten Hygieneverantwortlichen und es fehlen den Gegebenheiten angepasste Hygienepläne analog der KH-Hygiene (Popp et al., 2006).

Private Gegebenheiten
machen es oftmals notwendig, bei hygienischen
Anforderungen Abstriche zu
machen, zu improvisieren.

Bei der Betreuung zu Hause ist die Einhaltung notwendiger hygienischer Richtlinien unter Miteinbeziehung der persönlichen Ressourcen der KlientInnen (finanzielle Möglichkeiten, soziales Umfeld, bauliche Situation), des jeweiligen Pflege- und Betreuungsauftrags und des Qualifikationsniveaus der meist multiprofessionellen Betreuungsteams zu berücksichtigen.

19.2 Schutzmaßnahmen für KlientInnen und MitarbeiterInnen

Händehygiene

Von Diplompflegepersonal
wird verlangt, Hygienerisiken für KlientInnen
professionell einzuschätzen.

Auch im Homecare-Bereich gilt: Das **Händewaschen** dient der Reinigung, die **hygienische Händedesinfektion** der Infektionsprävention. Aufgrund der unterschiedlichen Umgebungsbedingungen müssen die Indikationen zur HD im KH differenziert betrachtet werden. Personen mit *„Publikumsverkehr"*, dazu zählen KlientInnen und MitarbeiterInnen, profitieren vor allem von der HD. Bei regelmäßig durchgeführter HD treten **Durchfalls- und Erkältungskrankheiten** deutlich seltener auf, bei der Influenza zeigen sich keine Vorteile.

Zwischen folgenden Tätigkeiten ist eine hygienische Händedesinfektion zu Hause erforderlich:

▶ Körperpflege zu Küchentätigkeit

▶ Küchentätigkeit zu Handling von Ausscheidungen

▶ Handling von Ausscheidungen zu Körperpflege

▶ Alle Tätigkeiten zu therapeutischen/diagnostischen Maßnahmen

▶ Therapeutische/diagnostische Maßnahmen zu allen Tätigkeiten

▶ Entsorgungstätigkeiten zu allen Tätigkeiten

Handschuhe

Das Tragen von Handschuhen in der häuslichen Pflege dient primär dem Selbstschutz. Schutzhandschuhe werden bei allen Arbeiten getragen, bei denen es zum Kontakt mit Blut oder sonstigen Körperflüssigkeiten bzw. mit infektiösem Material kommt. Bei risikoträchtigen Pflege- oder Therapiemaßnahmen (z. B. beim Legen von transurethralen Kathetern) werden, wie im KH, sterile Handschuhe verwendet. Beim Hantieren mit Reinigungs- und Desinfektionsmitteln kommen Mehrweghandschuhe (Haushaltshandschuhe) zum Einsatz.

Dienstkleidung

Arbeitskleidung muss sauber sein und regelmäßig gewechselt werden. Ob Dienst- oder Privatkleidung getragen wird, liegt im Ermessensbereich der Betreuungsorganisation, für die Bereitstellung der Dienstkleidung ist die Organisation zuständig. Derzeit wird in den meisten Fällen die Dienstkleidung von den Beschäftigten privat gewaschen. Grundsätzlich gelten dieselben Richtlinien zur persönlichen Hygiene wie in Kapitel 1.2 erläutert.

19.3 Haushaltshygiene

Aufgrund **üblicher Reinigungsmaßnahmen im Haushalt** (staubbindende Feuchtreinigung) kann auf laufende Desinfektionsmaßnahmen wie im KH grundsätzlich verzichtet werden. Eine Desinfektion empfiehlt sich bei exponierten Räumlichkeiten wie Bad, Toilette und Küche, wenn aufgrund der Art einer Erkrankung auch von der üblichen mikrobiellen Besiedelung ein Gesundheitsrisiko ausgehen kann (z. B. Immunsuppression, Hepatitis). Außerdem darf das Desinfektionsmittel nur mit gereinigten (bevorzugt thermische Aufbereitung) oder frischen, sauberen Lappen, Tüchern, Mopps o. Ä. entnommen werden.

> Der Haushalt ist kein OP!

- **Eine gezielte Flächendesinfektion** ist nur im Zusammenhang mit therapeutisch-diagnostischen Verrichtungen (z. B. Wundversorgung) erforderlich.
- **Pflegekoffer** und Arbeitsflächen zur Medikamentenzubereitung sollten regelmäßig gereinigt und ggf. desinfiziert werden.
- **Der Umgang mit Medikamenten, Harnkatheter, Gefäßkatheter oder Wunden** ist im Wesentlichen nicht anders als im KH zu betrachten (siehe Kapitel 11.3 und 14.5).
- **Einweginstrumenten** ist aufgrund der gesetzlichen Gegebenheiten (MPG) der Vorzug zu geben. Instrumente sind meist für Verbandwechsel notwendig. Sollte Einwegmaterial nicht zur Verfügung stehen, müssen Instrumente desinfiziert werden.
- Der **Abfall** wird mit Ausnahme von jenem Abfall, von dem Verletzungsgefahr ausgeht (durchstichsichere Boxen), in normalen, haushaltsüblichen Restmüllbehältern entsorgt.
- **Der Wäschewechsel** orientiert sich im Wesentlichen an der Menge des zur Verfügung stehenden Vorrates und den Möglichkeiten, diese zu waschen. Eine Waschtemperatur von 60°C gilt als ausreichend. Waschverfahren mit über 75°C wirken massiv keimreduzierend.

▶ **Bettwäsche** sollte aus waschbaren Materialien bestehen. Werden Decken und Pölster mit Federfüllung verwendet, so ist die Reinigung erfahrungsgemäß als problematisch einzuschätzen. Eine Verwendung solcher Produkte ist jedoch im häuslichen Bereich als unbedenklich zu betrachten. Bei Bedarf können auch für Pölster entsprechende Schonbezüge verwendet werden. Der Einsatz von Matratzenschonbezügen ist aus hygienischen sowie wirtschaftlichen Aspekten angezeigt.

▶ **Leibschüsseln und Harnflaschen** werden manuell gereinigt und desinfiziert. Dazu werden gewöhnliche Haushaltsreiniger verwendet.

Küchenhygiene

Hotspot Küche!

Mangelnde Sorgfalt über den hygienischen Umgang mit Lebensmitteln kann die Ursache für Lebensmittelinfektionen sein. Die wichtigsten Schutzmaßnahmen bestehen in der Einhaltung allgemeiner **Küchenhygieneregeln** (z. B. Schwämme oder Geschirrtücher regelmäßig waschen), der **Händehygiene** (z. B. vor der Zubereitung von leicht verderblichen Nahrungsmitteln wie Geflügel- oder Eiprodukten) und der sachgerechten Lagerung (z. B. Kühlung, Vorbeugung von Schädlingsbefall). Im Umgang mit **Ernährungssonden** (v. a. PEG-Sonden), **Sondenkost** und deren Zubehör sind anerkannte Regeln auch im Homecare-Bereich strikt einzuhalten.

Messie-Syndrom

Als „Messies" werden Menschen bezeichnet, deren Leben durch das Sammeln von Dingen bestimmt ist. Die extremste Form des Sammelzwangs wird „Vermüllungssyndrom" bezeichnet. Dabei wird die Wohnung unbewohnbar und die häusliche und persönliche Hygiene vernachlässigt. Dieses Verhalten steht oft im Zusammenhang mit demenziellen Erkrankungen, aber auch bei Zwangsstörungen, Schizophrenie und Borderline-Störungen. In Zusammenhang mit Unsauberkeit besteht das Risiko, ein ungepflegtes körperliches Erscheinungsbild falsch einzuschätzen, körperliche Erkrankungen, die durch Verschmutzung oder verdorbene Lebensmittel ausgelöst wurden, mit einer akuten Erkrankung zu verwechseln und die Gefahr der sozialen Isolation oder des Wohnungsverlustes.

19.4 Exkurs: C-MRSA

Seit einigen Jahren haben sich MRSA-Stämme auch im häuslichen Lebensraum etabliert (= *community acquired*). C-MRSA verursacht meist **Haut- und Weichteilinfektionen** (z. B. Furunkel) und betrifft häufig **junge KlientInnen ohne Risikofaktoren**. Mittlerweile erreicht C-MRSA auch die Krankenhäuser.

Konsequenzen für die Homecare-Versorgung:

▶ Soziale Kontakte unterliegen keinerlei Einschränkungen.

▶ MRSA-TrägerInnen werden am Ende einer „Tour" angefahren.

▶ Händewaschen der KlientInnen mit Flüssigseife, oftmaliger Handtuchwechsel.

▶ Wäsche, Geschirr und Besteck benötigen keine besondere Behandlung.

▶ Bei pflegerischen Maßnahmen, z. B. Wundversorgung, gelten Richtlinien wie im KH.

▶ Direkter Kontakt mit offenen Wunden oder Hautläsionen ist zu vermeiden.

▶ Haushaltsangehörige mit Abwehrschwäche wie DiabetikerInnen oder DialysepatientInnen sollten ebenso den direkten Kontakt meiden.

▶ Bei etwaiger Aufnahme im Krankenhaus muss das Transport- und Krankenhauspersonal informiert werden

Werden im KH behandelte MRSA-PatientInnen entlassen, liegt zu diesem Zeitpunkt noch häufig eine Besiedelung mit MRSA vor, die aber ohne Symptome bleibt („**importierter MRSA**"). Für Familienmitglieder besteht kein Anlass zu Sorge oder Angst. Die Ansteckungsgefahr ist für gesunde Menschen sehr niedrig. Durch Küssen oder enge Körperkontakte kann es aber zu einer vorübergehenden Besiedlung der Familienmitglieder kommen, die ohne Symptome vorübergeht.

▶ **Infektionsprävention zu Hause**

▶ **Schutzmaßnahmen für KlientInnen und MitarbeiterInnen**

▶ **Haushaltshygiene**

▶ **C-MRSA**

Zum Wiederholen

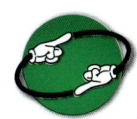

1. Sie stehen unmittelbar vor dem Beginn Ihres extramuralen Praktikums: Welche Basismaßnahmen/Richtlinien aus der Krankenhaushygiene werden Sie nicht antreffen und warum nicht?

2. In welchen Bereichen der mobilen Pflege dürfen auch zu Hause keine Abstriche gemacht werden?

Zum Üben

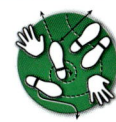

Zum Nachlesen

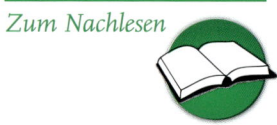

Bundesarbeitsgemeinschaft Freie Wohlfahrt (Hrsg.) (2010): Handbuch mobiler Pflege- und Betreuungsdienste. 3., überarbeitete und ergänzte Auflage, ÖRK Einkauf & Service GmbH.

Hübner, N. O., Hübner, C., Wodny, M., Kampf, G. & Kramer, A. (2010): Impact on health and work performance related to acute respiratory symptoms and diarrhea. In: BMC Infectious Diseases, http://www.biomedcentral.com/content/pdf/1471-2334-10-250.pdf [21.12.2011].

Popp, W., Hilgenhöner, M., Dogru-Wiegand, S., Hansen, D. & Daniels-Haardt, I. (2006): Hygiene in der ambulanten Pflege. Eine Erfassung bei Anbietern. In: Bundesgesundheitsblatt – Gesundheitsforschung – Gesundheitsschutz, Vol. 49; Nr. 12, S. 1195–1204.

Sitzmann, F. (2006): Hygiene daheim. Bern: Hans Huber Verlag.

Swanson, Y., Jeanes, A. (2011): Infection control in the community: a pragmatic approach. In: British Journal of Community Nursing, Volume 16, Nr. 6, S. 282–288.

20   Lebensmittelhygiene in Gesundheitseinrichtungen
„Wash it, cook it, peel it or forget it!"– und sonst?

Zusammen-fassung

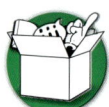

Dieses Kapitel thematisiert den Umgang mit Lebensmitteln in Gesundheitseinrichtungen. Das Gefährdungspotenzial von Lebensmitteln wird anhand häufig auftretender lebensmittelbedingter Infektionskrankheiten konkretisiert. Es folgt die Darstellung der hygienischen Anforderungen an Großküchen, wobei der Fokus auch auf den Umgang mit Lebensmitteln im stationären Bereich gerichtet ist.

„Wash it, cook it, peel it or forget it!" So lautet eine pragmatische Leitlinie für den Umgang mit Lebensmitteln, meist als Empfehlung bei Urlaubsreisen, insbesondere in wärmere Klimazonen. Im Alltag sollten etwas differenziertere Grundregeln gelten:

▶ **Richtiger Einkauf** optisch und gustatorisch einwandfreier Lebensmittel

▶ **Gründliche Reinigung** vor der Lagerung und Verarbeitung

▶ Bei der **Zubereitung** mindestens 65°C verwenden, warmhalten vermeiden

▶ Zur **(längeren) Haltbarmachung** stehen für den Hausgebrauch zur Verfügung: Kühlen, Gefrieren, Räuchern, Trocknen, Ansäuern und Einsalzen. Die Lebensmittelindustrie verfügt noch über zusätzliche Verfahren: Sterilisation, Pasteurisierung, Bestrahlung und die Beigabe von Konservierungsmitteln.

20.1 Gefährdung durch Lebensmittel

Lebensmittelhygienisch einwandfreie Beschaffenheit weisen Lebensmittel auf, wenn sie keine **belebten** und **unbelebten Schadstoffe** enthalten. Durch die Nahrungskette gelangen in der Landwirtschaft eingesetzte Stoffe wie Dünger, Pestizide, Antibiotika, Wachstumshormone u. v. m. beim Menschen an. Primär einwandfreie Lebensmittel können aber auch durch falsche Zubereitungsmethoden Schadstoffe, wie Karzinogene beim intensiven Grillen oder beim zu starken Erhitzen von Fetten beim Frittieren, entwickeln. Schadstoffe wie Mykotoxine (siehe Kapitel 4.2, 5.2, 5.3, 18.5) in Lebensmitteln gelten für den Menschen als gefährlich. Vorrangiges Ziel ist die Verhinderung von **Lebensmittelinfektionen** bzw. **Lebensmittelvergiftungen**.

Ursachen von Lebensmittelinfektionen sind:

▶ **Räumliche Bedingungen** (z. B. mangelnde Trennung von reinen und unreinen Bereichen)

▶ **Einrichtung/Geräte** (z. B. schwer zu desinfizieren)

▶ **Personal** (z. B. infizierte oder ausscheidende MitarbeiterInnen)

▶ **Lebensmittel**, die von Natur aus mikrobiell belastet sind, z. B. Kartoffeln, Fleisch oder Fisch (**„primär kontaminiert"**). Andere Lebensmittel wie z. B. Milch oder gekochtes Fleisch sind dagegen entweder natürlicherweise oder aufgrund einer besonderen Behandlung (z. B. Pasteurisieren von Milchprodukten) mikrobenarm. Diese können aber durch unsachgemäße Lagerung (meist ungenügende Kühlung), Verarbeitung oder Transport **„sekundär kontaminiert"** werden.

20.2 Exkurs: Lebensmittelbedingte Infektionskrankheiten

Nicht jeder belebte Schadstoff, d. h. nicht jede Mikrobe führt unweigerlich zu Infektionen oder Intoxikationen. In vielen Fällen macht sich der Mensch die Wirkung von Mikroben bei der Lebensmittelreifung zu Nutze („Nützlinge"). Andere stellen hingegen ein wesentliches Gesundheitsrisiko dar. **Lebensmittelinfektionen** und **Intoxikationen** sind sich in Verlauf und Symptomatik meist sehr ähnlich – die Inkubationszeit liegt meist zwischen 2–72 Stunden, meist einhergehend mit Übelkeit, Erbrechen und Durchfall. In Tabelle 29 werden exemplarisch ausgewählte lebensmittelbedingte Erkrankungen dargestellt.

„Nützlinge"	Infektionen	Intoxikationen	Toxinfektionen
Nützliche Mikroben verhelfen Lebensmitteln zu Reifung, Konsistenz und besonderem Geschmack	Lebensmittel fungieren als Überträger von Mikroben, welche sich im Magen-Darm-Trakt vermehren	Stoffwechselprodukte von (ev. toten) Mikroben gelten als Verursacher	Toxine lebender Mikroben lösen diese Erkrankungen aus
Laktobazillen in Joghurt oder Sauerkraut (z. B. Lactobacillus bulgaricus) **Streptokokken** im Topfen oder Joghurt (z. B. Streptococcus thermophilus) **Hefen** in Bier, Wein oder Gebäck (z. B. Saccharomyces cerevisiae)	**Campylobacteriose** Häufigste meldepflichtige Erkrankung in Österreich! Das Bakterium ist ein natürlicher Darmbewohner bei Tieren – Fleisch, v. a. Geflügel, sollte immer gründlich durchgegart werden. Weitere Quellen: Rohmilch und Eier. Einfrieren tötet nicht ab – das schaffen erst Erhitzen auf über 70°C und saure pH-Werte. Küchenhygiene!	**Staphylokokken-Enterotoxikosen** Meist durch das kontaminierte Personal oder Gegenstände (z. B. Geschirrtuch) über Kontakt oder aerogen übertragen	**E. coli** Betrifft v. a. Kinder und tritt vorwiegend als „eingeschleppte" Reisediarrhoe auf. Faschiertes Fleisch, Weichkäse, Gemüse und Wasser gelten als Nährmedium.
		Bacillus cereus („Chinarestaurant-Syndrom") Das Enterotoxin des Sporenbildners entwickelt sich besonders gut in gekochten und wieder aufgewärmten Reis- und Nudelgerichten.	**Salmonellose** Mögliche Infektionsketten: Futtermittel–Tier–Mensch oder Eiprodukte–Nahrungsmittel–Mensch. Übertragen v. a. durch nicht oder ungenügend erhitztes Faschiertes und Geflügel, Feinkostsalate und rohe Eier; Wachstumstemperaturen: 6–45°C, einfrieren tötet nicht ab – das schafft erst Erhitzen auf über 70°C.
Schimmelpilze in Käse (z. B. Penicillium roqueforti). Alle verschimmelten Lebensmittel sind für den Verzehr ungeeignet! Ausnahme: Käse	**Listeriose** Weichkäse gilt als häufigster Überträger von Listerien, diese können sich auch im Kühlschrank vermehren.	**Botulismus** kann sich in fehlerhaft erhitzten Gemüse,- Wurst- und Fleischkonserven entwickeln. Vorsicht bei aufgeblähten Konservendosen!	

Tabelle 29
Lebensmittelbedingte Erkrankungen

20.3 Hygienische Anforderungen an Großküchen

Die Küche gilt als Risikobereich in Gesundheitseinrichtungen. Die Einhaltung von Hygieneregeln, besonders in Großküchen, ist die wesentliche Voraussetzung zur Verhinderung von lebensmittelbedingten Infektionen und Intoxikationen. In einer Krankenhausküche ist besonders zu berücksichtigen, dass PatientInnen zu einem nicht unerheblichen Teil einen reduzierten Immunstatus aufweisen. Aus diesen Gründen ist vor allem eine mikrobiologisch einwandfreie Beschaffenheit der Speisen erforderlich. Unabhängig, ob die Speisen nach dem **Cook&Chill-Prinzip**, dem **Bankettsystem** (Speisen werden fertig portioniert in Thermobehältern angeliefert) oder dem **Buffetsystem** zubereitet werden, sind grundsätzliche Richtlinien immer einzuhalten:

Verarbeitungshygiene
Während der Verarbeitung müssen „**reine**" (Zubereitung, Portionierung) und „**unreine**" (Warenanlieferung, Auftauen, Geschirrspülen) Tätigkeiten räumlich, organisatorisch und personell **strikt getrennt** werden.

Personalhygiene

Die **Händedesinfektion** vor und nach Arbeiten direkt an Fleisch, Geflügel, Gemüse, Milch und Eiern, nach dem WC-Besuch sowie nach Entsorgungstätigkeiten steht auch hier an vorderster Stelle. **Bereichsschuhe** und **Kopfbedeckung** sind im gesamten Küchenbereich zu tragen, **Mundschutz** bei Portionierarbeiten, **Gummihandschuhe** und **Plastikschürze** bei unreinen Tätigkeiten zum Schutz der Arbeitskleidung. **Arbeitsverbot** besteht bei Durchfallerkrankungen (Stuhluntersuchungen) und bei akuten Atemwegserkrankungen.

Die hygienischen Herausforderungen in Großküchen von Gesundheitseinrichtungen stellen sich mannigfaltig dar: Massenproduktion in der Großküche, längere Transportwege, verzögerte Verteilungszeiträume und oftmals abwehrgeschwächte KundInnen.

Hinweis

> **„Cook & Chill" – eine moderne Methode der Speisenzubereitung**
> Bei anderen Methoden müssen Speisen über Stunden warmgehalten werden. Dabei verlieren sie Geschmack und Inhaltsstoffe, das Risiko des mikrobiellen Wachstums ist eminent hoch. Durch die „Schnellkühlmethode" bleibt das Essen so gut wie frisch gekocht und keimarm. Speisen werden nach der Herstellung rasch auf +3°C heruntergekühlt. 45 Minuten vor der Essensausgabe werden die fertigen Mahlzeiten in EDV-gesteuerten Transportwagen direkt auf der Pflegestation erwärmt, ermöglicht durch Spezialgeschirr und Induktionsstrom.

Lagerungshygiene

Primär nicht kontaminierte Lebensmittel können durch eine unsachgemäße Lagerung sekundär kontaminiert werden. Ein wesentlicher Faktor sind dabei die Lagerungstemperaturen. In Tabelle 30 wird die große Bandbreite der thermischen Wirkung auf das Wachstum von Mikroorganismen erkennbar. Als allgemein gültige Regeln gelten: Die **Kühlkette** darf nicht unterbrochen, die **Lagertemperaturen** müssen den Lebensmitteln angepasst (liegen zwischen +8°C und –20°C) und das **„First in, first out"-Prinzip** muss berücksichtigt werden.

Tabelle 30

Einfluss der Temperatur auf die Überlebensfähigkeit von Mikroorganismen

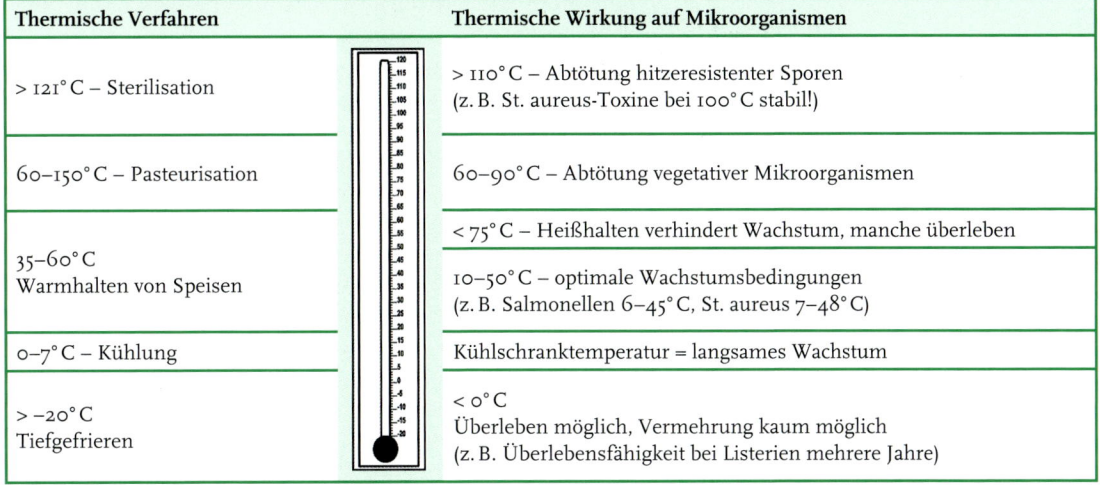

Thermische Verfahren	Thermische Wirkung auf Mikroorganismen
> 121°C – Sterilisation	> 110°C – Abtötung hitzeresistenter Sporen (z. B. St. aureus-Toxine bei 100°C stabil!)
60–150°C – Pasteurisation	60–90°C – Abtötung vegetativer Mikroorganismen
35–60°C Warmhalten von Speisen	< 75°C – Heißhalten verhindert Wachstum, manche überleben
	10–50°C – optimale Wachstumsbedingungen (z. B. Salmonellen 6–45°C, St. aureus 7–48°C)
0–7°C – Kühlung	Kühlschranktemperatur = langsames Wachstum
> –20°C Tiefgefrieren	< 0°C Überleben möglich, Vermehrung kaum möglich (z. B. Überlebensfähigkeit bei Listerien mehrere Jahre)

Reinigungs- und Desinfektionsmaßnahmen

Reinigungs- und Desinfektionsmaßnahmen in der Küche sind ein Grundpfeiler in der Prävention lebensmittelbedingter Infektionen. Beispielsweise dürfen das Geschirr, Besteck etc. nur in der Küchenwaschmaschine in einem eigenen Raum desinfizierend gereinigt werden, die Oberflächen von Einrichtungen müssen entsprechend leicht zu reinigen sein und Schwammtücher und Bürsten dürfen nicht verwendet werden.

Buffetbetrieb und Teeküchen

Buffetbetrieb – viele Hände, viele Risiken!

Gesundheitseinrichtungen sind so gut wie immer mit „**Teeküchen**" ausgestattet. Die hier zubereiteten oder von Zuhause mitgebrachten Speisen und Getränke dürften problematischer als die von Großküchen produzierten Nahrungsmittel sein. Eine besondere Rolle spielt dabei die Händehygiene. Personen, die an Durchfällen leiden, dürfen nicht mit der Zubereitung von Speisen beschäftigt werden. PatientInnen und BewohnerInnen dürfen diese Teeküchen nicht betreten. Besonders zu beachten ist die Lagerung von mitgebrachten Lebensmitteln im Kühlschrank der Teeküche oder im PatientInnenzimmer. **Buffetbetrieb** im Gangbereich oder Aufenthaltsraum muss von einer Mitarbeiterin/einem Mitarbeiter überwacht werden.

20.4 Lebensmittelkontrollen

Lebensmitteluntersuchungen in Großküchen finden regelmäßig statt. Sie dienen der Ermittlung des betrieblichen Hygienestatus, des Erfolges der Desinfektionsmaßnahmen, der Feststellung von Infektionsquellen und der mikrobiellen Nahrungsmittelbelastung.

Die Vorgehensweise ist geregelt in der **Hygiene-Leitlinie für Großküchen**, Küchen des Gesundheitswesens und vergleichbare Einrichtungen der Gemeinschaftsverpflegung. Darin sind auch qualitätssichernde Maßnahmen enthalten.

HACCP

= Hazard Analysis and Critical Control Point. Betriebsabläufe (z. B. die Herstellung eines Puddings) werden analysiert, indem Gefährdungspunkte, Lenkungspunkte und Kontrollpunkte festgelegt und fortlaufend überprüft werden.

Als solche gelten auch die Grundsätze des Eigenkontrollkonzeptes *HACCP*. Immer mehr Krankenhausküchen gehen dazu über (über das gesetzlich **geforderte** Maß hinausgehend), sich mittels international üblicher **QM-Zertifizierungen** extern überprüfen zu lassen.

Lebensmittelaufsichtsorgane **kontrollieren** unangekündigt lebensmittelverarbeitende Betriebe, dabei werden **Rückstellproben** gezogen.

Den gesetzlichen Rahmen gibt seit 1975 das österreichische Lebensmittelgesetz (LMG) vor. Seit 2004 gelten EU-weit einheitliche Regelungen der Hygienebestimmungen im Lebensmittelbereich.

▶ **Gefährdung durch Lebensmittel**

▶ **Ursachen von Lebensmittelinfektionen**

▶ **Lebensmittelbedingte Infektionen und Intoxikationen**

▶ **Hygienische Anforderungen an Großküchen**

▶ **Lebensmittelkontrollen**

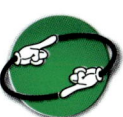

Zum Wiederholen

1. Welche Fähigkeiten von Mikroben macht sich der Mensch in der Lebensmittelherstellung zu Nutze? Welche mikrobiellen Fähigkeiten lösen schwere lebensmittelbedingte Infektionskrankheiten aus?

2. Worin liegen die Hygienerisiken im Umgang mit Lebensmitteln im stationären Bereich?

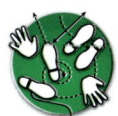

Zum Üben

Zum Nachlesen

Österreichische Agentur für Gesundheit und Ernährungssicherheit (2006): Bericht über Zoonosen und ihre Erreger in Österreich. In: http://www.ages.at/uploads/media/Zoonosen_2005_02.pdf [21.12.2011].

Robert Koch-Institut (2006): Anforderungen an die Hygiene bei der Lebensmittelversorgung und ihre Qualität. Epidemiologisches Bulletin 29, S. 228–229, http://www.rki.de/cln_162/ nn_201414/DE/Content/Infekt/Krankenhaushygiene/Kommission/Downloads/Lebensm__pdf,templateId=raw,property= publicationFile.pdf/Lebensm_pdf.pdf [21.12.2011]

Medizinische Universität Wien, Klinische Abteilung für Krankenhaushygiene, AKH Wien (2008): Hygienerichtlinien für Individualhygiene Küche und Buffet auf Stationen. In: http://www. meduniwien.ac.at/hp/krankenhaushygiene [21.12.2011].

IV Hygiene und Umwelt

Die Gesamtheit aller Wechselbeziehungen zwischen den Lebewesen und dem Lebensraum – der Biosphäre – bildet unser Ökosystem.

Kernaussage

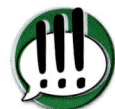

> Umwelthygiene befasst sich mit der Erforschung, Verhütung und Früherkennung umweltbedingter Gesundheitsrisiken und umweltassoziierter Aspekte der Gesundheitsförderung. Dabei wird angestrebt, die Existenz solcher Wirkungen nachzuweisen, die Beziehungen zwischen Dosis und Wirkung aufzuklären und die Wirkmechanismen zu analysieren.

Gesundheit und Umwelt

Der Mensch ist Teil verschiedener kleinerer Ökosysteme, welche er vorwiegend selbst destabilisiert. Im Bevölkerungswachstum, dem ungezügelten Verbrauch begrenzt vorhandener erneuerbarer und nicht erneuerbarer Ressourcen und der Freisetzung von Stoffen, die das Ökosystem nicht mehr verarbeiten kann, liegt der Sprengstoff für die nächsten Jahrzehnte. Die Situation ist ernst, Resignation und Pessimismus sind nicht angezeigt, der Mensch hat schon in der Vergangenheit lebensfeindliche Perioden überlebt. Die Gesundheit des Menschen wird beeinflusst von inneren und äußeren Faktoren. Als innere Faktoren gelten z. B. erbliche Disposition oder das Alter. Als äußere Faktoren gelten natürliche Einflüsse (Luft, Wasser, Klima etc.) und zivilisatorische Einflüsse (Abfall, Lärm, Stress, Umweltverschmutzung oder psychosoziale Aspekte wie Familie, Freundeskreis, Wohnen und Arbeitsplatz).

Gesundheitseinrichtungen haben auch eine Verantwortung der Umwelt gegenüber. Umweltmanagement als Teil des Qualitätsmanagements wirkt sich auch positiv auf MitarbeiterInnenmotivation, Image und Budgetlage aus.

21 Luft
Love is in the Air?

Zusammen-fassung

Dieses Kapitel stellt die Bedeutung der Umwelthygiene dar und erläutert die Beziehung zwischen Umwelt und Gesundheit. Im Mittelpunkt stehen die Auswirkungen auf den Menschen, bedingt durch Belastungspotenziale der Luft. Thematisiert werden alltagsrelevante und berufsbezogene Fragestellungen: Wie ist das mit der Feinstaubbelastung? Was ist Wetterfühligkeit? Wie gefährlich ist die Strahlung durch Mobiltelefone? Oder: Wie hoch ist die Strahlenbelastung im Krankenhaus?

Natürliche Auswirkungen der Atmosphäre werden für die Menschen durch Klima und Wetter spürbar, zivilisatorische Auswirkungen wie radioaktive Strahlenbelastung und Elektrosmog stehen aktuell im Fokus.

Die Atmosphäre ist für die Existenz von Leben auf der Erde von entscheidender Bedeutung. Sie dient dem Schutz vor schädlicher Strahlung aus dem Weltall, der Wärmedämmung vor zu großen Temperaturschwankungen, als Hauptreservoir für Stickstoff und Speicher für Kohlendioxid und Sauerstoff, der Aufrechterhaltung des Wasserkreislaufes, dem Transport von Energie und Feuchtigkeit und als Energiequelle aufgrund der Durchlässigkeit von Sonnenlicht.

21.1 Auswirkungen von Klima und Wetter

Die direkten und indirekten Wechselbeziehungen zwischen Atmosphäre und der Gesundheit des Menschen wird **Biometeorologie** genannt. Meteorologisch induzierte oder verstärkte **Krankheiten oder Beschwerden** sind:

▶ Kälte: Erkältungen, Erfrierungen, Unterkühlung

▶ Hitze: Wärmestau, Hitzekollaps, Hitzschlag, Sonnenstich

▶ Elektrizität: Niederfrequente elektromagnetische Strahlungen bei bevorstehenden Gewitterfronten führen z. B. zu Mattigkeit oder Konzentrationsstörungen.

▶ Verminderter Sauerstoffpartialdruck ab ca. 2.500 m über dem Meeresspiegel: Hypoxie

▶ UV-Strahlung: zu geringe oder zu hohe UV-Intensitäten

Befindlichkeitsstörungen korrelieren mit bestimmten Wetterlagen:

▶ **Inversionswetterlage:** Eine Sperrschicht verhindert den Abtransport bodennaher kälterer Luftmassen bei fehlendem Wind, wodurch die Entstehung von Smog begünstigt wird.

▶ **Föhn:** Aufgetrocknete Luftmassen erwärmen sich während der Höhenabnahme an der Alpennordseite, es entstehen warm-trockene Fallwinde, auf welche viele Menschen mit Kopfschmerzen, Reizbarkeit und Schlaflosigkeit reagieren.

Zeigen PatientInnen unterschiedliche Tagesverfassungen? – Denken Sie auch an die Wetterlage ...

Grundsätzlich werden **drei Reaktionen** auf das Wetter unterschieden:

▶ **Wetterreaktion:** Der Organismus passt sich Wetterveränderungen an.

▶ **Wetterfühligkeit:** Wettersensible Menschen zeigen eine eingeschränkte Anpassungsfähigkeit gegenüber Veränderungen in Form von z. B. Kopfschmerzen oder Schlafstörungen.

▶ **Wetterempfindlichkeit:** Pathologische Symptome bei bestehenden Vorerkrankungen, z. B. chronische Bronchitis oder Asthma bronchiale.

21.2 Auswirkungen von Luftverunreinigung

Als vorrangige Auswirkungen von Luftverunreinigung auf die globale Klimasituation gelten der Treibhauseffekt und Ozonlöcher in der Stratosphäre. In Form von Dämpfen, Gasen und Stäuben wirken Luftverunreinigungen auf den Menschen ein. Deren Freisetzung wird als **Emission** bezeichnet, die Verteilung/Verdünnung in der Atmosphäre als **Transmission** und die Einwirkung auf Menschen, Tiere, Pflanzen, Boden und Sachgüter als **Immission**. Der überwiegende Anteil der Verunreinigungen stammt aus menschlichen Quellen wie Industrie, Verkehr und Hausbrand. Ein geringer Anteil resultiert aus natürlichen Quellen wie Vulkanen oder Waldbränden. Der größte Anteil besteht aus anorganischen Gasen (Kohlendioxid, Kohlenmonoxid, Stickoxide und Schwefeldioxid), die bei der Verbrennung von fossilen Brennstoffen entstehen. **Gesundheitlich von höherer Relevanz** sind organische Stoffe (v.a. aromatische Kohlenwasserstoffe) aus dem Straßenverkehr und Feinstaub (PM10).

Feinstaub

Bei **PM10** (Partikelgröße < 10 Mikrometer) liegt der Fokus auf dem einatembaren Anteil der Immissionen. Je kleiner die Partikel, umso gefährlicher sind sie für Menschen. Riesige Mengen stammen aus Verbrennungsprozessen aus Heizöfen, Automotoren und Kraftwerken wie auch aus Industrie, Bergbau, Autoreifenabrieb, Rollsplitt, Landwirtschaft oder sind biogene Partikel wie saisonale Pilzsporen. Als Auswirkungen gelten **Atemwegsbeschwerden** bis zu Lungenkrebs und **Herz-Kreislauf-Erkrankungen**. Bereits wenige Tage nach erhöhten PM10-Belastungen steigt die KH-Aufnahmerate mit Diagnosen wie Asthma und Bronchitis. Langfristig sinkt die Lebenserwartung in Europa um 6 Monate aufgrund chronischer Lungen-, Herz-Kreislauf- und Krebserkrankungen. Laut WHO sterben in Österreich jährlich rund 2.400 Menschen an den Folgen der Feinstaubbelastung.

21.3 Auswirkungen des Raumklimas

In Europa verbringen die Menschen die überwiegende Zeit in Innenräumen, StadtbewohnerInnen mehr als 23(!) Stunden. Das Gefühl der thermischen Behaglichkeit in Innenräumen ist von objektiven Parametern wie der Temperatur von Luft und Umgebungsflächen, Luftbewegung und der relativen Luftfeuchtigkeit abhängig. Als subjektive Faktoren gelten Bekleidung, Intensität der körperlichen Tätigkeit, Nahrungsaufnahme, Geschlecht und Alter. Kinder und jüngere Menschen bevorzugen niedrigere Raumtemperaturen, Frauen bevorzugen aufgrund ihres niedrigeren Grundumsatzes höhere Temperaturen. Raum-Solltemperaturen sind normativ geregelt: Für Unterrichtsräume gelten 17–20°C, für Krankenhäuser und Pflegeheime 17–22°C.

Hinweis

> **„Hitzefrei"**
> Bei hohen Außentemperaturen soll gemäß Arbeitsstättenverord-
> nung eine Raumtemperatur von 25°C nicht überschritten wer-
> den. Einen Rechtsanspruch auf „hitzefrei" gibt es aber weder am
> Arbeitsplatz noch an Schulen ...

Das Wohlbefinden und die Behaglichkeit können aber auch im engen
Zusammenhang mit dem Aufenthalt in bestimmten Gebäuden stehen.
Die meisten Beschwerden sind unspezifischer Natur – Atemwegsbe-
schwerden, Konzentrationsstörungen, depressive Verstimmungen,
Dauerschnupfen u. v. m. –, zusammengefasst werden sie unter dem
Begriff *Sick-Building-Syndrom*.

Sick-Building-Syndrom

Störung des Wohlbefindens
in Gebäuden, bedingt durch
giftige Ausdünstungen von
Baumaterialien und Möbeln

Die Luftqualität wird auch beeinflusst von menschlichen Absonderungen
(Ausatemluft, Hautschuppen oder Mikroben) oder Haushaltsgegenstän-
den, Pilzsporen, Schädlingen im Haushalt, Feinstaub (Rauchen, Laser-
drucker, Kopiergeräte) und der künstlichen Raumluftklimatisierung. In
geschlossenen Räumen kontrolliert das Arbeitsinspektorat gesetzlich fest-
gelegte **MAK-Werte** (**m**aximale **A**rbeitsplatz**k**onzentration) von 8 Stunden
lang einwirkenden Luftschadstoffen. Demgegenüber misst der **MIK-Wert**
(**m**aximale **I**mmissions**k**onzentration) am Arbeitsplatz die höchst zulässi-
ge Konzentration einer Substanz, gemessen 1,5 m über dem Boden. Die
Luftqualität kann positiv beeinflusst werden durch Nichtrauchen, richti-
ges Lüften (Stoß-/Querlüften) und Heizen, die Verwendung von feuch-
tigkeitsdurchlässigen Anstrichen und Tapeten, die Feuchtreinigung bzw.
Staubsauger mit Filter und möglichst naturbelassene Möbel.

21.4 Auswirkungen durch radioaktive Strahlenbelastung

Alle Lebewesen sind natürlicher radioaktiver Strahlung ausgesetzt. Grundsätzlich unterscheidet man elektromagnetische Strahlung und Teilchen-
strahlung. Die **natürliche Strahlung** setzt sich aus Weltraumstrahlung,
Erdstrahlung und der Inhalation von Radon zusammen und unterliegt
geografischen Schwankungen. Durch die Kernenergie und Kernwaffen
entstand eine zusätzliche **zivilisatorische Strahlung**. In Österreich registriert das automatische **Strahlenfrühwarnsystem** an 335 Messstationen
etwa zwischen 70 und 200 Nanosievert pro Stunde (nSv/h), dies bedeutet
umgerechnet ca. 2,4 Millisievert pro Jahr (mSv/Jahr).

> **Keine Angst vor Atombomben ...**
> ... hat *Deinococcus radiodurans*, wohnhaft im Kot von Alpaka-Ka-
> melen. Dieses Bakterium übersteht mehr als das 1000-Fache der
> radioaktiven Strahlung, die für den Menschen tödlich wäre. Im
> Falle eines Atomkrieges würden auch alle Festplatten aufgrund

des elektromagnetischen Impulses gelöscht – bis auf jene Daten, welche in der DNA des Bakteriums D. radiodurans gespeichert wurden. Wie kann das sein? Diese Frage gilt noch als ungeklärt. Denn auf der Erde braucht man diese Fähigkeit nicht, aber vielleicht hat das Bakterium eine Reise durch das Weltall gemacht ... mit einem bereits vor Jahrtausenden gelandeten Außerirdischen? (Gruber/ Oberhummer/Puntigam, 2010)

Strahlenbelastung aus medizinischen Quellen

Durch Röntgendiagnostik, Strahlentherapie und nuklearmedizinische Verfahren kommt es ebenfalls zu Strahlenbelastungen (sieh Tab. 31). Im Normalfall stammt jedoch der Großteil der Strahlenbelastung aus der natürlichen Umgebungsstrahlung.

Untersuchung	Effektivdosis	Entsprechende Umgebungsstrahlung
CT Abdomen	ca. 10 mSv	4,5 Jahre
Röntgen Lendenwirbelsäule	ca. 1,3 mSv	7 Monate
Thoraxröntgen	ca. 0,02 mSv	3 Tage
Röntgen periphere Extremität	ca. 0,01 mSv	1,5 Tage

Tabelle 31
Strahlenbelastung durch Röntgendiagnostik

Bei beruflich Exponierten wird die Strahlenbelastung mittels am Körper getragener **Dosimeter** gemessen, welche monatlich ausgewertet werden, der **Maximalwert von 50 mSv/Jahr** ist gesetzlich festgelegt. Zusätzlich erfolgt eine jährlich stattfindende ärztliche **Strahlenschutzuntersuchung**. Jugendliche unter 18 Jahren, Schwangere und stillende Mütter dürfen in Strahlenbereichen nicht tätig sein.

Drei „**A**" des Strahlenschutzes: **A**bstand halten, **A**ufenthaltsdauer beschränken, **A**bschirmung verwenden

Gesundheitsrisiken bei Strahlenbelastung

Die Folgen von Strahleneinwirkung treten häufig (Ausnahme: akute Strahlenerkrankung) erst Jahre bis Jahrzehnte später auf: **Mutationen von Keimzellen** (Missbildungen, Fehlgeburten), **Organschäden** (Blut- und Knochenmarkschädigung, Hautgeschwür) und **maligne Tumore** (Leukämien, Lungen- und Schilddrüsenkarzinome).

21.5 Auswirkungen durch hoch- und niederfrequente Felder („*Elektrosmog*")

„Elektrosmog"
Umweltverschmutzung durch technische Felder und Strahlung, ausgehend von elektrischen Leitungen, Geräten, Sendern und elektromagnetisch geladenen Oberflächen

Mit dem Fortschritt der technischen Entwicklung nehmen elektromagnetische Felder, verursacht durch **Bildschirme**, **WLAN-Netzwerke** und **Mobiltelefone** und ihre **Basisstationen**, zu (siehe Abb. 65). Menschliche Zellen kommunizieren über chemische Botenstoffe wie auch über elektrische Signale. Die Messung derartiger Felder erfolgt über die spezifische Absorptionsrate (SAR), welche angibt, wie hoch maximal die im Kopf und Rumpf des Benutzers aufgenommene elektromagnetische Leistung ist. Der **SAR-Wert** wird in Watt pro Kilogramm Körpermasse (W/kg) gemessen und muss bei Mobiltelefonen unter 2 W/kg liegen. Durch die Hochfrequenzexposition kann u. a. das **vegetative und zentrale Nervensystem** negativ beeinflusst werden – *EHS*, v. a. bei elektromagnetisch hypersensiblen Personen. Die Studienlage zu Folgeerkrankungen wie z. B. bösartigen Gehirntumoren oder Meningeomen wird kontrovers diskutiert. Auf Basis des derzeitigen Wissensstandes gelten folgende **Empfehlungen des Obersten Sanitätsrates** zur Strahlenreduktion bei Mobiltelefonen:

▶ Möglichst nicht bei schlechtem Empfang telefonieren

▶ Möglichst nicht im Auto telefonieren

▶ Bei Wahlmöglichkeit immer das Festnetz nutzen

▶ Headset und Freisprecheinrichtung benutzen

▶ Mobiltelefon nicht direkt am Körper tragen

▶ Mobiltelefon mit möglichst geringem SAR-Wert kaufen

▶ SMSen statt telefonieren

EHS

= Elektromagnetische Hypersensibilität; Syndrom, bestehend aus einer Vielzahl unspezifischer Symptome wie Kopfschmerzen, Müdigkeit, Hautveränderungen, Konzentrationsstörungen, Übelkeit, Herzklopfen u. v. m., die zu keinem bekannten Krankheitsbild passen

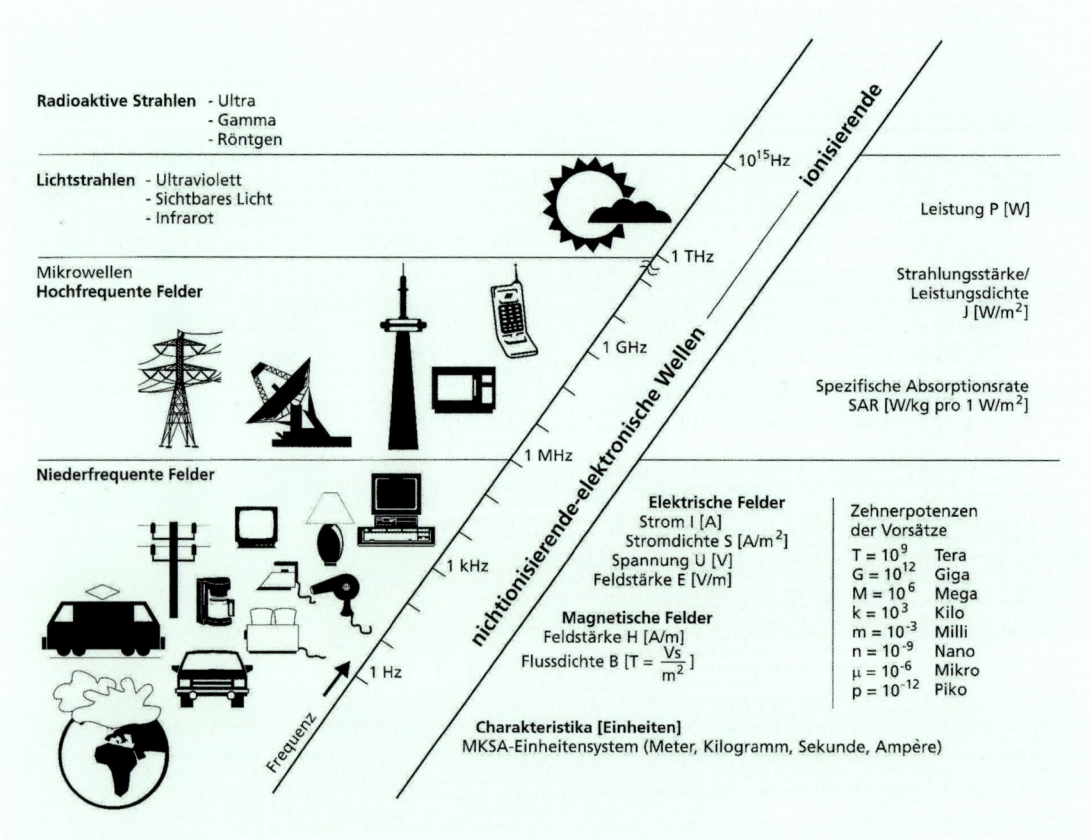

Abbildung 65
Quellen elektromagnetischer Wellen, unterteilt nach Frequenz und Feldstärken

▶ Auswirkungen von Klima und Wetter

▶ Auswirkungen von Luftverunreinigung

▶ Auswirkungen des Raumklimas

▶ Belastungen durch radioaktive Strahlung

▶ Belastungen durch hoch- und niederfrequente Felder

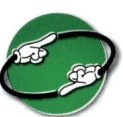

Zum
Wiederholen

1. Versuchen Sie, bei „wetterfühligen" Personen herauszufinden, welche Formen der meteorologischen Auswirkungen gespürt werden.

2. Von welchen Berufsgruppen bzw. in welchen Tätigkeitsfeldern muss ein Dosimeter getragen werden?

3. Recherchieren Sie den SAR-Wert Ihres Mobiltelefons!

4. Wie lauten die Empfehlungen des Obersten Sanitätsrates zur Strahlenreduktion bei Mobiltelefonen?

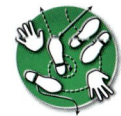

Zum Üben

Bundesministerium für Gesundheit (2010): Gesichtspunkte zur aktuellen gesundheitlichen Bewertung des Mobilfunks. Empfehlungen des Obersten Sanitätsrates, Ausgabe 12/10, http://www.bmg.gv.at/cms/home/attachments/1/9/2/CH1238/CMS1202111739767/osr-empfehlung_mobilfunk_stand_17.12.2010.pdf [21.12.2011].

Dott, W., Merk, H. F., Neuser, J. & Osieka, R. (2002): Lehrbuch der Umweltmedizin. Grundlagen, Untersuchungsmethoden, Krankheitsbilder, Prävention. Stuttgart: Wissenschaftliche Verlagsgesellschaft.

Forum Mobilkommunikation: SAR-Werte. In: http://www.fmk.at/SAR [21.12.2011].

Puxbaum, H. & Winiwarter, W. (Hrsg.) (2011): Advances of Atmospheric Aerosol Research in Austria, Compendium prepared by the Clean Air Commission of the Austrian Acedemy Sciences, in: http://www.oeaw.ac.at/krl/publikation/documents/KRL_compendium_PM.pdf [21.12.2011].

World Health Organization (2005): Elektromagnetische Felder und öffentliche Gesundheit. Elektromagnetische Hypersensitivität (Elektrosensibilität). Factsheet Nr. 296. http://www.who.int/peh-emf/publications/facts/ehs_fs_296_german.pdf [21.12.2011].

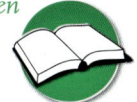

Zum Nachlesen

22 Wasser
Smoke on the Water?

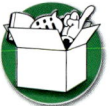

Dieses Kapitel beschäftigt sich mit umwelthygienischen Aspekten von Boden und Wasser und den Möglichkeiten der Wasser-, Abwässer- und Abfallaufbereitung im Sinne einer Kreislaufwirtschaft.

22.1 Bodenhygiene

Der Boden ist der belebte Teil der Erde, die Übergangszone zwischen der Gesteinsschicht (Lithosphäre), den Gewässern (Hydrosphäre) und der Luft (Atmosphäre). Boden bildet sich sehr langsam unter Einfluss von Klima und Vegetation. Der Boden ist als Teil der Biosphäre in seiner Reaktorfunktion mit dem Wasser eng verflochten (Niederschläge, Bewässerungswasser, Abwasserlandbehandlung, Sickerwasser, Grundwasser). Durch geologische Belastungen (Erdbeben, Vulkanausbrüche, Überschwemmungen) und Eingriffe des Menschen (Waldrodung, Bergbau, Monokulturen, Überdüngung) wird das Grundwasser verunreinigt, von den Pflanzen aufgenommen und über die Nahrungskette zu einer indirekten Gesundheitsgefährdung des Menschen rückgeführt. Wichtigstes Ziel der Bodenhygiene ist die Erhaltung des Puffer- bzw. Selbstreinigungsvermögens des Bodens durch Schutz vor Überbelastung.

Hauptaufgaben der Bodenhygiene:

- ▶ Beurteilung des Bodens aufgrund physikalischer, chemischer, toxikologischer, bakteriologischer, virologischer und parasitologischer Befunde als Grundlage für die Bodenklassifizierung
- ▶ Kontrolle bei der Ablagerung von Abfallstoffen in Deponien, Abfallkompostierung und -verbrennung
- ▶ Schutz landwirtschaftlicher und gärtnerischer Nutzflächen vor Überbelastung durch Fäkalstoffe (Mist, Jauche, Abwasser, Klärschlamm) und Agrochemikalien (Mineraldünger, Pflanzenschutzmittel, Wachstumsregulatoren, Bodenverbesserungsmittel)
- ▶ Rückführung überbelasteter Böden (Belastungslimitierung, Karenzzeiten, Bodensanierung)
- ▶ Beurteilung des Bodenzustandes bei Umweltkatastrophen (Hochwasser, Muren, Atomunfälle)

Etwa 70% der Erdoberfläche und etwa 70% des menschlichen Körpers bestehen aus Wasser, etwa 70 Liter verbrauchen Herr und Frau Österreicher täglich nur für Baden/Duschen/Toilettenspülen.

Wasser gilt als DAS Lebenselixier:

- ▶ **Regenwasser** ist aufgrund der Verunreinigungen aus der Umwelt als Trinkwasser ungeeignet.
- ▶ **Grundwasser** – Die Qualität hängt von der Beschaffenheit der wasserdurchlässigen Filterschichten ab. Quellen befinden sich dort,

wo wasserundurchlässige Schichten bis an die Erdoberfläche reichen. Je höher die Durchflussmenge, desto besser ist die Qualität des Quellwassers.

▶ **Oberflächenwasser** kann als Trinkwasser verwendet werden, wenn Seewasser aus der Tiefe entnommen wird, Flusswasser ist kaum verwendbar, Meerwasser bedarf einer technisch aufwändigen Entsalzung.

22.2 Trinkwasser

Trinkwasser muss farblos, geruchlos, kühl und von gutem Geschmack sein, frei sein von bestimmten Mikroben (v. a. Fäkalkeimen wie *Salmonellen, E. coli, HAV* u. a.) und frei sein von gesundheitsgefährdenden Stoffen (v. a. aus Abwässern, wie Schwermetalle, Pestizide, Nitrate, Tenside, Radioaktivität u. a.). In Österreich stammen 99% des Trinkwassers aus dem Grundwasser. Öffentliche Wasserleitungen werden regelmäßig überprüft. 15% der ÖsterreicherInnen beziehen ihr Trinkwasser aus privaten Hausbrunnen, welche keinen Überprüfungen unterliegen. Etwa 80% dieser Hausbrunnen zeigen bakteriologische Verunreinigungen. (Gruber, 2003)

Qualitätsanforderungen und Überprüfung

Die **Trinkwasserverordnung** regelt die Überprüfung des Trinkwassers nach physikalisch-chemischen Parametern (pH-Wert, Härtegrad, Eisen und andere Schwermetalle, Nitrit, Nitrat, Chlorid, Sulfat, Phosphat, Pestizide u. a.) und bakteriologischen Parametern (siehe Tab. 32). Eine Überschreitung weist auf unsachgemäßen Transport und unsachgemäße Speicherung hin (siehe Kapitel 12.2). Wasser für **medizinische Zwecke**, wie z. B. für den Betrieb von Dialysemaschinen und für Injektionszwecke, wird anderen und strengeren Prüfkriterien unterzogen.

Bakteriologischer Parameter	Bakteriologischer Grenzwert
Gesamtkeimzahl bei 22°C	< 100 KBE/ml (koloniebildende Einheiten)
Gesamtkeimzahl bei 36°C	< 20 KBE/ml
Escherichia coli/100 ml	nicht nachweisbar
Coliforme Bakterien/100 ml	nicht nachweisbar
Enterokokken/100 ml	nicht nachweisbar
Pseudomonas aeruginosa	nicht nachweisbar
Clostridium perfringens	nicht nachweisbar

Tabelle 32

Bakteriologische Überprüfungsparameter von Trinkwasser

Vom Mörder zum Kommissar!?
Arsenvergiftungen können durch „Kommissar E. coli" rasch und günstig erkannt werden. Dem Entwicklerteam dieser vereinfachten Nachweismethode wurde der Erwin-Schrödinger-Preis 2010 verlie-

hen. Vielerorts ist Trinkwasser mit E. coli kontaminiert und mit Arsen vergiftet. Bestimmte Stämme des E. coli haben mittlerweile ein „Arsen-Resistenz-Gen" entwickelt. Ein eingesetztes „Lumineszenzgen" bringt Escherichia-coli-Bakterien zum Leuchten, wenn diese Arsen aufnehmen. (Wiener Zeitung, 20. Oktober 2010, S. 18)

Wasseraufbereitung

Eine Aufbereitung ist erforderlich, wenn die genannten Parameter nicht erfüllt werden. Erlaubte Verfahren werden im österreichischen Lebensmittelbuch angeführt:

- ▸ **Belüftung** gegen Geruchsbeeinträchtigungen
- ▸ **Chemikalienzusatz** bei Wasserenthärtungsanlagen
- ▸ **Umkehrosmose- und Ionentauscheranlagen** bei Dialysemaschinen
- ▸ **Filteranlagen** aus Aktivkohle und/oder Sand gegen Schwebstoffe
- ▸ **Desinfektion** mit Chlorgas, Chlordioxid, Ozon, UV-Bestrahlung

Im Zweifelsfall gilt das Abkochen von Trinkwasser als schnellste und sicherste Methode – in Gesundheitseinrichtungen ist dieses jedoch verboten.

22.3 Badewasser

Die Wasserqualität der heimischen **Badeseen und Flussbäder** ist – gemessen an den EU-Mindeststandards – sehr zufriedenstellend. 265 der 268 untersuchten Gewässer erfüllen die hygienischen EU-Mindestvorgaben. Im Gegensatz dazu stehen Untersuchungsergebnisse aus **Thermalbädern**.

Hallen-, Thermal- und Freibäder werden mit Wasser von Trinkwasserqualität gefüllt. Die Schmutzabgabe des Menschen (Schweiß, Harn, Stuhl, Hautmikroben, Sputum, Kosmetika etc.) erfordert eine kontinuierliche Aufbereitung. Diese erfolgt über eine Filteranlage und den Zusatz von Chlor. Auch Kaltwasseranwendungen (Sauna, Kneippbecken) müsste Trinkwasserqualität aufweisen. Wasser, das mehr als 100 *coliforme Bakterien* pro Milliliter enthält, ist stark fäkal verunreinigt und zum Baden ungeeignet. Als mit Badewasser übertragbare Erkrankungen gelten Schleimhautreizungen, Hautausschläge, Mykosen, Legionellose, HAV mittels Kontakt und Atemwegserkrankungen wie grippale Infekte oder Legionellose durch Aerosole, inkl. aller mit Trinkwasser übertragbaren Erkrankungen. **Badeanlagen innerhalb einer Gesundheitseinrichtung** (Medizinalbäder) werden, aufgrund des erhöhten Gefährdungsgrades von abwehrgeschwächten Personen, nach dem Krankenanstaltengesetz noch strenger geregelt.

coliforme Bakterien

Mikroben fäkalen Ursprungs wie Escherichia coli und andere Enterobakterien

Risikofaktor Therme?
Der Wellnessboom der letzten Jahre führt zu immer mehr risikoreichen Wasseranwendungen. In einer Untersuchung wurden in 20 von 28 österreichischen Thermalbädern Hygienemängel aufgedeckt, bei 43% aller Beckenproben Grenzwerte überschritten und ungenügend funktionierende Filteranlagen vorgefunden. (Salomon/Kickinger, 2007)

22.4 Abwasser

Jede Österreicherin/jeder Österreicher produziert ca. 150 Liter Abwasser, bei Regen entsprechend mehr. Regenwasser und Nutzwasser werden getrennt kanalisiert und entsorgt (siehe Kapitel 3.1).

► **Haushaltsabwässer** und Abwässer aus kleineren gewerblichen Betrieben enthalten 30% mineralische und 70% organische Anteile.

► **Abwässer aus Krankenhäusern** werden im Wesentlichen wie Haushaltsabwässer behandelt.

► **Industrie- und Gewerbeabwässer** können organisch, mikrobiell, toxisch und radioaktiv belastet sein.

► **Abwässer in der Landwirtschaft** sind vorwiegend ein mikrobiologisches Problem, meist durch Massentierhaltung bedingt.

► **Abwässer aus Regenfällen** enthalten feste und gasförmige Verunreinigungen aus der Atmosphäre.

Abwasserklärung
Mit dem Anstieg des Anschlussgrades an das öffentliche Kanalnetz und dem Ausbau von Kläranlagen hat das Wasser in Österreich an Qualität gewonnen. Das Prinzip lautet: **absolute Trennung von Trink- und Abwasser**. Die Abwasserklärung verläuft in einem dreistufigen Prozess (siehe Abb. 66).

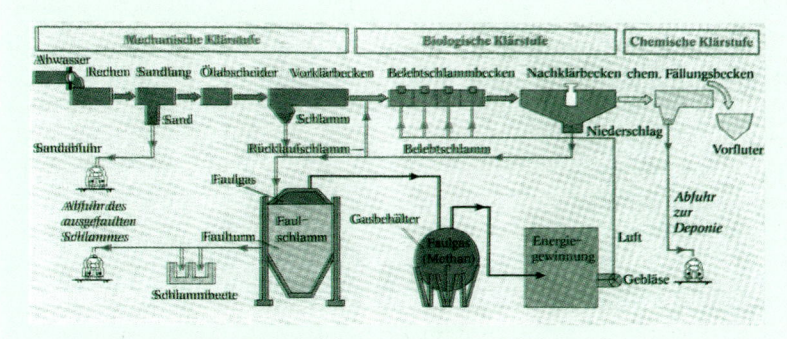

Abbildung 66

Dreistufiges Prinzip einer Kläranlage

Smoke on the water, fire in the sky?

Sei es die Ölkatastrophe vor der Küste Alaskas (1989), im arabischen Golf (1990) oder im Golf von Mexiko (2010) – Bilder von treibenden Ölteppichen und ölüberzogenen Stränden und Tieren bleiben präsent. Nach dem Verschwinden aus den Medien verschwinden wenige Monate später auch große Anteile des ausgetretenen Öls. Wie das? Klimatische Bedingungen wie Windrichtung und Windstärke tragen das Ihre dazu bei, aber: Im Niger-Delta bildete sich ein ölaufnehmender Aspergillus-niger-Stamm, im arabischen Golf bildeten sich blaugrüne Matten von Mikroben, eingebettet in Schleim. Es ist noch immer unklar, ob Cyanobakterien Öl abbauen. Offensichtlich ist der Nutzen für diese Bakterien: Durch das Öl werden sie mit Sauerstoff versorgt, der Schleim hält sie zusammen und verhindert das Abtreiben ins offene Meer. Nicht bestimmte Bakterienstämme dürften die Umwelt reinigen, sondern enge Assoziationen verschiedener Organismen, wie in einer Kläranlage ...

22.5 Abfallwirtschaft

Ziel einer modernen Abfallwirtschaft ist es, industriellen, gewerblichen und häuslichen Abfall weitestgehend zu verringern und nicht verwertbaren Müll umweltverträglich zu entsorgen. Sie muss als Kreislaufwirtschaft betrachtet werden – Abfall hat ein enormes Potenzial als wertvolle Ressource zu Düngung und Energiegewinnung. Der weltweit angesehene **österreichische Abfallwirtschaftsplan** sieht eine Aufteilung in 23 Abfallgruppen vor: Haushaltsabfälle, Restmüll, Sperrmüll, Problemstoffe, getrennt gesammelte Altstoffe und biogene Abfälle, Eigenkompostierung in Hausgärten, Grünabfälle, Marktabfälle, Küchen- und Kantinenabfälle, Straßenkehricht, kommunale Klärschlämme, getrennt gesammelte Altstoffe aus Gewerbe und Industrie, Aushubmaterialien, Abfälle aus dem Bauwesen, Aschen/Schlacke/Stäube, Altfahrzeuge, Elektro- und Elektronikaltgeräte, Holzabfälle, tierische Nebenprodukte, gefährliche Abfälle, sonstige Abfälle und medizinische Abfälle. Medizinische Abfälle werden in Kapitel 16.4 vertiefend dargestellt.

Zum Wiederholen

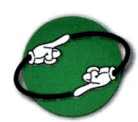

▸ **Bodenhygiene**

▸ **Qualitätsanforderungen und Überprüfung von Trinkwasser**

▸ **Badewasser**

▸ **Abwasser/Abwasserklärung**

▸ **Abfallwirtschaft**

Zum Üben
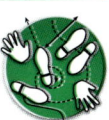

1. Nach welchen Qualitätsanforderungen und Parametern wird Trinkwasser überprüft?
2. Womit wird Badewasser verunreinigt, welche Infektionskrankheiten drohen?

Zum Nachlesen
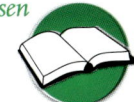

Bundesministerium für Land- und Forstwirtschaft, Umwelt und Wasserwirtschaft (2011): Bundesabfallwirtschaftsplan 2011, Teil 1, Medizinische Abfälle. In: http://www.bundesabfallwirtschaftsplan.at [21.12.2011].

Dott, W., Merk, H. F., Neuser, J. & Osieka, R. (2002): Lehrbuch der Umweltmedizin. Grundlagen, Untersuchungsmethoden, Krankheitsbilder, Prävention. Stuttgart: Wissenschaftliche Verlagsgesellschaft.

European Environment Agency (2010): Bathing water results 2010 – Austria. In: http://ec.europa.eu/environment/water/water-bathing/report2011/Austria.pdf [21.12.2011].

Salomon, B. & Kickinger, H. (2007): Gefährliche Bäder, Risikofaktor Therme. In: Format. Österreichs Wochenmagazin für Wirtschaft und Geld, Nr. 39, S. 50–51.

23 Lärm
The Sound of Silence?

Zusammenfassung
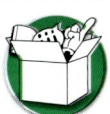

Wir kommen nicht zur Ruhe, wir sind einem ständigen „Soundteppich" ausgeliefert. Erkenntnisse aus der Biochronologie zeigen ein differenziertes Bild von Lärmbelästigung. Dieses Kapitel beleuchtet die gesundheitlichen Auswirkungen von Lärm auf Menschen, insbesondere auf PatientInnen und MitarbeiterInnen im Krankenhaus.

Am Beginn dieses Buches war von Robert Koch zu lesen, nun, am Ende dieses Buches, kommt R. Koch wiederum zu Wort:

„Eines Tages wird der Mensch den Lärm ebenso unerbittlich bekämpfen müssen wie die Cholera und die Pest."

23.1 Soundteppich

Verkehrslawinen, Musikberieselung im Einkaufszentrum, Arbeiten in Großraumbüros – kaum noch ein Ort, an dem es wirklich ruhig ist („Soundteppich"), auch Gesundheitseinrichtungen bleiben nicht verschont. Lärm definiert sich über den Schalldruckpegel, in Dezibel (dB) gemessen, und über wahrgenommene Informationen, die ein Geräusch vermittelt (z. B. Straßenlärm bzw. Meeresrauschen). Manche Frequenzen belasten das menschliche Ohr besonders, man spricht von dB(A) (siehe Tab. 33).

Lärm gilt bereits ab 30 dB(A) als **psychovegetativer Stressor** und als **mentaler Störfaktor**. Für die Gesundheit eindeutig kritisch eingestuft wird Lärm ab 80 dB(A). Zunehmend in den Fokus geraten Schallmesswerte zwischen 50–80 dB(A), da diese Dauergeräusche oftmals nicht bewusst als Lärm wahrgenommen werden (siehe Tab. 33). In der EU leben bereits 40% der Bevölkerung in Dauerverkehrslärmzonen über 55 dB (Ahne, o. J.). Ein wesentlicher Faktor ist auch die Dauer der Lärmeinwirkung. Es wird empfohlen, die höchstzulässige wöchentliche Einwirkungszeit bei 90 dB(A) mit 20 Stunden und bei 110 dB(A) mit 15 Minuten zu begrenzen. Nächtlicher Lärm wirkt sich besonders negativ aus.

Lärmpegel	Lärmquellen	Auswirkungen
> 110 dB(A)	Schmerzgrenze, Musik über Kopfhörer, Diskotheken, Rockkonzerte, Explosionen, Flugzeugstart	Schmerzen, irreversible Hörschäden
100–80 dB(A)	Einkaufszentrum in der Vorweihnachtszeit, Motorsäge, vorbeifahrender LKW, Verständigung in 1 m Abstand gerade noch möglich,	erhöhte Aggressionsbereitschaft, Hörschäden ab 85 dB(A) Hörschutz bei Arbeit vorgeschrieben
80–60 dB(A)	Telefonieren wird schwierig, vorbeifahrende Autos, Ambulanz-Wartezimmer, Stationsstützpunkt vormittags	Merk- und Leseleistung sinken, Blutdruckanstieg, vermehrte Stresshormonausschüttungen, Herz-Kreislauf-Störungen
60–40 dB(A)	normale Gespräche, leises Radio	Konzentrationsstörungen bei der Arbeit, Nervosität
40–20 dB(A)	PC-Ventilatoren, tickende Uhren	beginnende Schlafstörungen
< 30 dB(A)	Flüstern, Rauschen des Waldes	

Tabelle 33
Quellen und Auswirkungen
von Lärm

23.2 Lärm versus Musik im Krankenhaus

Als relevante Lärmemissionen im **PatientInnenzimmer** gelten die (notwendige) zwischenmenschliche Kommunikation, Lärm ausgehend von medizintechnischen Geräten, Geschirr, Transportwagen, Telefonen, schnarchende MitpatientInnen, LKW-Transporte von LieferantInnen bzw. üblicher Straßenverkehr und Radio-/TV-Empfang. Die Summe dieser Lärmquellen birgt die Gefahr von „Lärmstress". Die Beibehaltung von TV-/Radiogewohnheiten oder Telefonate mit Angehörigen sind anderseits auch im KH bedeutsame und heilungsfördernde Rituale, welche für MitpatientInnen unter Umständen störend und bedrückend wirken. Hohe Lautstärken erhöhen u. a. die Schmerzsensibilität und verlangsamen die Wundheilung. **MitarbeiterInnen** werden von

Die akustische Qualität ist ein wichtiges Indiz für die Humanität einer Gesundheitseinrichtung.
Ruhezeiten sollten konsequent eingehalten werden.

einer Vielzahl unterschiedlicher Geräuschquellen begleitet. An Intensivstationen werden Lautstärken ständig über 60 dB(A) gemessen. Die WHO empfiehlt Maximalwerte von 45 dB(A) für den Tag und 35 dB(A) für die Nacht im PatientInnenzimmer.

Geräusche, angepasst der menschlichen *Chronobiologie*, haben auch ihre positiven Wirkungen. Pilotprojekte, die den Lärm in KH reduzierten und gleichzeitig die positive Wirkung von Musik nützten, zeigen messbare Veränderungen wie höhere PatientInnenzufriedenheit, geringere Krankenstandsraten bei MitarbeiterInnen und weniger Komplikationen bei invasiver Diagnostik und Therapie (Brandes/Haas, 2009). Die Musikwirkungsforschung entwickelt Musikprogramme für die ambulante, stationäre und operative Versorgung. Musik kann jedoch nicht das Fehlen von **Ruhe** und **Stille** kompensieren.

Chronobiologie

Lehre von der zeitlichen Organisation in Physiologie und Verhalten von Organismen („innere Uhr")

Lärmminderungsmaßnahmen

Zur Verfügung stehen psychologische Anpassungsreaktionen und technische Maßnahmen:

▸ Anpassungsreaktionen (Rückzug, individuelle Schwellenwerte erhöhen, Abwarten & Hoffen)

▸ Schallentstehung reduzieren (z. B. Kauf leiser Geräte)

▸ Schallausbreitung reduzieren (z. B. Raumakustik verbessern, Räume abtrennen)

▸ Schalleinwirkung reduzieren (z. B. Ruhezeiten einhalten, Gehörschutz tragen)

▸ Zur Überprüfung der eigenen Hörfähigkeit steht die Audiometrie (Hörtest) zur Verfügung.

▸ **Soundteppich**

▸ **Lärmquellen/gesundheitliche Auswirkungen von Lärm**

▸ **Lärm und Musik im Krankenhaus**

Zum Wiederholen

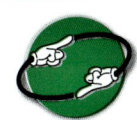

1. Halten Sie persönlich die empfohlene höchstzulässige wöchentliche Einwirkungszeit ein?

2. Eine Patientin auf Ihrer Station klagt über ständige Lärmbelästigung. Welche lärmmindernden Maßnahmen können Sie anbieten?

Zum Üben

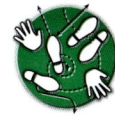

Zum Nachlesen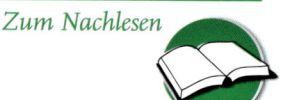

Ahne, V. (o. J.): Zu wenig Lärm um den Lärm. In: ACT Greenpeace Österreich, Ausgabe unbekannt, Seite 8–9.

Aspek, W. (2004): Begleitheft zur Demo-CD „Lärm macht schwerhörig". 2. Auflage, Allgemeine Unfallversicherungsanstalt (AUVA).

Brandes, V. & Haas, R. (2009): Musik, die wirkt. Forschungsbeiträge aus Biologie, Chronobiologie, Neurophysiologie, Psychologie, Soziologie, Medizin und Musikwissenschaft. Wien, New York: Springer Verlag.

Hinweis

Auch ich lege nun, nach dem Verfassen dieses Buches, eine Ruhepause ein. Es hat mir unendlich Spaß bereitet. Meine innere Uhr sagt mir aber jetzt: Beweg' dich endlich von dem Laptop weg! Ja, und wenn ich zurückkomme, würde ich sehr gerne **IHRE Meinung** zum Buch lesen – danke für Ihr Feedback!

Mit besten Grüßen
Gerald Handl

gerald.handl@drei.at

Literaturverzeichnis

3sat, Wissen aktuell: Die Macht der Zellpiraten: Selbstreparierender Beton, Bakterien als Datenspeicher. Die Bakterien-Industrie. In: http://www.3sat.de/page/?source=/wissenaktuell/144134/index.html [29.12.2011].

Adam, D., Doerr, H. W., Link, H. & Lode, H. (2004): Die Infektiologie. Berlin, Heidelberg: Springer Verlag.

AGES – Österreichische Agentur für Gesundheit und Ernährungssicherheit in Zusammenarbeit mit dem BMGF (2006): Vorgehen bei Gastroenteritisausbrüchen durch Norovirus in Krankenhäusern und Einrichtungen der stationären Pflege.

AGES – Österreichische Agentur für Gesundheit und Ernährungssicherheit GmbH: http://www.ages.at [18.12.2011].

Ahne, V. (o. J.): Zu wenig Lärm um den Lärm. In: ACT Greenpeace Österreich, Ausgabe unbekannt, Seite 8–9.

Aktion Saubere Hände, Initiative des Aktionsbündnis Patientensicherheit, der Gesellschaft für Qualitätsmanagement in der Gesundheitsversorgung e. V. und des Nationalen Referenzzentrums für die Surveillance von nosokomialen Infektionen. In: http://www.aktion-sauberehaende.de/ [19.12.2011].

Arbeitskreis für Hygiene in Gesundheitseinrichtungen des Magistrats der Stadt Wien MA 15 – Gesundheitsdienst der Stadt Wien (2010): Richtlinie Nr. 16: Gewinnung, Lagerung und Transport von Untersuchungsmaterial für die mikrobiologische Infektionsdiagnostik, Stand: 15. April 2010.

Aspek, W. (2004): Begleitheft zur Demo-CD „Lärm macht schwerhörig". 2. Auflage, Allgemeine Unfallversicherungsanstalt (AUVA).

Aspöck, H. (Hrsg.) (2010): Krank durch Arthropoden. Biologiezentrum der Oberösterreichischen Landesmuseen,

Bandelin, S., Herrmann, M., Jung, R. & Radandt, R. (2006): Niederfrequenter Ultraschall. Grundlagen, Technik, Anwendungen. Aus der Reihe: Die Bibliothek der Technik, Band 283. Landsberg: Verlag Moderne Industrie.

Bankl, H. (1997): Der Pathologie weiß alles ... aber zu spät. Heitere und ernsthafte Geschichten aus der Medizin. München: Goldmann Verlag.

Baum, H. von, Dettenkofer, M., Heeg, P., Schröppel, K. & Wendt, C. (2010): Konsensusempfehlung Baden-Württemberg: Umgang mit Patienten mit hochresistenten Enterobakterien inklusive ESBL-Bildnern. In: HygMed, Nr. 35, S. 40–45.

Bergen, P. (2003): Hygiene in Altenpflegeeinrichtungen. München: Urban & Fischer.

Berger, S. (2009): Bakterien in Krieg und Frieden. Eine Geschichte der medizinischen Bakteriologie in Deutschland 1890–1933. Göttingen: Wallstein Verlag.

Blank, I. (2007): Wundversorgung und Verbandwechsel. 2., überarb. und erw. Auflage, Stuttgart: Kohlhammer.

Blech, J. (1999): Krieg der Keime. In: Profil, 32. Ausgabe, 9. August, Seite 96–101.

Blech, J. (2010): Leben auf dem Menschen. Die Geschichte unserer Besiedler. Science Sachbuch. Reinbeck bei Hamburg: Rowohlt Taschenbuch.

Brandes, V. & Haas, R. (2009): Musik, die wirkt. Forschungsbeiträge aus Biologie, Chronobiologie, Neurophysiologie, Psychologie, Soziologie, Medizin und Musikwissenschaft. Wien, New York: Springer Verlag.

Bundesarbeitsgemeinschaft Freie Wohlfahrt (Hrsg.) (2010): Handbuch mobiler Pflege- und Betreuungsdienste. 3., überarbeitete und ergänzte Auflage, ÖRK Einkauf & Service GmbH.

Bundesministerium für Arbeit, Soziales und Konsumentenschutz (2010): Information zur Richtlinie 2010/32/EU zur Vermeidung von Verletzungen durch scharfe/spitze Instrumente, GZ: BMASK-464.201/0013-VII/6/2010 (E-Mail-Information).

Bundesministerium für Gesundheit (2006): Influenza Pandemieplan, Strategie für Österreich. 3. Auflage. In: http://www.bmg.gv.at/cms/home/attachments/3/6/8/CH1205/CMS1126084167391/pp_inetversion12_061.pdf [18.12.2011].

Bundesministerium für Gesundheit (2010): Gesichtspunkte zur aktuellen gesundheitlichen Bewertung des Mobilfunks. Empfehlungen des Obersten Sanitätsrates, Ausgabe 12/10, http://www.bmg.gv.at/cms/home/attachments/1/9/2/CH1238/CMS1202111739767/osr-empfehlung_mobilfunk_stand_17.12.2010.pdf [21.12.2011].

Bundesministerium für Gesundheit (2011): Statistik meldepflichtiger Infektionskrankheiten, vorläufiger Jahresbericht 2009, Stand per 18.1.2011. In: http://www.bmg.gv.at/cms/home/attachments/2/9/6/CH1258/CMS1314254664782/ja_vorlaeufig_2010.pdf [29.12.2011].

Bundesministerium für Land- und Forstwirtschaft, Umwelt und Wasserwirtschaft (2011): Bundesabfallwirtschaftsplan 2011, Teil 1, Medizinische Abfälle. In: http://www.bundesabfallwirtschaftsplan.at [21.12.2011].

Bundesministerium für Gesundheit (2011): PROHYG 2.0 „Organisation und Strategie der Krankenhaushygiene".

Carpenter, Siri (1999): Modern Hygiene's Dirty Tricks. The clean life may throw off a delicate balance in the immune system. In: Science News, Vol. 156, Nr. 7, S. 108, http://www.sciencenews.org/pages/sn_arc99/8_14_99/bob2.htm [18.12.2011].

Centers for Disease Control and Prevention (2002): Guideline for Hand Hygiene in Health-Care Settings. In: Morbidity and Mortality Weekly Report, Recommendations and Reports, Vol. 51, Nr. RR-16, http://www.cdc.gov/mmwr/PDF/rr/rr5116.pdf [19.12.2011].

Centers for Disease Control and Prevention (2002/2010): Guidelines for the Prevention of Intravascular Catheter-Related Infections. In: Morbidity and Mortality Weekly

Report, Recommendations and Reports, Vol. 51, Nr. RR-10 and Final Issue Review, http://www.cdc.gov/hicpac/pdf/BSI_guideline_IssuesMay17final.pdf [19.10.2011].

Centers for Disease Control and Prevention (2007): Guideline for Isolation Precautions: Preventing Transmission of Infectious Agents in Healthcare Settings, http://www.cdc.gov/hicpac/pdf/isolation/Isolation2007.pdf [19.12.2011].

Centrum für Reisemedizin. In: http://www.crm.de/ [18.12.2011].

Daeschlein, G. (2001): Vermehrte Keimbesiedlung durch künstliche Fingernägel? Mikrobiologischer Nachweis krankenhaushygienisch relevanter Keime auf und unter künstlichen Fingernägeln. In: HygMed, 26. Jahrgang, Heft 9, Seite 351–352.

Der Mikrobiologe (2003): Infektionen durch Piercing und Tattoos – eine Übersicht. Mitteilung des Berufsverbandes der Ärzte für Mikrobiologie und Infektionsepidemiologie, Sonderdruck, 13. Jahrgang, Heft 3.

Dettenkofer, M., Wenzler, S., Amthor, S., Antes, G., Motschall, E. & Daschner, F. (2004): Does disinfection of environmental surfaces influence nosocomial infection rates? A systemic review. In: American Journal of Infection Control, Jg. 32, Heft 2, S. 84–89.

Deutsche AIDS-Gesellschaft (DAIG e. V.) und Österreichischen AIDS-Gesellschaft (ÖAG) (2009): Gemeinsame Empfehlung zur Postexpositionellen Prophylaxe der HIV-Infektion. In: Deutsche Medizinische Wochenschrift, Nr. 134, S. 16–33.

Deutsche Gesellschaft für Krankenhaushygiene e. V. Sektion Hygiene in der ambulanten und stationären Kranken- und Altenpflege/Rehabilitation (2008): Kleidung und Schutzausrüstung für Pflegeberufe aus hygienischer Sicht. In: http://www.dgkh.de/pdfdata/sektionen/kleidung2008.pdf [19.12.2011].

Dott, W., Merk, H. F., Neuser, J. & Osieka, R. (2002): Lehrbuch der Umweltmedizin. Grundlagen, Untersuchungsmethoden, Krankheitsbilder, Prävention. Stuttgart: Wissenschaftliche Verlagsgesellschaft.

Dixon, B. (2009): Der Pilz, der John F. Kennedy zum Präsidenten machte, und andere Geschichten aus der Welt der Mikroorganismen. Heidelberg: Spektrum Akademischer Verlag.

Drews, G. (2010): Mikrobiologie. Die Entdeckung der unsichtbaren Welt. Berlin, Heidelberg: Springer Verlag.

Empfehlung der Kommission für Krankenhaushygiene und Infektionsprävention am Robert Koch-Institut (2004): Anforderungen an die Hygiene bei der Reinigung und Desinfektion von Flächen. In: Bundesgesundheitsblatt – Gesundheitsforschung – Gesundheitsschutz, Vol. 47, Nr. 1, S. 51–61, http://www.rki.de/cln_011/nn_226928/DE/Content/Infekt/Krankenhaushygiene/Kommission/Downloads/Flaeche__Rili,templateId=raw,property=publicationFile.pdf/Flaeche_Rili [18.12.2011].

Empfehlung der Kommission für Krankenhaushygiene und Infektionsprävention am Robert Koch-Institut (2001): Anforderungen an die Hygiene bei der Aufbe-reitung von Medizinprodukten. In: Bundesgesundheitsblatt – Gesundheitsforschung – Gesundheitsschutz, Vol. 44, Nr. 11, S. 1115–1126, http://www.rki.de/cln_178/nn_201414/DE/Content/Infekt/Krankenhaushygiene/Kommission/Downloads/Medpro__Rili,templateId=raw,property=publicationFile.pdf/Medpro_Rili.pdf [18.12.2011].

Engmann, A.-S. (2009): PEG-Sonden – besondere hygienische Aspekte im Homecare-Bereich. In: Die Schwester/Der Pfleger plus, Heft 12, S. 189–192.

Ennker, J., Pietrowski, C. & Kleine, P. (2007): Risikomanagement in der operativen Medizin. Darmstadt: Steinkopff Verlag.

EUR-LEX (2000): On the protection of workers from risks related to exposure to biological agents at work. In: Directive 2000/54/EC of the European Parliament and of the Council of 18 September 2000.

European Agency for Safety and Health at Work (2003): Safety and health good practice online for the healthcare sector, Factsheed 29. In: http://osha.europa.eu/en/publications/factsheets/29 [20.12.2011].

European Antimicrobial Resistance Surveillance System (EARSS), http://rivm.nl/earss/ [20.12.2011].

European Centre for Disease Prevention and Control. In: http://ecdc.europa.eu/ [18.12.2011].

European Environment Agency (2010): Bathing water results 2010 – Austria. In: http://ec.europa.eu/environment/water/water-bathing/report2011/Austria.pdf [21.12.2011].

Feenstra, O. (Hrsg.) (2008): Steirischer Seuchenplan. 2. Auflage. In: http://www.graz.at/cms/dokumente/10141641_3161111/37184c55/Steirischer%2520Seuchenplan%2520Up2009_1WEB%5B1%5D.pdf [20.12.2011].

Forum Mobilkommunikation: SAR-Werte. In: http://www.fmk.at/SAR [21.10.2011].

Fürnsinn, G. (2001): Der Biologisch-chemische Katastrophenfall. Ein Handbuch für Einsatzkräfte. Wien, New York: Springer Verlag.

Gesundheitsportal Onmeda: Persönlichkeiten der Medizin. In: http://www.onmeda.de/lexika/persoenlichkeiten [18.12.2011].

Gladwin, M. & Trattler, B. (2011): Clinical Microbiology, made ridiculously simple. Edition 5, Miami: MedMaster.

Granninger, W. (2004): Infektionen der Niere und der ableitenden Harnwege. In: Suttorp, N., Mielke, M., Kiehl, W. & Stück, B. (Hrsg.): Infektionskrankheiten verstehen, erkennen, behandeln. Stuttgart: Georg Thieme Verlag, S. 291–306.

Gruber, K. (2003): Informationen rund um das Trinkwasser. In: Medizin populär, Nr. 7–8, Seite 31–32.

Gruber, W., Oberhummer, H. & Puntigam, M. (2010): Wer nichts weiß, muss alles glauben. Wien: Ecowin Verlag.

Grüntzig, J.W., Mehlhorn, H. (2010): Robert Koch: Seuchenjäger und Nobelpreisträger. Spektrum Akademischer Verlag.

Handl, G. (2007): (Elektro-)Smog durch Clogs? In: Pflegenetz. Das Magazin für die Pflege, 05/07, Seite 30–31.

Handl, G. (2007): Das Fleisch ist willig, nur der Geist ist schwach. Ist die Wirkung der Händedesinfektion von unserer Compliance abhängig? Antwortsuche per EBN. In: Procare, 5/2007, S. 16–17.

Handl, G. (2007): Nadelstichverletzungen. Zusammenfassung einer aktuellen Meta-Analyse. In: Pflegenetz 02/07, S. 28–30.

Hanns, S. & Langer, G. (2002): Infektionsrisiko von transparenten Polyurethan-Verbänden bei peripheren oder zentralen, arteriellen oder venösen Kathetern, eine Meta-Analyse von randomisierten kontrollierten Studien. In: Hallesche Beiträge zu den Gesundheits- und Pflegewissenschaften, Jg. 2, Heft 2.

Hauptmeier, B. M. & Baum, H. v. (2010): CAPNETZ – Kompetenznetzwerk ambulant erworbene Pneumonie, in: Krankenhaushygiene up2date, Nr. 5, S. 93–103.

Hawass, Z. et al. (2010): Ancestry and Pathology in King Tutankhamun's Family. In: Journal of the American Medical Association, Bd. 303 (Nr. 7), S. 638–647.

Heese, A., Peters, K.-P., Koch, H. U. & Hornstein, O. P. (1995): Soforttyp-Allergien gegen Latexhandschuhe, Ein multifaktorielles Problem mit zunehmender Bedeutung. In: Deutsches Ärzteblatt, Jg. 92, Heft 43, S. 2914–2922.

Heudorf, U., Stark, S. (2009): Umsetzung der Händehygiene in Frankfurter Kliniken. In: Hyg Med, 34 [1/2].

Hirschmann, H. (2007): Ist es notwendig, vor der subcutanen Insulininjektion eine Hautantiseptik durchzuführen? In: Krankenhaushygiene + Infektionsverhütung, 29. Jahrgang, Heft 4, S. 141–143.

Hirschmann, H. (2008a): STATE OF THE ART: Wundreinigung und Wundantiseptik: Ist es notwendig, unterschiedliche Wischrichtungen bei septischen und aseptischen Wunden zu fordern? In: Krankenhaushygiene + Infektionsverhütung, Jg. 32, Heft 3, S. 86–87.

Hirschmann, H. (2008b): Künstliche Fingernägel aus krankenhaushygienischer Sicht. In: Krankenhaushygiene + Infektionsverhütung, 30. Jg., Heft 5, Seite 174–175.

Hirschmann, H. (2009): Ist die Händewaschung und die Verwendung einer Bürste vor der chirurgischen Händedesinfektion noch notwendig? In: Krankenhaushygiene + Infektionsverhütung, 31. Jahrgang, S. 15–16.

Hirschmann, H. (2010a): Darf die OP-Bereichskleidung auch außerhalb des OP-Funktionsbereiches getragen werden? Inkl. Kommentar der Herausgeber. In: Krankenhaushygiene + Infektionsverhütung, 32. Jg., S. 9–11.

Hirschmann, H. (2010b): Mythos Nagellack und Händehygiene. In: Krankenhaushygiene + Infektionsverhütung, 32. Jg., Heft 3/4, Seite 100–101.

Hoboth-Zimmermann, C. (2009): Prävention Gefäßkatheter-assoziierter Infektionen durch antimikrobielle Katheter. In: Krankenhaushygiene + Infektionsverhütung, Jg. 31, Heft 2, S. 36–39.

Holtmann, H. & Bobkowski, M. (2008): Medizinische Mikrobiologie, Virologie und Hygiene. München: Urban & Fischer.

Hübner, N. O., Hübner, C., Wodny, M., Kampf, G. & Kramer, A. (2010): Impact on health and work performance related to acute respiratory symptoms and diarrhea. In: BMC Infectious Diseases, http://www.biomedcentral.com/content/pdf/1471-2334-10-250.pdf [21.12.2011].

Huesmann, Ch. (2009): Der Hygienemanager – Das neue Tätigkeitsprofil der Hygienefachkraft. In: Krankenhaushygiene + Infektionsverhütung. Jg. 31, Heft 6, S. 233.

KH-HYG-AG Wien (2003): Hygieneplan MRSA für Krankenhäuser und Geriatriezentren.

Jäckel, R. (2007): Prävention von Nadelstichverletzungen. Vortrag beim 16. Dresdner Arbeitsschutz-Kolloquium „Arbeitsschutz in der Pflege", am 25. Oktober 2007.

Jost, M., Merz, B., Colombo, C., Francioli, P., Ruef, Ch., Iten, A. et al. (2011): Verhütung blutübertragbarer Infektionen im Gesundheitswesen. 16., vollständig überarbeitete Auflage, Luzern: suva-pro, https://extra.suva.ch/webshop/4D/4DA4ED853C8C0D60E1008000 0A63035 8.pdf [20.12.2011].

Just, H.-M. & Reinhardt, A. (2009): Personelle und organisatorische Voraussetzungen zur Prävention nosokomialer Infektionen, Teil 1 + 2. In: Krankenhaushygiene up2date, Nr. 4, S. 241–271.

Kampf, G. (2006): Die chirurgische Händedesinfektion zwischen Tradition und Fortschritt. In: Hyg Med, Jg. 31, Heft 7+8, S. 316–321.

Kampf, G., Löffler, H. & Gastmeier, P. (2009): Händehygiene zur Prävention nosokomialer Infektionen. In: Deutsches Ärzteblatt International, Jg. 40, Heft 106, S. 649–655.

Kampf, G., Reichel, M., Feil, Y., Eggerstedt, S. & Kaulfers, P.-M. (2008): Influence of rub-in technique on required application time and hand coverage in hygienic hand disinfection. In: BMC Infectious Diseases 2008, 8: 149, http://www.biomedcentral.com/1471-2334/8/149 [15.1.2011].

Kappstein, I. (2010): Nosokomiale Infektionen. Prävention, Antimikrobielle Therapie, Labordiagnostik. 4. Auflage. Stuttgart: Thieme.

Kayser, F. H., Bienz, K. A., Eckert, J. & Zinkernagel, R. M. (2005): Medizinische Mikrobiologie. 11., überarb. u. erw. A. Stuttgart: Thieme.

Kern, W. V. (2010): Was gibt es Neues in den Leitlinien zur Clostridium difficile-Infektion? In: Krankenhaushygiene up2date, Nr. 5, S. 213–220.

KH-HYG-AG Wien / Arbeitskreis für Hygiene in Gesundheitseinrichtungen des Magistrats der Stadt Wien (2003): Hygieneplan für übertragbare Erkrankungen.

KH-HYG-AG Wien in Zusammenarbeit mit dem Arbeitskreis für Hygiene in Gesundheitseinrichtungen des Magistrats der Stadt Wien (MA15) (2008): Hygieneplan für den Endoskopiebereich, Richtlinie Nr. 15B. 2. Auflage.

Klinische Abteilung für Krankenhaushygiene, AKH Wien (2008): Hygienerichtlinie Individualhygiene, Persönliche Verhaltensregeln für Krankenhauspersonal, Hygienerichtlinie der Medizinischen Universität Wien AKH. In: http://www.meduniwien.ac.at/orgs/fileadmin/krankenhaushygiene/HygMappe/Richtlinien/041_Individualhygiene.pdf [18.12.2011].

Knauer, R. (2010): Ein antikes Antibiotikum. In: Wiener Zeitung vom 15.10.2010, S. 18.

Koller, W. (2007): Was ist der Platz für Wasserstoff Peroxid Plasma Sterilisation in der Sterilgutversorgung? In: http://www.wfhss.com/html/conf/assets/wfhss_conf20070503_lecture07_de.pdf [18.12.2011].

Kommission für Krankenhaushygiene und Infektionsprävention am Robert Koch-Institut (1999): Empfehlungen zur Prävention und Kontrolle Katheter-assoziierter Harnwegsinfektionen. In: Bundesgesundheitsblatt – Gesundheitsforschung – Gesundheitsschutz, Vol. 42, Nr. 10, S. 806–809, http://www.rki.de/cln_234/nn_201414/DE/Content/Infekt/Krankenhaushygiene/Kommission/Downloads/Harnw__Rili,templateId=raw,property=publicationFile.pdf/Harnw_Rili.pdf [20.12.2011].

Kommission für Krankenhaushygiene und Infektionsprävention am Robert Koch-Institut (2000): Empfehlungen Händehygiene. In: Bundesgesundheitsblatt – Gesundheitsforschung – Gesundheitsschutz, Vol. 43, Nr. 3, S. 230–233, http://www.rki.de/cln_160/nn_201414/DE/Content/Infekt/Krankenhaushygiene/Kommission/Downloads/Haendehyg__Rili,templateId=raw,property=publicationFile.pdf/Haendehyg_Rili.pdf [20.12.2011].

Kommission für Krankenhaushygiene und Infektionsprävention am Robert Koch-Institut (2000): Prävention der nosokomialen Pneumonie. In: Bundesgesundheitsblatt – Gesundheitsforschung – Gesundheitsschutz Vol. 43, Nr. 4, S. 302–309, http://www.rki.de/cln_234/nn_201414/DE/Content/Infekt/Krankenhaushygiene/Kommission/Downloads/Pneumo__Rili,templateId=raw,property=publicationFile.pdf/Pneumo_Rili.pdf [20.12.2011].

Kommission für Krankenhaushygiene und Infektionsprävention am Robert Koch-Institut (2002): Prävention Gefäßkatheter-assoziierter Infektionen. Empfehlung. In: Bundesgesundheitsblatt – Gesundheitsforschung – Gesundheitsschutz, Vol. 45, Nr. 11, S. 907–924, http://www.rki.de/cln_116/nn_201414/DE/Content/Infekt/Krankenhaushygiene/Kommission/Downloads/Gefaesskat__Rili,templateId=raw,property=publicationFile.pdf/Gefaesskat_Rili.pdf [20.12.2011].

Kommission für Krankenhaushygiene und Infektionsprävention am Robert Koch-Institut (2005): Infektionsprävention in Heimen. In: Bundesgesundheitsblatt – Gesundheitsforschung – Gesundheitsschutz, Vol. 48, Nr. 9, S. 1061–1080, http://www.rki.de/cln_117/nn_201414/DE/Content/Infekt/Krankenhaushygiene/Kommission/Downloads/Heimp__Rili,templateId=raw,property=publicationFile.pdf/Heimp_Rili.pdf [20.12.2011].

Kommission für Krankenhaushygiene und Infektionsprävention am Robert Koch-Institut (2007): Prävention postoperativer Infektionen im Operationsgebiet, In: Bundesgesundheitsblatt – Gesundheitsforschung – Gesundheitsschutz, Vol. 50, Nr. 3, S. 377–393, http://www.rki.de/cln_151/nn_201414/DE/Content/Infekt/Krankenhaushygiene/Kommission/Downloads/Empf__postopWI,templateId=raw,property=publicationFile.pdf/Empf_postopWI.pdf [20.12.2011].

Kompetenzzentrum Tuberkulose, Lungenliga Schweiz. In: http://tbinfo.ch [3.12.2011]

Koneman, E. (2003): Am anderen Ende des Mikroskops. Bericht vom Ersten Außerordentlichen Bakterienkongress. Spektrum Akademischer Verlag GmbH Heidelberg Berlin.

Korczak, D. & Schöffmann, Ch. (2010): Medizinische Wirksamkeit und Kosteneffektivität von Präventions- und Kontrollmaßnahmen gegen (MRSA-)Infektionen im Krankenhaus. Hrsg. vom Deutschen Institut für Medizinische Dokumentation und Information, Schriftenreihe Health Technology Assessment, Bd. 100.

Kralj, N. (2001): Sicherheitstechnische und immunologische Prävention berufsbedingter Hepatitis-B-Virus-Infektionen unter besonderer Berücksichtigung des Einsatzes persönlicher Schutzausrüstungen. Freiburg im Breisgau: edition FFAS.

Kralj, N., Wittmann, A. & Hofmann, F. (2004): Optimierter Infektionsschutz in der Chirurgie durch Doppelhandschuhsysteme. In: Arbeitsmedizin, Sozialmedizin, Umweltmedizin, Jg. 39, Nr. 9, Seite 472–476.

Kramer, A. (2006): Händehygiene – Patienten- und Personalschutz. In: GMS Krankenhaushygiene Interdisziplinär, Deutsche Gesellschaft für Krankenhaushygiene, http://www.egms.de/static/pdf/journals/dgkh/2006-1/dgkh000014.pdf [19.12.2011].

Kramer, A., Heeg, P. & Botzenhart, K. (Hrsg.) (2001): Krankenhaus- und Praxishygiene. München: Urban & Fischer.

Kramer, A., Hübner, N.-O. & Assadian, O. (2007): Anforderungen an die chirurgische Händedesinfektion und verändertes Procedere. In: GMS Krankenhaushygiene Interdisziplinär, Deutsche Gesellschaft für Krankenhaushygiene, http://www.egms.de/static/pdf/journals/dgkh/2007-2/dgkh000088.pdf [19.12.2011].

Landessanitätsdirektion Wien (Hrsg.) (2011): Leitlinie Tuberkulose Umgebungsuntersuchung.

Langbein, K., Ch. Skalnik & Smolek, I. (2002): Bioterror. Die gefährlichsten Waffen der Welt. Stuttgart, München: DVA.

Lorant, P., Knapp, E., Frisch-Niggemeyer, W. & Pichler, H. (1983): Hepatitis B contamination of Viennese hospital personnel. In: Wien Klin Wochenschr. 1983 Apr 1; 95(7), S. 235–40, http://www.mendeley.com/research/hepatitis-b-contamination-of-viennese-hospital-personnel/ [20.12.2011].

Löffler, H. (2008): Sauber macht krank. Das Zusammenspiel von Händehygiene und Handekzemen. In: Akt. Dermatologe, 34, S. 371–375.

Manuka Honey Research. In: http://manukahoney.com/resources/research/index.html [20.12.2011].

Mathers, C., Loncar, D. (2006): Projections of Global Mortality and Burden of Disease from 2002 to 2030, in: PLoS Medicine, Vol. 3, Nr. 11, S. e442, November 2006.

Medizinische Universität Wien, Department für Virologie (2011): Virologische Diagnostik. Informationsbroschüre zur Durchführung von Laborleistungen. Stand 06/2011.

Medizinische Universität Wien, Klinische Abteilung für Krankenhaushygiene am AKH Wien (2008): Hygienerichtlinie Isolierungsmaßnahmen bei Infektionen. In: http://www.meduniwien.ac.at/orgs/fileadmin/krankenhaushygiene/HygMappe/Richtlinien/071_isolierungsmassnahme.pdf [19.12.2011].

Medizinische Universität Wien, Klinische Abteilung für Krankenhaushygiene, AKH Wien (2008): Hygienerichtlinien für Individualhygiene Küche und Buffet auf Stationen. In: http://www.meduniwien.ac.at/hp/krankenhaushygiene [21.12.2011].

Mehlhorn, H. (2010): Ungeziefer im Krankenhaus und Pflegeheim. In: Krankenhaushygiene up2date, Nr. 5, S. 9–20.

Middendorf, C. (2006): Klinisches Risikomanagement. Implikationen, Methoden und Gestaltungsempfehlungen für das Management klinischer Risiken in Krankenhäusern. Berlin: LIT-Verlag.

Mielke, M., Wischnewski, N. (2004): Nosokomiale Infektionen. In: Suttorp, N., Mielke, M., Kiehl, W. & Stück, B. (Hrsg.): Infektionskrankheiten verstehen, erkennen, behandeln. Stuttgart: Georg Thieme Verlag, S. 626–643.

National Guideline Clearinghouse, Initiative des U.S. Department of Health and Human Services: Evidenzbasierte klinische Richtlinien. In: http://guideline.gov [18.12.2011].

Oberfeld, G. (2008): Informationsmappe Elektrosmog. Landessanitätsdirektion Salzburg, http://www.salzburg.gv.at/infomappe-elektrosmog.pdf [21.12.2011].

Österreichische Agentur für Gesundheit und Ernährungssicherheit (2006): Bericht über Zoonosen und ihre Erreger in Österreich. In: http://www.ages.at/uploads/media/Zoonosen_2005_02.pdf [21.12.2011].

Österreichischer Impfplan 2011: Evidenzbasierte Empfehlungen des Obersten Sanitätsrates. In: http://www.bmg.gv.at/ [18.12.2011].

Österreichisches Medizinprodukte-Handbuch, Lieferfirmen- und Bezugsquellennachweis, Ausgabe 2011/2012, Dieter Göschl GmbH Verlagsbuchhandel, Wien, Gesamtproduktion Ueberreuter GmbH.

Panek, B. (2008): Grippeimpfung: Impfraten und Motivationsfaktoren bei medizinischem Personal. In: Krankenhaushygiene up2date, Nr. 3, S. 200.

Pieper, W.: Das Scheiss Buch (1987): Entstehung, Nutzung, Entsorgung menschlicher Fäkalien. Werner Pieper & The Grüne Kraft.

Pittet, D., Dharan S., Touveneau, S., Sauvan, V. & Perenger, T. (2000): Bakterielle Kontamination der Hände des Pflegepersonals. In: HygMed, 25. Jg., Heft 3.

Poland, G.A., Tosh, P. & Jacobson, R. M. (2005): Requiring influenza vaccination for health care workers: seven truths we must accept. In: Vaccine, 23, 2251–2255.

Popp, W., Hilgenhöner, M., Dogru-Wiegand, S., Hansen, D. & Daniels-Haardt, I. (2006): Hygiene in der ambulanten Pflege. Eine Erfassung bei Anbietern. In: Bundesgesundheitsblatt – Gesundheitsforschung – Gesundheitsschutz, Vol. 49; Nr. 12, S. 1195–1204.

Pulverer, G. & Schaal, K.P. (2001): Nosokomiale Infektionen. In: Kramer, A., Heeg, P. & Botzenhart, K. (Hg.): Krankenhaus- und Praxishygiene. München: Urban & Fischer.

Puxbaum, H. & Winiwarter, W. (Hrsg.) (2011): Advances of Atmospheric Aerosol Research in Austria, Compendium prepared by the Clean Air Commission of the Austrian Acedemy Sciences, in: http://www.oeaw.ac.at/krl/publikation/documents/KRL_compendium_PM.pdf [21.12.2011].

Rabenau, H. & Wicker, S. (2007): Gefährdungspotenzial durch Nadelstichverletzungen: Eine internationale Herausforderung. In: Krankenhaushygiene + Infektionsverhütung, Vol. 29, Nr. 3, S. 82–85.

Reichardt, Ch., Bunte-Schönberger, K. & Linden, P. van der (2010): 100 Fragen zur hygienischen Händedesinfektion. Hannover: Brigitte Kunz Verlag.

RKI-Ratgeber Infektionskrankheiten: Staphylokokken-Erkrankungen, insbesondere Infektionen durch MRSA. Robert Koch-Institut, Berlin (Stand: 09.02.2007).

Robert Koch-Institut (2006): Bedarf es einer Hautdesinfektion vor der subcutanen Insulininjektion? Notwendigkeit der Hautdesinfektion vor einer Blutzuckerkontrolle? In: http://www.rki.de/DE/Content/Infekt/Krankenhaushygiene/FAQ/Insulingabe/faq__krankenhyg__insulin__ges.html?__nnn=true [18.12.2011].

Robert Koch-Institut (2008): RKI-Ratgeber für Ärzte. Noroviren. In: http://www.rki.de/cln_117/nn_196878/DE/Content/Infekt/EpidBull/Merkblaetter/Ratgeber__Noroviren.html, Stand Juli 2008 [20.12.2011].

Robert Koch-Institut (2011): Priorisierung übertragbarer Infektionserreger unter dem Aspekt der Surveillance und epidemiologischen Forschung. In: http://edoc.rki.de/documents/rki_fv/reXU3ETGjTvIw/PDF/25cZ28j4qEmFU.pdf [8.11.2011]

Roche, Ch. (2008): Feuchtgebiete. Köln: DuMont Buchverlag.

Romney, M.G. (2001): Surgical face masks in the operating theatre: re-examining the evidence. In: Journal of Hospital Infection, Jg. 47, S. 251–256.

Rotter, M. (2003): (Un)heilvolle Hände. Strategien der Händehygiene. In: Procare, 7–8/2003, S. 31–35.

Rutala, W.A., White, M.S., Gergen, M.F. & Weber, D.J. (2006): Bacterial Contamination of Keyboards: Efficacy and Functional Impact of Disinfacts. In: Infection Control and Hospital Epidemiology, Vol. 27, Nr. 4, S. 372–377, http://www.jstor.org/stable/full/10.1086/503340 [11.3.2011].

Salomon, B. & Kickinger, H. (2007): Gefährliche Bäder, Risikofaktor Therme. In: Format. Österreichs Wochenmagazin für Wirtschaft und Geld, Nr. 39, S. 50–51.

Scherrer, M. (2006): Tendenzen und Neues zur Abfallentsorgung im Krankenhaus. In: Arzt und Krankenhaus, Nr. 5, S. 147–153.

Stefan, Allmer, Eberl et al (2009): POP® PraxisOrientierte Pflegediagnostik. Pflegediagnosen – Ziele – Maßnahmen. Wien, NewYork: Springer.

Schrauder, A. & Vonberg, R.-P. (2009): ESBL-Bildner: Hintergrund, Epidemiologie und Konsequenzen. In: Krankenhaushygiene up2date, Nr. 4, S. 157–166.

Schweizer Berufsverband der Pflegefachfrauen und Pflegefachmänner (2008): Ethische Standpunkte 3, Pflegefachpersonen und Grippeimpfung. Bern.

Sitzmann, F. (2006): Hygiene daheim. Bern: Hans Huber Verlag.

Sroka, S., Reichardt, Ch., Linden, P. van der & Gastmeier, P. (2010): Hygienische Händedesinfektion – Indikationen erkennen und bewerten. In: Krankenhaushygiene up2date, Nr. 5, S. 193–211.

Stichert, M. (2010): Belastungen im Krankenhaus unter Berücksichtigung der demographischen Entwicklung. In: Arbeitsmedizin, Sozialmedizin, Umweltmedizin, Jg. 39, Nr. 9, Seite 472–476.

Stolz-Heinrichs, C. (2008): Infektionsserologie. In: Krankenhaushygiene up2date, Nr. 3, S. 253–274.

Suger-Wiedeck H. & Pitten, F.-A. (2008): Händedesinfektion und Händehygiene. Empfehlung des Arbeitskreises der Krankenhaus- und Praxishygiene der AWMF für Einrichtungen des Gesundheitswesens zur Formulierung von Regeln zur Händehygiene. In: HygMed, 33. Jg., Heft 7–8.

Swanson, Y., Jeanes, A. (2011): Infection control in the community: a pragmatic approach. In: British Journal of Community Nursing, Volume 16, Nr. 6, S. 282–288.

Swida, U. (2010): Infektionsprävention bei Beschäftigten – das Schutzstufenkonzept. In: Krankenhaushygiene up2date, Nr. 5, S. 49–61.

Thadeusz, F. (2009): Marsch der Maladen. In: Der Spiegel, Nr. 31, S. 119.

Truppe, M., Gara, S., Mühlberger, M., Ganglberger, E., Himpelmann, M., Melnitzky, S. & Scherrer, M. (2007): SUPROMED. Aufbereitung und Wiederverwendung von Einweg-Medizinprodukten unter Nachhaltigkeitsaspekten – Einführung in Österreich. In: http://www.nachhaltigwirtschaften.at/fdz_pdf/endbericht_0709_supromed.pdf [18.12.2011].

TÜV Austria (2008): Die Verwendung von CROCS, CLOCS & CO in Spitälern. In: http://www.tuev.at/start/browse/Webseiten/TUV%20Austria%20Holding/Dienstleistungen/Medizintechnik/Aktuelles%20und%20Downloads/CROCS_de.xdoc [18.12.2011].

TÜV Produkt und Umwelt GmbH-KST (2005): Bericht über die Durchführung einer Untersuchung über Handtrocknung, http://www.ulticom.de/fileadmin/user_upload/pdf_Metsae/TUEV_Studie_Haendetrocknung_ulticom.de.pdf [19.12.2011].

Weber, C. (2009): Management des methicillinresistenten Staphylokokkus aureus: Mythen, Fakten und Auswirkungen auf die klinische Praxis. In: Krankenhaushygiene up2date, Nr. 4, S. 169–179.

Wicker, S. & Rabenau, H. (2007): Nadelstichverletzungen bei Mitarbeitern im Gesundheitswesen: Berufsrisiko oder vermeidbare Infektionsgefährdung? Ergebnisse der Frankfurter Nadelstichstudie. In: Krankenhaushygiene + Infektionsverhütung, Vol. 29, Nr. 3, S. 86–90.

Wicker, S. & Rabenau, H. (2010): Saisonale Influenza und Neue Grippe (Influenza A H1N1/2009) im Gesundheitswesen: Betrachtung aus arbeitsmedizinischer Sicht. In: Krankenhaushygiene + Infektionsverhütung, 32/2, S. 42–45.

Wiener Krankenanstaltenverbund (Hrsg.) (2004): Planungshandbuch für Krankenhäuser und Pflegeheime, 3. Ergänzung zu Band 5.

Wild, C. & Piso, B. (Hrsg.) (2010): Zahlenspiele in der Medizin. Eine kritische Analyse. Wien: Orac.

Wille, B. (2010): Erreger von A-Z. Extended-spectrum-ß-Lactamase bildende Bakterien (ESBL). In: Krankenhaushygiene + Infektionsverhütung, Vol. 32, Nr. 2, S. 46–47.

Winkle, St. (2005): Geißeln der Menschheit. Kulturgeschichte der Seuchen. 3. Auflage. Düsseldorf: Artemis & Winkler.

Wittmann, A., Hofmann, F. & Kralj, N. (2007): Infektionsverhütung bei medizinischem Personal: Schutz vor blutübertragbaren Krankheitserregern. In: Krankenhaushygiene + Infektionsverhütung, Vol. 29, Nr. 3, S. 91–94.

Wolff, M. (2010): Virale Infektionen im Gastrointestinaltrakt. In: Krankenhaushygiene + Infektionsverhütung, Vol. 32, Nr. 1, S. 4–8.

World Health Organization (2005): Elektromagnetische Felder und öffentliche Gesundheit. Elektromagnetische Hypersensitivität (Elektrosensibilität). Factsheet Nr. 296. http://www.who.int/peh-emf/publications/facts/ehs_fs_296_german.pdf [21.12.2011].

World Health Organization (2005): Who Guidelines on Hand Hygiene in Health Care (Advanced Draft): A Summary, http://www.who.int/patientsafety/events/05/HH_en.pdf [19.12.2011].

World Health Organization (2005): WHO Guidelines On Hand Hygiene. In: Health care (Advanced Draft): A Summary, in: http://www.who.int/patientsafety/events/05/HH_en.pdf [18.12.2011].

World Health Organization (2010): Interphone study reports on mobile phone use and brain cancer risk. Press Release Nr. 200.

World Health Organization (2011): http://www.who.int/topics/infectious_diseases/en/ [18.12.2011].

Zentrum für Reisemedizin (o.J.): Malaria. In: http://www.reisemed.at/malaria.html [18.12.2011].

Zentrum für Reisemedizin (o.J.): Impfreaktionen und Impfnebenwirkungen. In: http://www.reisemed.at/impfreaktion.html [18.12.2011].

Zittlau, J. (2009): Matt und elend lag er da. Berühmte Kranke und ihre schlechten Ärzte. Berlin: Ullstein Verlag.

Stichwortverzeichnis

Abbildungsverzeichnis

Abbildung 36 Automatischer Dosier- automat	Fa. Bode-Sciene-Competence sonja.reinberger@hartmann.info http//www.at.hartmann.info [25.1.2012]
Abbildung 37 Leibschüsselautomat	Fa. Ecolab
Abbildung 38 aufbereitungspflichtige Medizinprodukte	Fa. Bode-Sciene-Competence sonja.reinberger@hartmann.info http//www.at.hartmann.info [25.1.2012]
Abbildung 39 MP-Kreislauf innerhalb und außerhalb von Gesundheits- einrichtungen	Truppe, M. et.al. (2007): Supromed Aufbereitung und Wiederverwendung von Einweg- Medizinprodukten unter Nachhaltigkeitsaspekten - Einführung in Österreich, Berichte aus Energie- und Umweltforschung, in Auftrag des Bundesministeriums für Verkehr, Innovation und Technologie, in: http://www.nachhaltigwirtschaften.at/fdz_pdf/ endbericht_0709_supromed.pdf [11.3.2011]
Abbildung 40 Manuelle Instrumenten- desinfektion	Handl, G.
Abbildung 41 Maschinelle Aufbereitung von Medizinprodukten	Fa. Bode-Sciene-Competence sonja.reinberger@hartmann.info http//www.at.hartmann.info [25.1.2012]
Abbildung 42 Instrumentendesinfektion im Ultraschallbad	Fa. Bandelin
Abbildung 43 Ablaufschema Dampf- sterilisation	Jassoy, Schwarzkopf (2005): Hygiene, Mikrobiologie und Ernährungslehre für Pflegeberufe, Thieme Verlag, S. 225
Abbildung 44 Indikatorfelder vor Sterilisation	Handl, G.
Abbildung 45 Sterilisationsverpackung	Fa. Bode-Sciene-Competence sonja.reinberger@hartmann.info http//www.at.hartmann.info [25.1.2012]
Abbildung 46 Beladung Dampfsterilisator	WEBECO GmbH & Co.KG (Stephan Trispel), An der Trave 14 D-23923 Selmsdorf
Abbildung 47	Handl, G.
Abbildung 48a Händehygiene anno 1850	von R. Thom, aus dem Bildarchiv des Instituts für Geschichte der Medizin, Wiedergabe mit freundlicher Genehmigung der Firma Parke Davis & Co.
Abbildung 48b Waschplatz anno 2012	Handl, G.
Abbildung 49 5 Momente der Hände- desinfektion	Bode: Hygiene Almanach, Fachbegriffe von A–Z, S. 50
Abbildung 50 Problemzonen der HD	Bode-Sciene-Competence sonja.reinberger@hartmann.info http//www.at.hartmann.info [25.1.2012]
Abbildung 51 Anziehen steriler Hand- schuhe und Ausziehen kontaminierter Handschuhe	entnommen aus Bergen, P.: Basiswissen Krankenhaushygiene. 3., aktualisierte Auflage, Brigitte Kunz Verlag Hannover
Abbildung 52 geschlossenes Harnablei- tungssystem, Eintrittspforten	Bergen, P. (2004): Hygiene in Altenpflegeeinrichtungen, 1. Auflage, Urban & Fischer, S. 113